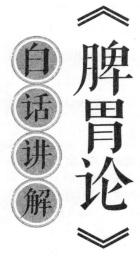

《脾胃论》白话讲解

孙志文 ● 主编

U0189471

中国科学技术出版社

·北京·

图书在版编目（CIP）数据

《脾胃论》白话讲解 / 孙志文主编 . —北京：中国科学技术出版社，2024.1
ISBN 978-7-5236-0189-1

Ⅰ . ①脾… Ⅱ . ①孙… Ⅲ . ①《脾胃论》—注释②《脾胃论》—译文
Ⅳ . ① R256.3

中国国家版本馆 CIP 数据核字（2023）第 061132 号

策划编辑	韩　翔　于　雷
责任编辑	于　雷
文字编辑	卢兴苗
装帧设计	华图文轩
责任印制	李晓霖

出　　版	中国科学技术出版社
发　　行	中国科学技术出版社有限公司发行部
地　　址	北京市海淀区中关村南大街 16 号
邮　　编	100081
发行电话	010-62173865
传　　真	010-62179148
网　　址	http : //www.cspbooks.com.cn

开　　本	889mm×1194mm　1/32
字　　数	288 千字
印　　张	10
版　　次	2024 年 1 月第 1 版
印　　次	2024 年 1 月第 1 次印刷
印　　刷	北京盛通印刷股份有限公司
书　　号	ISBN 978-7-5236-0189-1/ R · 3072
定　　价	45.00 元

编著者名单

主　审　谢晶日

主　编　孙志文

副主编　贾艮林　王　宁

编　者　（以姓氏笔画为序）

　　　　李　琛　杨佩佩　张译文　饶显俊

内容提要

《脾胃论》成书于金元时期，李东垣撰，分上、中、下三卷，是学习中医、从事中医临床工作的必读古籍。李东垣据临床实践，结合医学理论，认为脾胃在人体生理活动中最为重要，提出"内伤脾胃，百病由生"，阐述了脾胃生理特性、病理变化、饮食伤脾等证，并附升阳益胃汤、补中益气汤、调中益气汤等补脾胃诸方的主治应用、加减配伍。本书作者对《脾胃论》古籍原文进行了白话讲解，扩展了《脾胃论》中的理论、方剂在临床中的运用、变化，以便读者能够全面且深入地理解《脾胃论》。本书内容深入浅出，通俗易懂，适合广大中医药工作者和爱好者参考阅读。

前　言

　　李东垣是中医学史上杰出的医家，擅长从脾胃论治疾病，主张保护脾胃元气，创立内伤脾胃学说，开创了补土派先河，与刘完素、张从正、朱丹溪并誉为金元四大医家，其代表作为《脾胃论》。该书宗《内经》《难经》的学术思想，以及历史医家张仲景、张元素等对脾胃生理病理和诊断治疗的理论观点，阐发了李东垣"人以脾胃元气为本"的观点，并创立了一系列治疗脾胃病的有效处方，对金元以后的医学发展产生了极其深远的影响。

　　从结构而言，《脾胃论》全书分为上、中、下三卷。上卷以《内经》为依据，主要阐述了李东垣对脾胃生理病理及处方配伍的基本学术观点，并附升阳益胃汤等方，论述各证治疗之法，是本书的基础部分；中卷从气运衰旺、饮食劳倦、长夏湿热等专题进一步阐述了内伤脾胃各种病症的证治原则，以及补中益气汤、调中益气汤等补脾胃诸方的主治应用、加减配伍；下卷主要论述了脾胃虚损与其他脏腑、九窍的关系，并附五十二首治疗饮食伤脾等证的方剂及相关治验。

　　从内容而言，《脾胃论》全书摄其精要主要涵盖以下五方面内容。

　　第一，阐述脾胃的生理功能。脾胃为人体元气之本，元气是支持人体生命活动的基本物质，是脏腑活动产生的基础，也是脏腑功能活动的表现，对维持人体生命活动及健康起着重要作用。脾胃为气机升降之枢纽，自然界中一年之气的升降，春夏地气升浮主生长，秋冬天气沉降主收藏，惟长夏土气居中央，为浮沉变化的枢纽，故认为人身精气的升降运动，亦赖于脾胃居于其中以为枢纽。

　　第二，论述内伤脾胃的病因病机。李东垣指出内伤脾胃的病因多为饮食不节、劳倦过度、情志内伤、外感时邪等，脾胃内伤则不能化气生血，气血不足无以维持身心活动及防御外邪侵害，继而会导致诸多疾病发生，故李东垣提出"内伤脾胃，百病由生""百病皆由脾胃衰而生也"。李东垣认为脾胃气机失调、升降失司是内伤脾胃的主要病机，若脾胃气虚，升降失司，则内而五脏六腑，外而四肢九窍，都会发生种种病症。

第三，明辨内伤外感及气虚发热。李东垣以阴阳辨证为总纲来鉴别内伤与外感，分别从辨脉、辨寒热、辨手心手背、辨渴与不渴等十二辨，列举了相应的鉴别诊断要点。对于内伤脾胃之气虚发热，更是开创性地论述了其病因、病机、临床证候和治法方药，此乃东垣学术思想的卓越贡献。

第四，开创"甘温除热"和"升阳散火"两大治法。李东垣以内伤脾胃为病因，以脾胃气机失调、升降失司为病机，治疗以升发脾胃元气为本，开创了"甘温除热"和"升阳散火"两大治法，相应的代表方剂为补中益气汤和升阳散火汤。

第五，东垣制方用药法度。李东垣制方严谨，遣方有道，详细标注了方中每一味药物所必需的炮制之法以及处方不同剂型的加工之法；其用药量轻，主次分明，提出用药四禁之说，同时提倡食养。

此次编写本书，是以《古今医统正脉全书》本为底本，并参照《东垣十书》《四库全书》《医方类聚》《济生拔萃》等进行勘校、注释、翻译等。本书主要包含提要、原文、注释和讲解四部分内容。

提要部分，是我们在每一论前额外增设的内容概述，为该论的主要内容及学术观点，使读者对该论内容能够有全面的了解。

原文部分，对原文的字、词进行了规范统一，对原文中生僻难懂的字、词做出了相应的标注，对原文的段落根据其内容进行了适当调整，以便于读者阅读、理解。

注释部分，查阅了大量书籍，包括其他版本的《脾胃论白话解》，尽可能扩充所需注释的字、词范围，尽可能使注释内容详细且通俗易懂，降低读者的阅读难度。

讲解部分，尽量保留著作原貌，大部分以直译的方式将原文译成通俗易懂的白话文，个别地方因直译时语意不通，保留原文意思，对译文语句进行了一定调整，以方便读者阅读。同时，对于部分重点论断、处方，在讲解部分里增加相应的按语，以阐发该论的观点及指导意义或该方的临床应用价值等。

　　总之，《脾胃论》比较完整地代表了李东垣的学术思想，后人赞"东垣先生之方，医门之王道也"，其对中医学术发展有着极其深远的影响。

孙志文

目　录

原　序

【原文】

天之邪气，感则害人五脏，八风之邪，中人之高者也；水谷之寒热，感则害人六腑，谓水谷入胃，其精气上注于肺，浊溜于肠胃，饮食不节而病者也；地之湿气，感则害人皮肤筋脉，必从足始者也。《内经》说百病皆由上中下三者，及论形气两虚，即不及天地之邪，乃知脾胃不足，为百病之始，有余不足，世医不能辨之者，盖已久矣。往者遭壬辰之变，五六十日之间，为饮食劳倦所伤而殁者，将百万人，皆谓由伤寒而殁，后见明之辨内外伤及饮食劳倦伤一论，而后知世医之误。学术不明，误人乃如此，可不大哀耶！明之既著论矣，且惧俗蔽不可以猝悟也，故又著《脾胃论》叮咛之。上发二书之微，下祛千载之惑，此书果行，壬辰药祸，当无从而作。仁人之言，其意博哉！

己酉七月望日遗山元好问序

【讲解】

自然界的邪气致病属外感，侵害人体而深入五脏，尤其是八方之风，最易损害人体较高的部位；水谷之中的寒热邪气致病乃内伤，侵袭人体而进入六腑，盖因水谷进入胃内，其化生之精微营养向上输注于肺，剩余糟粕则自胃下行于肠中，如若饮食失调就会导致中州脾土直接感邪而发病；土地中的湿浊邪气，往往侵害的是皮肤、筋膜、脉络，常起始于足部，自下而上进行感传。《内经》中叙述的许多疾病皆由上、中、下三种感邪所致，而若论述到形体、气血均虚损不足的疾病时，却不会谈论到自然界外来的病邪。由此可见，脾胃虚弱，乃众多疾病的始因，继而导致实证、虚证的不同表现，社会上的很多医生对此无法辨明认识，已经持续很长时间了。在之前的壬辰年，遭受了一场严重病变，在短短五六十天里，因为饮食失调、过度劳役致病而死亡的人数高达百万，大家都认为是由寒邪所伤而死，直到我后来翻阅李东垣先生的辨内外伤以及饮食劳倦伤的这一论著方才醒悟，认识到那些医生的思想是错误的。学术上不明是非，就会这样误导人犯错，真是大大的悲哀呀！李东垣（字明之）已写著作注明，而又唯恐粗心的医生不能很快地领悟这些道理修正自己的错误而误导他人，因此又著《脾胃论》以反复叮咛。这本著作的流传，上能阐明两本书中的细节奥义，下可以去除千年来的迷惑，如是这样，像壬辰年时因误用药物而导致的祸患就不会发生。有德行学问之人著述，其意义是非常重大的啊！

己酉年农历七月十六日元好问（号遗山）作序

脾胃论卷上

脾胃虚实传变论

【提要】

本论概述了脾胃为后天之本，是全身各脏腑组织器官物质营养供给之源。阐述了脾胃为病的机制及虚实之间的互转关系，突出"人以胃气为本"的重要思想。论证盖因劳倦、饮食而伤脾及胃或伤胃及脾，皆反映脾胃先虚的病机，有虚实传变者，以调理脾胃为本，此为东垣先生之"脾胃学说"的核心思想。

【原文】

《五脏别论》云：胃、大肠、小肠、三焦、膀胱，此五者，天气之所生 [1] 也。其气象天 [2]，故泻而不藏，此受五脏浊气 [3]，名曰传化之腑 [4]，此不能久留，输泻者也。

所谓五脏者，藏精气 [5] 而不泻也，故满而不能实 [6]；六腑者，传化物而不藏，故实而不能满 [7]。所以然者，水谷入口，则胃实而肠虚，食下，则肠实而胃虚，故曰实而不满，满而不实也。

【注释】

[1] 天气之所生：此指胃、大肠、小肠、三焦、膀胱五腑的"传化""输泻"之功，像天的自然规律一样，故云天气之所生。

[2] 其气象天：六腑主传导消化食物，如天幕中日月星辰之运行，川流不息。

[3] 五脏浊气：指五脏内营养物质分解代谢产生的废物。

[4] 传化之腑：传导、消化谷物之地。唐王冰注："言水谷入已，糟粕变化而泻出，不能久久留住于中，但当化已输泻令去而已，传

泻诸化，故曰传化之腑。"

[5] 精气：指精微物质，即营养成分。

[6] 满而不能实：五脏贮藏的精气宜满，但不能充实。满，指精气盈满；实，指水谷充实。满属生理，实为病理。

[7] 实而不能满：水谷充实于六腑，但不可滞满。实属生理，满为病理。

【讲解】

《素问·五脏别论》指出：人体的胃、大肠、小肠、三焦、膀胱都是依据天道之理而生，功能的运行也如天运一般川流不息，输泻化物而不贮藏，接受五脏的浊气传导输泻。盖因其受纳食物之后，快速将精华营养输注于五脏，而把糟粕排泄于体外，同时受纳水谷的浊气，故名为"传化之腑"。

五脏的特点是贮藏精气，而无法传泻水谷、输泻浊物，因此五脏可贮满精气，却不能以水谷而实。六腑可承纳水谷、转输营养并排泄糟粕，而不能使其滞满。正常来说，水谷入口后，先入于胃，导致胃内满而肠中虚，食物进一步下达肠道后，则反之，即胃内虚而肠中满。故将五脏和六腑的这种生理功能特点归结为"满而不实""实而不满"。此处可与《素问·六节藏象论》中记载的"胃、大肠、小肠、三焦、膀胱，名曰器，能化糟粕，转味而入出者也"互参。

【原文】

《阴阳应象大论》云：谷气[1] 通于脾。六经[2] 为川[3]，肠胃为海，九窍[4] 为水注之气。九窍者，五脏主之。五脏皆得胃气，乃能通利。

《通评虚实论》云：头痛耳鸣，九窍不利，肠胃之所生也。胃气[5] 一虚，耳目口鼻，俱为之病。

【注释】

[1] 谷气：指山谷之气。两山之间流水之道为谷。吴昆注："山谷之气，土气也，是谓山岚瘴气。脾土其类也，故谷气通于脾。"

[2] 六经：指人体六条经脉，包括手足太阳、阳明、少阳、太阴、少阴、厥阴。

[3] 川：指河流。此处比喻六经之气血如河流般，川流而不息。

[4] 九窍：指双耳、两目、两鼻孔、口、前阴、后阴，合称九窍。

[5] 胃气：指胃化生的水谷精微之气。

【讲解】

《素问·阴阳应象大论》指出：脾主持水谷的转化，为胃行其津液。人体的六条经如河流般不停输送营养，胃肠如大海般包容承纳食物，九窍为水气聚集灌注之地。因此，上下九窍虽被五脏所主宰，但五脏得到胃气的充养，是九窍通利而功能正常的先决条件。《素问·通评虚实论》指出：如出现头痛、耳鸣等九窍不通利的病症，根本上是由于胃肠的病变所引发。胃气一旦虚损，耳、目、口、鼻等九窍皆可能因此而发病。

综上，东垣先生借自然界的现象，天地间有百川、大海存在，天地方显清明、润泽，万物才可长养，联想于人，强调五脏九窍上下的通利、润泽，皆有赖于胃气的输注与营养。

【原文】

《经脉别论》云：食气[1]入胃，散精于肝，淫气[2]于筋。食气入胃，浊气[3]归心，淫精于脉。脉气流经，经气归于肺，肺朝百脉[4]，输精于皮毛。毛脉合精[5]，行气于腑，腑精神明，留于四脏。气归于权衡[6]，权衡以平，气口成寸[7]，以决死生。饮入于胃，游溢[8]精气，上输于脾。脾气散精，上归于肺，通调水道，下输膀胱。水精四布，五经[9]并行，合于四时五脏阴阳[10]，揆度[11]以为常也。

【注释】

[1] 食气：意为谷食。

[2] 淫气：输布弥散精气。

[3] 浊气：此指由谷食所化生的精微之气。

[4] 肺朝百脉：肺主气，为十二经之首，气血运行于诸经，皆赖肺气之推动。朝，朝会、会合。

[5] 毛脉合精，行气于腑：指皮毛与经脉中的气血相合后，精气又还流行于血脉之中。腑，当作府，指大的经脉。王冰注："府，谓气之所聚之处也。"

[6] 权衡：意为平衡。

[7] 气口成寸：气口，即手太阴肺经的寸口，亦为中医切脉诊病的部位。

[8] 游溢：指涌溢布散，精气满溢。

[9] 五经：指五脏之经脉。

[10] 四时五脏阴阳：人与自然是协调统一的，自然界中四时阴阳的消长与人体五脏阴阳变化息息相关，与"人与天地相应"的观点相符。

[11] 揆度：意为度量、测度。

【讲解】

《素问·经脉别论》指出：谷食入胃后，被转化的部分精气输散到肝，并在肝的作用下进一步布散滋养于筋，另一部分浓厚的精微之气经心而输送到血脉。血气汇聚、流行于人体大的经脉，在肺鼓动（潮动）下，精气被输送到人体全身百脉中去而至皮毛。精气在皮毛与血脉中汇合后，又流归入脉中，脉中精微之气如此周流、转化不断，最终将其传送于肝、心、脾、肾四脏。至此，食物入胃后所化生之精气过五脏经六腑，达到不亢不衰的平衡状态，而这种平衡和脏腑的功能可从手太阴肺经的寸口体现出来，所以寸口脉可以作为判断病人死生的根据。水饮进入胃中，转化、充盈精气，上行输送于脾，经脾气的布散作用，再上传归肺而疏调水道的流动，下行输注膀胱，如此则水精在人体五脏的作用下布散周身皮毛，转通灌于各条经脉，此种运行合乎四时寒暑变迁及五脏阴阳变化，应测度并遵照其变化规律，做出适当的调节，将此作为经脉的正常生理变化。

东垣先生引此经文以阐明饮食在人体的化生、输布过程，可将其概括：①饮食入胃方可化生精气；②胃中所化之精气依靠脾气输布；③精气先输布于五脏，再经五脏散布于与其相合的肢体、官窍；④四时气候变化、五脏功能活动、阴阳升降出入等皆可能影响精气的化生、输布。强调脾胃是人体赖以生存的精微气血的化生、输布之源。

【原文】

又云[1]：阴之所生，本在五味；阴之五官[2]，伤在五味。至于五味，口嗜[3]而欲食之，必自裁制[4]，勿使过焉，过则伤其正也。谨和五味，骨正筋柔，气血以流，腠理以密，如是则骨气以精，谨道[5]如法，长有天命[6]。

《平人气象论》云：人以水谷为本，故人绝水谷则死，脉无胃气亦死。所谓无胃气者，非肝不弦、肾不石[7]也。

【注释】

[1] 又云：以下引文出自《素问·生气通天论》。

[2] 五官：意为五脏。

[3] 口嗜：对饮食口味的偏好。

[4] 裁制：意为节制。

[5] 谨道：意为遵照规律。

[6] 天命：意为自然赋予的寿命。

[7] 肝不弦、肾不石：《素问·平人气象论》指出："春胃微弦，曰平。弦多胃少，曰肝病。但弦无胃，曰死。"弦为肝脉，肝气旺于春；石，即沉脉，为肾所主之脉象，肾气旺于冬，即平人春季脉应微弦而到冬季应微沉，提示脉有胃气，反之若不显弦、沉，则为无胃气的表现。

【讲解】

《素问·生气通天论》指出：人体阴气由饮食五味所化而藏于五脏，五脏亦经常被饮食五味所伤。因此，即使饮食五味有所偏好，也必须适当节制，不可过食而造成脾胃损伤。饮食要注意五味调和，方可使营养被充分吸收和利用，从而保持筋骨强健，筋脉柔韧，气血通畅，腠理致密，遵照这样的养生法则，规律生活，就能健康而长寿。

《素问·平人气象论》说：饮食水谷是人体赖以生存的根本，如果人不能容纳吸收转化水谷就会死亡，失去了从容和缓滑利的胃气之脉也提示可能死亡。所谓无胃气之脉，可能表现为春季肝脉不弦、冬季肾脉不沉。

【原文】

历观诸篇而参考之，则元气[1]之充足，皆由脾胃之气无所伤，而后能滋养元气；若胃气之本弱，饮食自倍[2]，则脾胃之气既伤，而元气亦不能充，而诸病之所由生也。

【注释】

[1] 元气：包括卫气、营气和宗气，又称真气。《灵枢·刺节真邪》言："真气者，所受于天，与谷气并而充身也。"

[2] 饮食自倍：出自《素问·痹论》"饮食自倍，肠胃乃伤"，是饮食过量的意思。

【讲解】

我多次翻阅、参考并分析《内经》各篇的有关论述，体会到人体元气得以充足，都是由于脾胃之气没有受损，能够正常化生水谷精微，输布到全身脏腑、经络、皮毛而滋养元气。如果本身胃气虚弱不足，饮食又不知节制，更伤脾胃之气，精微之气不能化生布散供给人体的需要，自然会使人体元气得不到充养，难免就会导致各种疾病的产生。

此即东垣先生通过研习《内经》总结出"胃气虚，元气不充，诸病始生"的学术观点。

【原文】

《内经》之旨[1]，皎[2]如日星，犹恐后人有所未达，故《灵枢经》中复申其说。经云：水谷入口，其味有五，各注其海[3]，津液各走其道。胃者，水谷之海，其输上在气街[4]，下至三里[5]。水谷之海有余，则腹满；水谷之海不足，则饥不受谷食。人之所受气者，谷也；谷之所注者，胃也。胃者，水谷气血之海也。海之所行云气者，天下也。胃之所出气血者，经隧[6]也。经隧者，五脏六腑之大络也。

【注释】

[1] 旨：意指深远意义。

[2] 皎：意为光明、明亮。

[3] 各注其海：指五味各自注入四海。海，即《灵枢·海论》中所提，脑为髓海，胃为水谷之海，膻中为气海，冲脉为血海。

[4] 气街：即气冲穴，脐下五寸，前正中线旁开两寸。当鼠蹊穴上一寸。

[5] 三里：即足三里穴，当犊鼻穴下三寸。

[6] 经隧：即经脉，亦称大络。指五脏六腑十二正经的络脉及任、督脉大络，脾之大络共十五络。

【讲解】

《内经》中关于脾胃的重要意义，在各篇经文的论述如同日月星辰一样清晰明了，但仍然担心后人不能深入领会其精髓所在，故再次在《灵枢》中阐述其意义。《灵枢·五癃津液别》指出：水谷入口后，分为酸、苦、甘、辛、咸五味，其所化生的精微各自注入相应的脏器及四海，其所化生的津液沿着各自的运行道路输布，联系开篇所述"水谷入于口，输于肠胃，其液别为五"，津液也是由此化生、输布，而化为汗、尿、唾、泪、水气等。胃如大海百川汇聚，引用了《灵枢·海论》四海中水谷之海，强调胃为水谷汇聚之所，其气血流注的范围上到气街（气冲穴）处，下至足阳明经的足三里穴。《灵枢·玉版》中黄帝和岐伯论述违背法度的针法"能杀生人"的机制时，指出胃受纳有余，就会出现腹满，若不足，虽会感到饥饿，但食不下咽无法进食。入胃的水谷饮食是人体所需精气之来源，水谷汇聚于胃中，胃不仅容纳水谷，还可将之化生为气血，就如大海所蒸腾的云气遍布、滋润于整个天地，胃所化生的气血运行于人体五脏六腑全身的经络。所谓经隧，就是可联络五脏六腑的宽阔通路，即十二经脉、十五络脉。

【原文】

又云：五谷入于胃也，其糟粕、津液、宗气，分为三隧[1]。故宗气[2]积于胸中[3]，出于喉咙，以贯心肺，而行呼吸焉。荣气[4]者，泌[5]其津液，注之于脉，化而为血，以荣四末[6]，内注五脏六腑，以应刻数[7]焉。卫[8]者，出其悍气之慓疾[9]，而行于四末分肉[10]、皮肤之间，而不休者也。

【注释】

[1] 三隧：张景岳注："隧，道也。糟粕之道出于下焦，津液之道出于中焦，宗气之道出于上焦，故分为三隧。"

[2] 宗气：是位于胸中之气，由自然界清气与谷气和合而成，可司呼吸、贯心脉。

[3] 胸中：此处指膻中，即上气海。

[4] 荣气：即营气。自水谷精气所化生，行于脉中之气。有化生并营养血液之功。

[5] 泌：原作"必"，输注的意思。据《古今医统正脉全书》（简称《医统正脉》）改。

[6] 四末：四肢末端，即手指足趾。

[7] 以应刻数：刻数，古人以铜壶盛水，滴水计时，中有刻度，漏水满百刻，适为昼夜，以此标准来计时。营气循行于周身，一昼夜为五十周次，恰与百刻之数相应，故云"以应刻数"。

[8] 卫：据上下文分析应为"卫气"。卫气是运行于脉外，水谷精气所化生，有充养肌肤、主司腠理开合之功。

[9] 悍气之慓疾：指卫气运行疾速。悍，刚猛，形容卫气防御外邪的性能。慓，疾、快也。慓疾，急疾。

[10] 分肉：意指肌肉。

【讲解】

《灵枢·邪客》又说：五谷进入胃中后，经消化代谢，分行于三条道路，其糟粕、津液、宗气依次出于上、中、下三焦。上焦的宗气汇聚于胸中，上出于喉咙，贯通心肺，以司呼吸。营气源自中焦脾胃，分泌并灌输津液于经脉之中，化生为血，在外以荣养四肢，在内贯注脏腑，其循行于周身的次数正好同漏水满百刻的昼夜计时之数相应。卫气其性慓悍滑利，急速运行于四肢、肌肉及皮肤之间，昼夜不休地循环反复。

【原文】

又云：中焦之所出，亦并胃中，出上焦之后 [1]，此所受气 [2] 者，泌糟粕，蒸津液，化为精微，上注于肺脉，乃化而为血，以奉生身，莫贵于此。圣人谆复其辞而不惮其烦者，仁天下后世之心亦倦倦 [3] 矣。

【注释】

[1] 出上焦之后：是指中焦之气在上焦之气的下面。后，作下解。

[2] 受气：受纳水谷。张景岳注："受气者，受谷食之气也。"

[3] 倦倦：意为恳切诚挚。

【讲解】

《灵枢·营卫生会》又说：中焦之气如同上焦之气，亦出于胃中，但其出于上焦之下，所容纳的水谷之气，经泌别糟粕，蒸化津液等一系列消化过程，将饮食中的精微物质，向上输注于肺脉，精微和津液相合而化生为血，以奉养全身，是维持人体生命活动最宝贵的物质。从《素问》至《灵枢》，先圣反复论述和不厌其烦的谆谆教诲，其仁爱天下百姓之心是十分恳切诚挚的。

总之，东垣先生引上述经文强调了胃乃水谷食物汇聚之处，其所化生的气血津液输脏腑而行经脉，各司其职，如宗气的"贯心肺而行呼吸"，荣气、津血的"荣四末，内注五脏六腑"，营气的"以奉生身"，卫气的"行于四末分肉皮肤之间"等。

【原文】

故夫饮食失节，寒温不适，脾胃乃伤。此因喜怒忧恐，损耗元气[1]，资助[2]心火[3]。火与元气不两立，火胜则乘[4]其土位，此所以病也。《调经篇》云：病生阴[5]者，得之饮食居处，阴阳喜怒[6]。又云：阴虚则内热[7]，有所劳倦，形气衰少，谷气不盛，上焦不行，下脘不通[8]，胃气热[9]，热气熏胸中，故为内热。

【注释】

[1] 元气：又名"真气""原气"，是人体生命活动的原动力。

[2] 资助：意为支撑、助长。

[3] 心火：心在五行属火，此处指病理状态，心火热盛。

[4] 乘：意为侵侮。

[5] 病生阴：意指内伤。

[6] 阴阳喜怒：阴阳，在此处指房事。喜怒，此处是七情的省文。《素问绍识》注："阴阳喜怒之阴阳，盖指房事。杨释乌男女，其意局然。"杨上善注："饮食起居，男女喜怒，内邪生于五脏，故曰生于阴也。"

[7] 阴虚则内热：此指由劳倦过度，耗伤脾阴，脾胃升降失常，气机郁滞，郁而化热。此热在胸中，故称内热。张志聪注："此言阴虚生内热者，因中土之受伤也。"

[8] 上焦不行，下脘不通：指脾气虚弱，升清降浊功能障碍。高士宗注："上焦不能容五谷味，故上焦不通，下脘不能化谷之精，故下脘不通。"下脘，《针灸甲乙经》作"下焦"。

[9] 胃气热：张志聪注："胃为阳热之腑，气留而不行，则热气熏于胸中，故为内热。"

【讲解】

饮食不节制，或过饥过饱，或过热过凉，都会影响胃的消化，皆导致脾胃损伤。又因出现过度的喜怒、忧虑、恐惧等情绪的异常波动，也可能损耗人体的元气，进而助长心火，使其出现心热火盛的病理状态。元气与火不可并存，一胜则一负，火旺胜过元气，更会侵侮脾胃，损伤脾胃之元气而发病。《素问·调经论》中说：疾病的发生属于阴的，即内伤的病因包括饮食不节、起居无常、房事失节、情绪无常等方面。又说：人体内部虚弱就会产生内热，原因在于疲劳过度，导致形体和元气衰弱不足，脾胃无力运化水谷精微，升清降浊功能失常，上焦不通，下焦不畅，（水谷）郁滞于中焦而生热，热气上熏胸中，而内热即发。

此处东垣先生引用"生于阴"的部分经文，从内伤立论，论述了阴虚而生内热的基本思路，虚则不通，不通而产热，热出自中焦，这可能是其创立"阴火说"的基础。

【原文】

脾胃一伤，五乱[1]互作，其始病遍身壮热，头痛目眩，肢体沉重，四肢不收，怠惰嗜卧，为热所伤，元气不能运用，故四肢困怠如此。圣人著之于经，谓人以胃土为本，成文演义，互相发明，不一而止，粗工[2]不解读，妄意使用，本以活人，反以害人。

【注释】

[1] 五乱：见于《灵枢·五乱》，其专门论述"五行有序，四时有分，相顺则治，相逆则乱"。五乱，是指"乱于心""乱于肺""乱于肠胃""乱于臂胫""乱于头"五个部位。

[2] 粗工：指医疗技术拙劣的医生。

【讲解】

《灵枢·邪客》又说：脾胃一旦损伤，失于运化，导致清气不升而在下，浊气不降而在上，营气顺行，卫气逆行，清浊相干，气机升降浮沉逆乱的"五乱"交相发作的病理表现。在疾病发作初时，多表现为全身高热、头痛目眩、肢体沉重不能收持、懒动嗜睡等症状。这是因为气机的升降浮沉失司致阴火内生，元气被内部火热之邪损伤，四肢失于濡养故而极度困倦无力。医圣撰著典籍，是为了告知后人，脾胃是人体赖以生存的根本，立说成文，后世医家互相发挥，各有见解，不一而足。医学知识粗浅和技术低劣的大夫不能深刻领悟，胡乱使用克伐之剂致脾胃受损，原想治病救人，却反而害人。

此处经文可概括为脾胃伤则阴火生，而阴火又可反伤及元气（脾胃），故东垣先生反复借圣人之语强调人以胃气为本，治病、修身都要注意时时顾护胃气。

【原文】

今举经中言病从脾胃所生，及养生当实元气者，条陈之。

《生气通天论》云：苍天[1]之气，清净则志意治[2]，顺之则阳气固，虽有贼邪[3]，弗能害也，此因时之序。故圣人传精神[4]，服天气[5]，而通神明[6]。失之内闭九窍，外壅肌肉，卫气散解，此谓自伤，气之削也。阳气者，烦劳则张[7]，精绝，辟积[8]于夏，使人煎厥[9]，目盲耳闭，溃溃[10]乎若坏都[11]。故苍天之气贵清净，阳气恶烦劳，病从脾胃生者一也。

【注释】

[1] 苍天：即指青天。苍，青也，天色青故曰苍天。

[2] 志意治：指人的精神疏朗明慧。

[3] 贼邪：外来的致病因素，同"贼风"。

[4] 传精神：指精神专注而内守，则清静勿扰。传，《内经辨言》注："读为抟，聚也。"

[5] 服天气：指顺应天气变化。服，服从、适应。

[6] 神明：指阴阳不测之机，即事物变化的机制。

[7] 张：意为亢盛。

[8] 辟积：指重复多次，累积。辟，通襞。襞积，即衣服上的褶裥。

[9] 煎厥：古病名。由于烦劳过度，阳气亢盛，煎熬津液，导致气逆而昏厥。

[10] 溃溃：形容洪水决口、泛滥的样子。

[11] 坏都：溃决的水堤。都，通渚，本意为水中的小块陆地，此处引申为水堤。

【讲解】

现将《内经》中所提及关于疾病从脾胃而生以及养生应当使元气充沛的理论依据，逐条阐述如下。《素问·生气通天论》中说：自然界天气环境清洁宁静，人生活于自然界之中，其精神世界就相应地调畅平和，顺应四时天气的变化并与之相协调，人体阳气就会固密，即便是遇到贼风邪气的侵犯也不会受到损害，这是遵循四时气候变化、阴阳运行规律的结果。因此，圣人聚集精神专注而内守，顺应自然，通晓阴阳变化之律。如果机体违背了顺应自然天气的规律，卫气运行失常，就会导致内闭九窍而不通畅，外壅肌肉而不爽利，卫气涣散而失于固护，卫气自伤，元气也会因此而被削弱。

烦劳过度，人体内的阳气就会亢盛鸱张，而逐渐耗竭阴精，反复累积到了夏季，就可能发生气逆而昏厥。主要表现为眼睛昏蒙视物不清，耳朵闭塞而不闻其声，病势如同溃决的堤坝汹涌而难以挽回。由此可见，自然界天气贵在清净，人体的阳气受烦劳过甚损伤，此为病从脾胃所生的原因之一。

"夫自古通天者，生之本，本于阴阳。"此处经文将人置于天地之中，而与天地相应相通。修身当顺应阴阳四时之序，即体内阳气应随天地间的春升夏浮秋降冬沉的顺序变化。而体内阳气的充足且有序方可顺应这种变化，一如天地间的清净。阳气的充养及升浮降沉的枢纽均在脾胃，过度烦劳，不但可损伤体内阳气，而且可使阳气升浮降沉失序。因此，东垣先生认为"病从脾胃生者一也"。

【原文】

《五常政大论》云：阴精[1]所奉其人寿，阳精[2]所降其人夭。阴精所奉，谓脾胃既和，谷气上升，春夏令行，故其人寿。阳精所降，谓脾胃不和，谷气下流，收藏令行，故其人夭，病从脾胃生者二也。

【注释】

[1]阴精：指自然界中的阴气。气候寒冷，阴气盛行。

[2] 阳精：指自然界中的阳气。气候炎热，阳气盛行。

【讲解】

《素问·五常政大论》说：气候寒冷，阴精向上奉养，相应的人之阳气固密而长寿，反之气候炎热，阳精向下沉降，相应的人之腠理疏松，气易耗散而夭折。脾胃和调，水谷饮食化生精微物质，就像春夏生长万物一样，上升输布营养全身，身健自然就会长寿。反之若脾胃不和，水谷精微不升反降则元气无法濡养全身，如同秋冬收藏一样，体弱多病就可伤及寿命，此为病从脾胃生的原因之二。

此经前文"东南方，阳也，阳者其精降于下……西北方，阴也，阴者其精奉于上。""阴精所奉其人寿，阳精所降其人夭。"本在讨论东南方、西北方地势高下与寿夭的联系，而东垣先生通过天人相应，将其进一步评释为气机升降与寿夭的关系，虽然春夏生长令行与秋冬收藏令行需要有序更替，但"谷气上升，春夏令行"是生意盎然的基础，故提出了"病从脾胃生者二也"。

【原文】

《六节藏象论》云：脾、胃、大肠、小肠、三焦、膀胱者，仓廪[1] 之本，荣[2] 之居也。名曰器[3]，能化糟粕，转味而入出者也。其华在唇四白[4]，其充在肌，其味甘，其色黄。此至阴之类，通于土气[5]，凡十一脏，皆取决于胆也。胆者，少阳春生之气，春气升则万化安。故胆气春升，则余脏从之；胆气不升，则飧泄[6] 肠澼[7]，不一而起矣。病从脾胃生者三也。

【注释】

[1] 仓廪：储备粮食的仓库，此处比喻脾胃等具有受纳水谷作用的脏腑。《荀子·富国》："谷藏曰仓，米藏曰廪。"

[2] 荣：即营，指营气。

[3] 器：传化的脏器，指六腑。

[4] 唇四白：口唇周围的皮肤。张景岳注："唇之四际白肉也。"

[5] 土气:指脾胃之气。五脏与四时气候相应,此指脾与土相应。

[6] 飧泄:便下食物完谷不化。飧,原作"餐",根据文中意义改"飧"。

[7] 肠澼:指痢下赤白,澼澼有声。

【讲解】

《素问·六节藏象论》说:脾、胃、大肠、小肠、三焦、膀胱,如人体中贮运水谷的"粮仓",为营卫气血所化生之本源,被称为器,它们能消化并吸收水谷中的精微物质,其中的废物转化为糟粕排出,即管理饮食五味的进出。其荣华可通过口唇四周白肉的色泽判断,有充养组织肌肉的功能,属于五味中的甘味、五色中的黄色,归属至阴之类,与四时气候中长夏的土气相应。人体十一个脏腑功能的正常运行,有赖于胆气的升发之力。胆属少阳,春时阳气升发,是自然万物顺利生长发育的关键。对人体来讲亦是如此,各脏腑功能循着胆升发之气而正常规律的运行;如若胆气不升,则有完谷不化、腹鸣下痢等症出现,此为病从脾胃生的原因之三。

此经文在讨论"藏象何如"时提出"凡十一脏取决于胆也"。对此原因各家的注解众多,东垣先生从"胆气春升,则余脏从之"角度解读,引起了后世医家的关注与重视。一年之计在于春,一身之计亦在于春升,基于此东垣先生在这里提出了"病从脾胃生者三也"。

【原文】

经云:天食 [1] 人以五气 [2],地食人以五味。五气入鼻,藏于心肺,上使五色修明 [3],音声能彰 [4];五味入口,藏于肠胃,味有所藏,以养五气 [5],气和而生,津液相成,神乃自生。此谓之气者,上焦开发,宣五谷味,熏肤 [6] 充身泽毛,若雾露之溉。气或乖错 [7],人何以生,病从脾胃生者四也。

【注释】

[1] 食:同"饲",给予食物。

[2] 五气：王冰指臊、焦、香、腥、腐五气。

[3] 修明：意为明亮而润泽。

[4] 音声能彰：指声音嘹亮高昂。彰，显扬。

[5] 五气：指五脏之气。

[6] 熏肤：意为温煦皮毛。

[7] 乖错：意为紊乱。

【讲解】

《素问·六节藏象论》说：在自然界中，天给予人们五气，地给予人们五味。五气经鼻而贮蓄于上焦心肺，可以使面色明润而有光泽，说话声音清晰洪亮。五味经口进入并藏于胃肠，转化吸收的精微物质荣养五脏之气。五脏之气调和则生化功能正常，津液随之化生，人体的神气自然就会不断健旺充实。此处所言之各种气，指的是在《灵枢·决气》篇所提到的上焦的功能，即上焦升发宣散，布散水谷，转化精微，以温煦人体的肌肤、滋养全身、润泽毛发，就如天降雾露灌溉滋养万物一般。此气一旦紊乱而不能升发，人就失去赖以生存的物质。此为病从脾胃所生的原因之四。

"天地之运，阴阳之化"，人依靠天地所供给的五气、五味而生。东垣先生在这里重点强调体内化生于"五谷与胃"的气。此气升降浮沉有序而可"若雾露之溉"。若无序逆乱，则无以充养人体而成病变，故东垣先生提出了"病从脾胃生者四也。"此经前文在论述体内精、气、津、液、血、脉六气时指出："六气者，各有部主也，其贵贱善恶，可为常主，然五谷与胃为大海也。"即五谷与胃是精、气、津、液、血、脉六气化生之本源。

综上，东垣先生引用经文论述了这四种病从脾胃生的情况，简单概括可以理解为脾胃不仅是人体诸气的生化之源泉，亦为人体气机升降浮沉正常运行的关键，其中升为主，降为从。故脾胃生化乏源、气机升浮降沉失司是引起诸多病变的缘由。

【原文】

岂特四者，至于经论[1]天地之邪气，感则害人五脏六腑，及形气俱虚，乃受外邪，不因虚邪[2]，贼邪不能独伤人，诸病从脾胃而生明矣。圣人旨意，重见叠出，详尽如此，且垂戒云，法于阴阳[3]，和于术数[4]，食饮有节，起居有常，不妄作劳，故能形与神俱，而尽终其天年[5]，度百岁乃去。由是言之，饮食起居之际，可不慎哉！

【注释】

[1] 论：原作"纶"，同《医统正脉》本，据文义改。

[2] 虚邪：乘虚而入的外来致病因素，指不正常的气候变化。王冰注："邪乘虚侵入，是谓虚邪。"

[3] 法于阴阳：意为效法自然界寒暑往来的阴阳变化规律。法，效法。

[4] 和于术数：指运用导引、按跷、吐纳等修身养性的方法。

[5] 天年：自然赋予人类的年限。

【讲解】

不仅有上述四种脾胃致病的原因，《内经》还阐述了自然界的风、寒、湿、热等非时之气，侵袭并伤害人体的五脏六腑。形气都虚，才容易受外邪侵袭。如果不是正气虚，外邪就不能伤害人体。这样一看，病多从内伤脾胃发生的原因就很清晰了。形体和元气同时虚弱时，容易受到外来六淫之邪的侵袭，而邪气只能在元气亏虚的情况下才能致病，明晰了各种疾病从脾胃所生的主要原因。此处阐明了不仅考虑内伤脾胃致病，外感也可因脾胃生化不足，邪趁虚侵袭而发，正如《灵枢·百病始生》中所述"风雨寒热，不得虚，邪不能独伤人"。

《内经》经文中多篇重复有关论述，进行详尽地阐明，并且垂示告诫人们，要效法自然界四时的寒暑往来及相应的阴阳变化规律，适当运用多种修身养性的术数、节制饮食、规律起居、适度劳作，做到形体和精神和调健旺，即可活到自然赋予人类的年限，年过百岁而老死。据此而言，饮食起居的生活规律，能够不加谨慎吗？

　　《素问·上古天真论》开篇即言"上古之人，其知道者，法于阴阳，和于术数，食饮有节，起居有常，不妄作劳，故能形与神俱，而尽终其天年，度百岁乃去。"这是岐伯对上古时代的人年龄为什么能超过百岁的回答。由此可见，中医学作为一门医学，最终的目的不仅是治愈疾病，还在恢复人体健康的同时使其"终其天年，度百岁"。《难经·十四难》道："损其脾者，调其饮食，适其寒温。"提示食饮失调、起居无常，往往损伤脾胃而影响其生化及气机的升降浮沉。故若想使脾胃的生化与气机的升降浮沉恢复，也需从食饮有节、起居有常入手。东垣先生的"脾胃虚实传变论"看似为大量经文的堆砌，精读之后，可发现其在引经据典的同时，提出并强调自己的观点和认识，实为一篇夹叙夹议的论文。东垣先生提出的关于脾胃致病及其多为人所忽视的重要治疗思路，如"胃气一虚，耳、目、口、鼻，俱为之病""元气之充足，皆由脾胃之气无所伤，而后能滋养元气"等，对后世医者影响巨大，并被广泛应用于临床。受其老师张元素"古方新病不相能也"学术思想的影响，东垣先生从研习经典（《难经》《素问》等）开始，就在中医学术领域勇于创新，撰写了"脾胃虚实传变论"，为其创立的脾胃学说奠定了理论基础。

脏气法时升降浮沉补泻之图

【提要】

　　本论用五运六气的理论来阐明天地四时气候环境变化和人之生理病理气化活动的关系，确立了顺应脾胃升降功能的"升降浮沉补泻"治疗法则，以四时作为阴阳变化的整体系统模型，探明其致病的规律，制定治疗脾胃病的"加减用药法"（图1）。

【原文】

　　五行相生，木、火、土、金、水，循环无端，惟脾无正行，

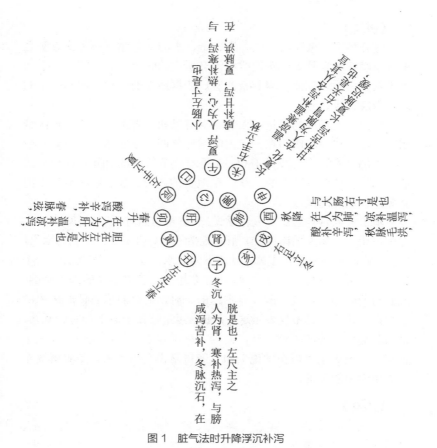

图 1　脏气法时升降浮沉补泻

于四季之末各旺一十八日，以生四脏。四季者，辰、戌、丑、未是也。

人身形以应九野[1]，左足主立春，丑位是也；左手主立夏，辰位是也；右手主立秋，未位是也；右足主立冬，戌位是也。

【注释】

[1] 九野：张景岳注："即八卦九宫之位也。"

《脾胃论》白话讲解

【讲解】

五行相生，依照木、火、土、金、水的次序循环不休。五脏之中只有脾在春夏秋冬一年四时中没有所主的时令，其气旺于每季之末十八天主时，以此营养其余四脏。依据地支的标识，四季时空的方位为辰、戌、丑、未。

依据天人相应的理论，人的身形可以和九野划分法的地理区域相吻合，并对应着阴阳在一年内时空变化的二十四节气。左足对应节气中的立春，在地支的丑位；左手对应节气中的立夏，在地支的辰位；右手对应节气中的立秋，在地支的未位；右足对应节气中的立冬，在地支的戌位。

基于天人合一思想及五行学说，五脏可与四时、四气五味、节气、方位等相应，如人面南而立，肝在左为东木，主升；心在上为南火，主浮；肺在右为西金，主降；肾在下为北水，主沉。"脏气法时"不仅是天人合一思想的具体体现，也是东垣先生创立学说的理论基础。五脏与四时相应，其中脾没有主持的正时，而是对应各四时之末的十八日。这十八日不仅表示这一时的结束，还预示着下一时的开始，是四时循环更替的关键一环，此为"以生四脏"的体现。这一理论贯穿于东垣先生"内伤学说"和"脾胃学说"的始末，更是解读东垣先生学说的关键。

【原文】

戊土，其本气平，其兼气温、凉、寒、热，在人以胃应之；己土，其本味咸 [1]，其兼味辛、甘、酸、苦，在人以脾应之。脾胃兼化，其病治之，各从其宜，不可定体；肝肺之病，在水火之间，顺逆传变不同，温凉不定，当求责耳。

【注释】

[1] 己土，其本味咸：这是易水学派的传统理论，称为五方之正气味，如甲木本味甘、丁火本味辛、庚金本位酸、壬水本味苦等。

【讲解】

在五行与天干的对应中戊主长夏湿土，在寒热温凉四气中，其本气有中土"平"的特点，且兼具寒、热、温、凉四气，故戊在人体中对应胃。己属阴土，在五味中本味为咸，而兼有辛、甘、酸、苦四味，在人体中对应脾。脾和胃具有兼化、协调其他四气、四味和四脏的作用，若病则其治疗根据兼化的实际情况来制定，并没有固定不变的治法。肝居于下方肾水左侧，肺居于心火右侧，肝肺居于水火之间，其病变与水火的生克乘侮息息相关，发病时向左、向右传变的顺序有顺、逆传变的不同，大致疾病症状表现各异，治疗也应温凉有别，需要根据病变的实际情况推敲确定。

脾胃胜衰论

【提要】

本论主要阐述脾胃胜衰对其余四脏心、肝、肺、肾的影响。利用"五行学说"来分析五脏之间病理机制的转化关系，阐明人与自然环境的联系，主张"升阳"与"泻火"的治疗原则。

【原文】

胃中元气[1]盛，则能食而不伤，过时而不饥。脾胃俱旺，则能食而肥；脾胃俱虚，则不能食而瘦。或少食而肥，虽肥而四肢不举，盖脾实[2]而邪气盛也。又有善食而瘦者，胃伏火邪于气分，则能食，脾虚则肌肉削，即食亦[3]也。叔和云：多食亦肌虚，此之谓也。

【注释】

[1] 胃中元气：即指胃气。

[2] 脾实：指脾气壅实，升降失常。

[3] 食亦：为古代病名。胃与大肠相表里，热易由大肠移于胃，出现善食而体瘦无力之证。王冰注："食亦者，谓食入移易而过，不生肌肤也。亦，易也。"

《脾胃论》白话讲解

【讲解】

胃中元气旺盛的人，水谷能顺利转化，多食而不会损伤脾胃，也不致伤食，过了进食的时间不感觉饥饿。脾胃功能均旺盛，食量较大而身体健壮结实。脾胃都虚弱的人，饭量少且身体消瘦羸弱。有的人进食少身体却很肥胖，且四肢困倦没有力量，大多属于脾气壅实，运化失常，导致湿痰等邪气壅盛。还有一些食量较大反而消瘦的人，是由于胃中气分有伏火，消化快而易饥饿。脾气虚弱而不能化生气血，肌肉无以充养而瘦削，属于《内经》中的"食体"病。王叔和所说的虽能多食，但其易被胃火耗竭，导致肌肉消瘦，就是指此种情况。

本段叙述亦对临床上治疗过瘦和过胖的人群提供了理论指导。胃主受纳，胃虚则食少，胃火亢盛则过食，脾主肌肉，脾虚则身瘦，痰湿困脾则虚胖。简单来说，食多食少，取决于胃，消瘦或肥胖，取决于脾。

【原文】

夫饮食不节则胃病，胃病则气短精神少而生大热，有时而显火上行，独燎其面，《黄帝针经》[1]云：面热者，足阳明病。胃既病，则脾无所禀受，脾为死阴[2]，不主时也，故亦从而病焉。形体劳役[3]则脾病，脾病[4]则怠惰嗜卧，四肢不收[5]，大便泄泻；脾既病，则其胃不能独行津液，故亦从而病焉。

【注释】

[1]《黄帝针经》：指《灵枢》。

[2] 死阴：意为脾不单独主一时令。

[3] 劳役：意为过度疲劳。

[4] 脾病：原作"病脾"，误倒，据《济生拔萃》本改。

[5] 四肢不收：指手足软弱无力。

【讲解】

饮食失于节制，就会导致胃病而出现气短、神疲乏力且伴有大热等症状，或有时心火亢盛火势炎上，面赤而热如火燎。《灵枢·邪气脏腑病形》记载：面部赤热属于足阳明胃经的病变，胃病则脾无法承受胃中水谷而行转输运化的功能。脾不能发挥其功能就会导致"死阴"，不单独主时，生化之源不足，无法向其他脏腑输送营养成分，所以脾随胃发病。形体因过度疲劳，可以导致脾病，主要症状表现为困倦懈惰、嗜卧、四肢发软无力，大便泄泻不成形。脾病及胃，胃失去脾的运化无法独自输布津液，也会随脾而病。

在《内经》中多见饮食不节作为病因出现。如《灵枢·小针解》："浊气在中者，言水谷皆入于胃，其精气上注于肺，浊溜于肠胃，言寒温不适，饮食不节，而病生于肠胃，故命曰浊气在中也。"《素问·太阴阳明论》："故犯贼风虚邪者，阳受之；食饮不节，起居不时者，阴受之。"《难经·四十九难》中"饮食劳倦则伤脾"则是将饮食伤和劳倦伤一起讨论。东垣先生在研习经典的基础上，开阔创新不拘泥于经，把脾病、胃病分开论述，形成"饮食不节则胃病""形体劳役则脾病"的说法。"胃既病，则脾无所禀受""脾既病，则其胃不能独行津液"这两句可参经文《素问·太阴阳明论》中"四肢皆禀气于胃，而不得至经，必因于脾，乃得禀也。今脾病不能为胃行其津液，四肢不得禀水谷气，气日以衰，脉道不利，筋骨肌肉，皆无气以生，故不用焉。"在脾与胃的关系中，胃主生化，脾主布化。脾病表现在经文中多有论述，主要为怠惰嗜卧，四肢不收，大便泄泻，如《难经·十六难》论述了五脏疾病脉与证的关系，其中脾病症状为"腹胀满，食不消，体重节痛，怠惰嗜卧，四肢不收"；《难经·四十九难》在论述"何以知饮食劳倦得之"时提出"其病身热而体重嗜卧，四肢不收，其脉浮大而缓"。胃病表现为气短，精神少且生大热，面热，可见于《灵枢·邪气脏腑病形》"面热者足阳明病"。但无论脾病、胃病均"从而病焉"，有主次、先后之别而不独病。

【原文】

大抵脾胃虚弱，阳气不能生长，是春夏之令不行，五脏之气不生。脾病则下流乘肾，土克水，则骨乏无力，是为骨蚀[1]，令人骨髓空虚，足不能履地，是阴气重叠[2]，此阴盛阳虚之证。大法云[3]，汗之则愈，下之则死。若用辛甘之药滋胃，当升当浮，使生长之气旺。言其汗者，非正发汗也，为助阳也。

【注释】

[1] 骨蚀：《医统正脉》本作"痿"。古代病名。由热邪伤肾，耗损阴精，骨枯髓虚所致，可见腰脊痿软，屈伸不能，四肢痿废等症状。

[2] 阴气重叠：脾属太阴，脾病及肾，肾属少阴，故云阴气重叠。

[3] 大法云：指《伤寒论·伤寒例》，前后引文与《伤寒论·伤寒例》本意不尽相同。

【讲解】

多数情况下，脾胃虚弱之人无法将水谷转化为阳气并向上布散，如同四时中春夏的阳气不能正常升发疏泄一般，五脏得不到脾胃化生精气的充养。脾病后就会向下乘克肾水，即出现土克水的病理变化。肾主骨生髓，肾的功能被脾克制，且肾脏精气又赖于脾运化的水谷精微不断充养，肾虚不能生髓，就会导致骨髓空虚，而发生膝胫厥冷、四肢痿废的"骨痿"表现。足不能立地行走，这是脾肾两脏阴气相叠加的结果，本质上就是阴盛阳虚。《伤寒论·伤寒例》说：这种情况如果应用甘辛温阳之品以发汗就可治疗，若苦寒攻下可能致死。如若使用辛甘之品来滋养胃气，使脾胃功能正常，所转化的精气能够上升、外浮，使得气机"生长"的趋势旺盛，方可使下克于肾的阴寒消散。此处所说的"汗之则愈"，并非一般意义的辛温发汗，主要目的在于益气以助阳气的生长。

本段提出脾胃虚弱，主要表现为体内的是春夏之令不行，春升、夏浮之不及，即阳气的升浮不及，由此言"阳气不能生长"。春夏不能生长，也就没有秋冬的收藏，故言"五脏之气不生"。《内经》中亦有关于骨痿的相关论述，如《素问·痿论》所云"有所远行劳倦，逢大热而渴，渴则阳气内伐，内伐则热舍于肾。肾者水脏也，今水不胜火，则骨枯而髓虚，故足不任身，发为骨痿。""故《下经》曰：骨痿者，生于大热也。"指出远行劳倦，阳气内伐，火热内舍于肾，引发骨痿。类似的经文论述结合临床实际情况是东垣先生创立气虚阴火说的理论基础。文中"下流""乘肾"等提示了远行劳倦非直接伤肾，而是伤脾以致阳气无以化生且升浮不能。大法云是指《伤寒论》中的"伤寒例"所云："夫阳盛阴虚，汗之则死，下之则愈；阳虚阴盛，汗之则愈，下之则死。"《注解伤寒论·伤寒例》："表为阳，里为阴……阴邪乘其表虚，客于荣卫之中者，为阳虚阴盛也。"但东垣先生所要表达的见解深意与"伤寒例"不同，"伤寒例"中是在描述外感，所说的"汗之"是正发汗，即辛温发汗；而东垣先生是在描述内伤，所说的"汗之"非正发汗，而为辛甘助阳化生升浮。

【原文】

夫胃病其脉缓，脾病其脉迟，且其人当脐有动气[1]，按之牢[2]若痛，若火乘土位[3]，其脉洪缓，更有身热、心中不便[4]之证。此阳气衰弱，不能生发，不当于五脏中用药法治之，当从《脏气法时论》中升降浮沉补泻法用药耳。

【注释】

[1] 动气：脐腹部有悸动之感。

[2] 按之牢：触按腹部感到内部沉实。

[3] 火乘土位：阴火侵袭脾土。

[4] 心中不便：心中烦乱不适。

【讲解】

胃病脉象触之为缓，脾病触之脉迟，且用手在病人肚脐部位触摸有搏动感，按之坚硬似有痛感。如若阴火侵凌脾胃，脉象由迟缓变成洪缓，更可见身热、心中烦乱不适等症。这是因为脾胃阳气衰弱生化发散不能，此时就不应当依照五脏用药辨治，而该遵从《素问·脏气法时论》中升降、浮沉、补泻的原则用药施治。

《脉经·脾胃部》："脾象土，与胃合为府。其经足太阴，与足阳明为表里。其脉缓。"《脉经·脉形状指下秘诀》："缓脉，去来亦迟，小快于迟。"提示缓脉与迟脉同属一类，迟脉比缓脉稍微慢些。

若火乘土位，便显洪缓脉。《难经·十六难》中"假令得脾……其内证：当脐有动气，按之牢若痛；其病：腹胀满，食不消，体重节痛，怠惰嗜卧，四肢不收"指出脾胃不足，气机郁滞不能宣发，故出现"当脐有动气，按之牢若痛"，病症可见脐腹部满、痞、悸、胀、痛等表现；阴火内生，则症现脉洪缓、心烦、身热。对于此类病症东垣先生明确指出，治疗时不可仅遵循脏腑辨证组方用药，单纯的脾虚补脾、气滞行气，而应参考升降浮沉补泻，在补中的同时恢复气机的升降，即补中升清泻阴火。《难经·十六难》中还可见其他脏腑的类似经文，如"假令得肝脉……其内证：脐左有动气，按之牢若痛""假令得肾……其内证：脐下有动气，按之牢若痛"。腹部见症，脾为脐腹中心，肾见脐下，肝见脐左，心见脐上，肺见脐右。

【原文】

如脉缓，病怠惰嗜卧，四肢不收，或大便泄泻，此湿胜，从平胃散。若脉弦，气弱自汗，四肢发热，或大便泄泻，或皮毛枯槁，发脱落，从黄芪建中汤。脉虚而血弱，于四物汤中摘一味或二味，以本显证[1]中加之。或真气虚弱，及气短脉弱，从四君子汤。或渴，或小便闭涩，赤黄多少，从五苓散去桂，摘一二味加正药中。以上五药，当于本证中随所兼见证加减。

【注释】

[1] 本显证：有本方所主的显著症状。

【讲解】

如果病人脉象见缓，症见倦怠嗜卧，四肢散软无力不欲动，或者大便溏泄不成形，都是湿气过胜、困阻脾胃、运化失常的表现，应用平胃散加减施治。如若见弦脉、中气虚弱、气短自汗、手足发热，或有大便泄泻，或有皮毛枯槁不润泽、毛发脱落等津液精血枯竭的表现，应用黄芪建中汤加减施治。如果血虚而见脉弱无力现象的，可在四物汤中选取一味或两味，加入各脏主气、主病、主方之中。如病人真气不足，而见气短懒言、脉象虚弱，可在四君子汤中选药施治。如症见口渴，或小便涩滞不畅、色或赤或黄、量或多或少，应将五苓散去掉桂枝，取与本病症相对应的一二味，加入各脏主方中。上面所列举的五个方药，平胃散、黄芪建中汤、四物汤、四君子汤、五苓散（去桂），在以饮食伤胃、脾虚下陷、阴火上升为基础表现的主证中，针对兼见的其他五脏本气病变斟酌加减。

本段主要论述了脾胃虚弱的脏腑辨证选方用药。列举了脾胃病变中较常见的五种症状及其较常使用的五个对应处方等，下文以此五证五方为基础论述随症加减的诸多情况。

【原文】

假令表虚自汗，春夏，加黄芪；秋冬，加桂。

如腹中急缩，或脉弦，加防风，急甚加甘草。腹中窄狭[1]或气短者亦加之，腹满、气不转者勿加。虽气不转[2]，而脾胃中气不和者勿去，但加厚朴以破滞气，然亦不可多用，于甘草五分中加一分可也。腹中夯闷[3]，此非腹胀，乃散而不收，可加芍药收之。

如肺气短促，或不足者，加人参、白芍药。中焦用白芍药，则脾中升阳，使肝胆之邪不敢犯也。腹中窄狭及缩急者去之，及诸酸涩药亦不可用。

【注释】

[1] 窄狭：意指肠腔痉挛狭小，气不通畅的感觉。

[2] 气不转：指气不传导而肠鸣音消失。

[3] 夯闷：如有重物压制而闷满不舒，微有呼吸不畅之感。夯，同"笨"。

【讲解】

假若肌表疏松、腠理不固而见自汗，发生在春夏季节加固表止汗的黄芪，发生在秋冬季节加温中散寒的肉桂。如若腹中有拘急痉挛感，或见脉弦，加解痉的防风，拘紧过甚，加缓急解痉止痛的甘草。腹中如若有肠腔狭窄而气行不畅之感，或伴气息短促的，也可以加上述药物，而若腹中胀满、肠鸣音消失、矢气不得者，不要加；虽然肠中气体不流通，但是因脾胃中气不和所致，不用去掉甘草，还应加厚朴以破除停滞不畅之气，使脾运而满消，用量不可多，只需与甘草按5∶1的剂量加用即可。腹中假若感到像有重物压迫腹部一般的压抑憋闷、胀满不舒，此种症状并非真正的腹胀，而是脾气涣散不收敛，可加白芍以苦酸收敛气机。如若肺气虚弱而气短急促，或少气不足以息，加人参、白芍以补肺气、敛脾气。治疗中焦脾胃病用白芍有柔肝安脾之功，使脾阳升，肝气平，肝胆之邪不会横克脾土。但在腹中狭窄、紧缩而气流不畅时，宜去酸敛之白芍，同样也不可用其他酸涩之药。

对于桂，在《汤液本草》中多有记载，如"仲景汤液用桂枝发表，用肉桂补肾，本乎天者亲上，本乎地者亲下，理之自然，性分之所不可移也""与人参、麦冬、甘草同用，能调中益气，则可久服"。《药象》谓："肉桂大辛，补下焦热火不足，治沉寒痼冷，及治表虚自汗，春夏二时为禁药。"据此分析本段的加桂，应该指的是肉桂。《汤液本草》对黄芪的记载有"《象》云：治虚劳自汗，补肺气，入皮毛，泻肺中火。""《灵枢》云，卫气者，所以温分肉而充皮肤，肥腠理而司开阖。黄芪既补三焦，实卫气，与桂同，特益气异耳。"提示表虚自汗，可用黄芪益气固表，如玉屏风散。故东垣先生提出在脾胃虚弱基础上出现的表虚自汗，若在春夏，应加黄芪入肺走上，与春夏相合；若在秋冬，应加肉桂入肾走下，与秋冬相合。风动而感腹中急缩，中虚而感腹中狭窄，气滞而感腹中胀满，气不敛而感腹中痞闷，故此处的"夯闷"为气不敛，加芍药以收敛。对于芍药的酸收之功《汤液本草》记载有"《心》云：脾经之药，收阴气，能除腹痛，酸以收之，扶阳而收阴气，泄邪气。"短气明显，加人参补气，白芍敛肝，两药此功用在《汤液本草》中亦有记载："《象》云：治脾肺阳气不足，及能补肺，气促，短气少气，补而缓中，泻脾、肺、胃中火邪，善治短气。""《珍》云：白补赤散，泻肝补脾胃。"药味配伍，甘温补中，风药升阳，需佐用酸敛泻肝的白芍以防肝木来犯而乘土侮金。

【原文】

腹中痛者，加甘草、白芍药，稼穑[1]作甘，甘者己也；曲直[2]作酸，酸者甲也。甲己化土[3]，此仲景妙法也。腹痛兼发热，加黄芩；恶寒或腹中觉寒，加桂。怠惰嗜卧，有湿，胃虚不能食，或沉困，或泄泻，加苍术；自汗，加白术。

【注释】

[1] 稼穑：稼为种谷，穑为收成，这里代指己土脾。《尚书·洪范》说："土爰稼穑""稼穑作甘"。

[2] 曲直：指甲木胆。"木曰曲直"，此指肝胆升发之气。

[3] 甲己化土：甲木代表胆，己土代表脾，十天干与五行及五脏六腑相配合。甲木克己土叫化土。

【讲解】

腹中疼痛的加甘草、白芍，这是根据"稼穑作甘"，稼穑是五行中土的特征，其属五行中的甘味，与天干中的己相合，胆木其味属酸，用天干中的甲标识。甘草味甘与芍药苦酸同用，可以在缓脾急的同时抑肝胆横逆之气，此为医圣张仲景治腹痛的巧妙配伍法则。若是腹痛的同时兼有发热，可以加清胃火之黄芩；若是腹痛伴恶寒或者觉腹中不温，应加温补脾阳、散寒止痛之肉桂。倦怠乏力、懒惰嗜睡为湿浊困于脾土的表现，胃虚不想进食，或身体沉重困顿，或大便溏泄，加燥湿运脾之苍术。若兼有表虚自汗，加补气健脾燥湿之白术；若表现为小便不利的，加淡渗利尿之茯苓，口渴也可用茯苓。

甘草与白芍配伍使用，为临床常用的芍药甘草汤，仲景用其治疗"脚挛急"，而后世医家多用其治疗腹痛。此用法出自易水学派医家，在《医学心悟》中记载为"芍药甘草汤，止腹痛如神"。《汤液本草》亦可见："《象》云：补中焦之药，得炙甘草为佐，治腹中痛。夏月腹痛，少加黄芩；如恶寒腹痛，加肉桂一钱，白芍三钱，炙甘草一钱半，此仲景神方也。如冬月大寒腹痛，加桂二钱半，水二盏，煎一半，去皮用。"

白术善于健运脾胃，其祛湿之力不如苍术，还可消痞止汗；苍术善于燥湿，其健运脾胃之功不如白术，又有较强发散之用。正如《汤液本草》对白术、苍术的描述："温中去湿""止汗消痞，补胃和中"。"《象》云：主治同白术，若除上湿，发汗功最大；若补中焦，除湿力小，如白术也。""海藏云：苍、白有止发之异。"

【原文】

小便不利，加茯苓，渴亦加之。气弱者，加白茯苓、人参；气盛者，加赤茯苓、缩砂仁；气复不能转运，有热者，微加黄连；心烦乱亦加之。小便少者，加猪苓、泽泻；汗多津液竭于上，勿加之。是津液还入胃中，欲自行也。不渴而小便闭塞不通，加炒黄柏、知母。小便涩者，加炒滑石；小便淋涩[1]者，加泽泻。且五苓散治渴而小便不利，无恶寒者，不得用桂。不渴而小便自利，妄见妄闻，乃瘀血证[2]，用炒黄柏、知母，以除肾[3]中燥热。窍不利而淋，加泽泻、炒滑石。只治窍不利者，六一散中加木通亦可。心脏热者，用钱氏方[4]中导赤散。

【注释】

[1] 淋涩：小溲淋沥涩痛。

[2] 瘀血证：口不渴，小便利，其人如狂，幻视幻觉，少腹硬满，是下焦蓄血证。

[3] 肾：原《医统正脉》作"胸"。"用炒黄柏知母，以除肾中之燥热"为错简，与上文瘀血证证治不合。

[4] 钱氏方：指宋代医家钱乙的《小儿药证直诀》。

【讲解】

小便不利的加茯苓，兼有口渴的也可以加之。中气不足的加健脾益气之白茯苓、人参，湿阻气机、脾阳被遏，加渗湿醒脾之赤茯苓、缩砂仁。气机不能转运而矢气不得，且兼有发热，可加少量清热燥湿的黄连。心中烦乱不安的亦加可清火除烦的黄连。因为水湿内盛而小便短少，加利水渗湿的猪苓、泽泻；若因汗多上焦津液耗竭而小便不利的，就不可用猪苓、泽泻，以免劫其津液，待津液还于胃中，经脾肺的升降输送，可使水液重新下输膀胱而小便通利。如不见口渴而有小便闭塞不通的表现，为下焦湿热，加用清热利湿的炒黄柏、知母。小便有涩滞不畅的，加用清热利水的炒滑石。小便淋漓不尽、涩滞且痛的，多为湿热互结，可用清热利湿的泽泻。若用五苓散治疗口渴且小便不利的，如果没有表现出恶寒等外感病症，不可用桂枝。若口不渴且小便也正常，出现幻视幻听等精神症状，这是瘀血在下焦所致，用炒黄柏、知母清热除烦，利下焦湿热（原本"以除胸中燥热"，是热邪入里与瘀血结于下焦的蓄血证，用炒黄柏、知母除去肾中燥热）。小便涩滞不利，且可能有尿频、急而痛的热淋表现，则加上泄膀胱湿热的泽泻、炒滑石。如果仅为尿道不通利、小便涩滞不畅而无疼痛的，在六一散基础上加利尿的木通即可。心中有火，易下移于相表里的小肠，从而引起尿赤、尿短等小便不利的表现，可以用宋代医家钱乙所著的《小儿药证直诀》中清心养阴，利水通淋的导赤散治疗。

本段针对小便不调多种情况的加减用药配伍进行系统论述。据《汤液本草》中对茯苓的记载"止渴，利小便……治小便不通，溺黄或赤而不利"，故可作为治疗小便不利的首选药。对于赤、白茯苓的选择可参照《汤液本草》中的"白者入手太阴经、足太阳经、少阳经，赤者入足太阴经、手太阳经、少阴经。"文中列举了一些临床上常见的随症用药，如气虚加人参，气滞用砂仁，热烦加黄连，小便少可用猪苓、泽泻，小便淋漓、涩滞的加用泽泻或滑石等；亦提出利小便药不可使用的情况，如小便少由汗多、津液不足导致者，由下焦燥热导致不渴而小便不通者等。《汤液本草》中对木通功用记载"通经利窍""主小便不利，导小肠热"，故其与滑石或竹叶配合使用，皆有通窍导热利小便之功。

【原文】

中满或但腹胀者，加厚朴；气不顺，加橘皮；气滞，加青皮一、橘皮三。

　　气短小便利者，四君子汤中去茯苓，加黄芪以补之；如腹中气不转者，更加甘草一半。

　　腹中刺痛，或周身刺痛者，或里急[1]者，腹中不宽快是也。或虚坐[2]而大便不得者，皆血虚也。血虚则里急，或血气虚弱而目睛痛者，皆加当归身。

　　头痛者，加川芎；苦头痛，加细辛，此少阴头痛也。

　　发脱落及脐下痛，加熟地黄。

【注释】

[1] 里急：腹痛急迫欲便。

[2] 虚坐：肛门下坠欲行大便而不解。

【讲解】

　　脘腹胀满或仅感到腹胀但不满的，加行气化滞除满的厚朴。脘腹气行不畅通的，加行气调中的陈皮。气滞不行，为破气行气、消积化滞，按1∶3的比例加青皮、陈皮。

　　气虚不足、呼吸短促而小便通利的，用四君子汤，为防止淡渗下行去掉茯苓且为补气升阳加上黄芪。若腹中胀满而气机运转不能的，四君子汤中甘草的量用原剂量的一倍半。

　　若腹中刺痛，或感周身刺痛，或有腹中急迫欲便但不畅感，或者肛门下坠欲行大便而不解的，以上情况均常为血虚不能濡养和疏泄导致的。肝血虚则肝木失于疏泄而克伐脾土，多有腹痛里急紧迫欲便的表现；肝开窍于目，血气不足则会引起目睛疼痛不适，以上情况都可加养血和血的当归身。

　　头痛可以加活血止痛的川芎；头痛久甚的，加辛散温通、散寒止痛的细辛，这是属于少阴经血虚感寒所致的头痛。

　　因肾虚、血虚失于濡养而出现头发脱落及脐下疼痛，加滋阴补血的熟地黄。

　　据《汤液本草》对药物功效的记载，厚朴可"去腹胀，厚肠胃"，青皮主"气滞下食，破积结及膈气"，陈皮能"益气。加青皮，减半，去滞气，推陈致新"，可见陈皮与青皮是常用的理气药对，而与陈皮相较，青皮有"滞气则破滞气，无滞气则损真气"之效。故本段青皮、陈皮的用量比例为一比三。易水学派医家用药配伍讲究、细致，小便利时应将四君子汤中茯苓去掉，加上黄芪，可视为东垣先生组成补中益气汤的基础方。《本草正》中言甘草"惟中满者勿加，恐其作胀"，故此处腹中气壅不转时甘草减量。据《汤液本草》中对当归的描述"入手少阴，以其心主血也；入足太阴，以其脾裹血也；入足厥阴，以其肝藏血也。头能破血，身能养血，尾能行血，用者不分不如不使。""当归，味辛甘而大温。""《心》云：治血通用，能除血刺痛，以甘故能和血，辛温以润内寒。"而知其为血药，据其性味归经有活血、养血、散寒等功效。据前文的描述脐下属肾，发为血之余，故此处可加熟地黄。

【原文】

予平昔调理脾胃虚弱，于此五药中加减，如五脏证中互显一二证，各对证加药，无不验，然终不能使人完复，后或有因而再至者，亦由督、任、冲三脉为邪，皆胃气虚弱之所致也。法虽依证加减，执方料[1]病，不依《素问》法度耳，是以检讨[2]《素问》《难经》及《黄帝针经》中说脾胃不足之源，乃阳气不足，阴气有余，当从六气不足、升降浮沉[3]法，随证用药治之。盖脾胃不足，不同余脏，无定体[4]故也。其治肝、心、肺、肾，有余不足，或补或泻，惟益脾胃之药为切。

【注释】

[1] 料：原《医统正脉》作"疗"。

[2] 检讨：意为研究、探索。

[3] 升降浮沉：春，肝主升；夏，心主浮；秋，肺主降；冬，肾主沉。

[4] 无定体：脾不主时，寄旺于四季之末各十八日，此指脾气行于四脏，故曰无定体。

【讲解】

我平常调理脾胃虚弱多考虑使用平胃散、黄芪建中汤、四物汤、四君子汤、五苓散这五个方药来加减施治，皆有效验。虽然病情有所改善但最终仍不能让人完全恢复健康，治疗后可能由于饮食失节、寒热失调，劳累过度、七情所伤等原因再度发病，或者因为督脉、任脉、冲脉三脉感邪而发病，以上均是因胃气虚弱所引起。治疗方法上虽然根据症候加减化裁，随证选方施治，但是不依照《素问》中有关经论的治疗法则，就难以完全康复。因此应探明《素问》《难经》《黄帝针经》中对脾胃虚弱的有关经文论述，分析胃虚弱不足的根本原因。因为阳气不足，阴气有余，治疗时应当根据元气不足，合理运用升降浮沉的治疗法则，随证用药施治。因为脾胃元气不足，不同于其他脏腑的虚弱，盖因脾气行于四脏，寄旺于四季之末十八日，所以其不足的症状无定体而反映于其余四脏的病机之中。在此前提下，治疗肝、心、肺、肾四脏的有余或不足之证，或补或泻，都应该注意以有助于脾胃的药物最为合适。

【原文】

经云：至而不至[1]，是为不及，所胜妄行[2]，所生受病[3]，所不胜乘之[4]也。至而不至者，谓从后[5]来者为虚邪[6]，心与小肠来乘脾胃也。脾胃脉[7]中见浮大而弦，其病或烦躁闷乱，或四肢发热，或口干[8]舌干咽干。盖心主火，小肠主热，火热来乘土位，乃湿热相合，故烦躁闷乱也。四肢者，脾胃也，火乘之，故四肢发热也。饮食不节，劳役所伤，以致脾胃虚弱，乃血所生病，主口中津液不行，故口干咽干也。病患自以为渴，医者治以五苓散，谓止渴燥，而反加渴燥，乃重竭津液，以至危亡。

经云：虚则补其母。当于心与小肠中，以补脾胃之根蒂者。甘温之药为之主，以苦寒之药为之使，以酸味为之臣佐。以其心苦缓，急食酸以收之。心火旺则肺金受邪，金虚则以酸补之，次以甘温及[9]甘寒之剂，于脾胃中泻心火之亢盛，是治其本也。

【注释】

[1] 至而不至："至"前者指时令，后者指气候。时令来临而气候未到，如春季应温不温，夏季应热不热等。

[2] 所胜妄行：所胜，按五行相勉规律，木旺则胜土。与后文"所不胜"是主气和变气的关系。

[3] 所生受病：按五行相生关系，如肝木不及，心为受病；心火不及，脾土受病等。

[4] 所不胜乘之：按五行相克关系，制约我的为所不胜，因所胜的不及，所不胜的反而侵侮所胜的。如脾土不及，受肝木侵侮。乘，侵侮。

[5] 后：指生我之脏。

[6] 虚邪：同贼风意义相近，指致病之邪气。

[7] 脾胃脉：即脉缓或迟缓。或指右关脉。

[8] 干：原作"苦"，《医统正脉》本同，据后文及《济生拔萃》本改。

[9] 及：原作"反"，据《医统正脉》本改。

【讲解】

《素问·六节藏象论》说：时令已经来临而气候未到，即为"不及"。按五行相克关系，不及则己所胜之气因失去制约而肆虐妄行，所生之气因失去资助而承受病气，其本身也受着所不胜之气的乘侮。时令已经来临而气候未到，此时后至的气候就会成为致病的外来邪气，而心与小肠的火妄行会乘其所生的中焦脾胃，母病及子，母令子虚，心火成为后来致病的邪气。如果在右关即脾胃本脉中诊察到浮大而弦的脉象，这样的病变可见胸中烦躁、憋闷杂乱，或者四肢发热，或者口、舌、咽等部位干。由于心在五行中主火，小肠在六气中主热，火热之邪乘势欺凌属土的脾胃，相当于湿热相结，阳气被遏，而出现烦躁、闷乱。脾胃主人体的四肢，心与小肠火热侵害脾胃，故出现四肢发热的表现。饮食失于节制与过度劳役等造成的损伤，导致脾胃虚弱，阴火灼伤精血且血气乏源而生病，津液不足不能上行濡养口腔及咽喉而发干。如果病人自觉口渴，医生认为该口渴为水湿不能布散所致，欲温阳化气利水而用五苓散治之以止燥渴，结果反而使燥渴症状加重。因病人津液本就不足，用了淡渗利湿及性辛燥的方药后再次造成津液损伤而加重病情。

《难经·六十九难》中说"虚则补其母"，母能令子虚，火为土之母，不仅要清除心与小肠之火热，也应当补益脾胃的根本。用药当以人参、黄芪等补益脾胃的甘温之品为主药，降泻心火的苦寒之品为使药，收涩生津的酸收之品为臣药或佐药。如此应用是由于心气散漫弛缓，急需酸收之品以收敛。心火旺盛则会灼伤肺金，肺气虚弱则应该用酸味之品收敛益肺。再佐以甘温、甘寒之品，在补益脾胃的同时，清泻心火的亢盛，这才是治疗其根本的方法。

东垣先生以内伤不足立论，故本段引用的经文是黄帝与岐伯在针对五行运气、更迭主时的"不及"问题的讨论，原文为"至而不至，此谓不及。则所胜妄行，而所生受病，所不胜薄之也，命曰气迫。"其讨论的前提是"五运终始，如环无端""五气更立，各有所胜"，即五行运气终而复始，如圆环一样无端无尾。五行运气更迭主时，各有其所胜。"未至而至，此谓太过……至而不至，此谓不及。""夫自古通天者，生之本，本于阴阳。"基于天人相合、相应的思想，天地间有春夏秋冬四季更替，而相应人体内五脏所主的四时之气亦有更迭。由此可见，"至而不至"于天地而言，是指时令已到而气候未到；对人体而言，是指时令已到而脏气未到。火生土，应当脾土主时而仍为心火主时，由此而言"心与小肠乘脾胃"。"从后来者为虚邪"见于《难经·五十难》中"从后来者为虚邪，从前来者为实邪，从所不胜来者为贼邪，从所胜来者为微邪，自病者为正邪。"根据五行相生序列，土在前，火在后，因此说"从后来者"。据《素问·阴阳应象大论》中的记载，心"在天为热"，脾"在天为湿"，故此处的"湿热相合"亦可以解读为心脾同病。而《素问·阴阳应象大论》中又云："心生血，血生脾。"脾胃不足，心火犯土，故言"脾胃虚弱，乃血所生病"。东垣先生在此处阐明了"阴火"的脉症表现，对于其治疗，应注意不可单看口干而用五苓散，因为并不是饮邪为病所致，而应针对心、脾，即以苦寒泻心火之亢，以甘温补脾胃之虚，并佐以酸补以防火克金。

【原文】

所胜妄行者，言心火旺能令母实[1]，母者，肝木也，肝木旺则挟火热，无所畏惧而妄行也，故脾胃先受之。或身体沉重，走疰[2]疼痛，盖湿热相搏，而风热郁而不得伸，附着于有形也。或多怒者，风热下陷于地中[3]也。或目病而生内障者，脾裹血[4]，胃主血，心主脉，脉者，血之府也，或云心主血，又云肝主血，肝之窍开于目也。或妄见妄闻[5]，起妄心[6]，夜梦亡人，四肢满闭[7]，转筋[8]，皆肝木火盛而为邪也。或生痿[9]，或生痹[10]，或生厥[11]，或中风，或生恶疮，或作肾痿[12]，或为上热下寒，为邪不一，皆风热不得升长，而木火遏于有形中也。

【注释】

[1] 心火旺能令母实：肝木为心火之母，肾水不能制约心火，心火暴亢，累及其母，而使肝木郁实。

[2] 走疰：走注不定的疼痛。

[3] 地中：指下焦。

[4] 脾裹血：指脾可统血。

[5] 妄见妄闻：意为幻视、幻听。

[6] 妄心：意指胡思乱想出现幻觉。

[7] 四肢满闭：指四肢酸楚胀满不适。

[8] 转筋：指腓肠肌痉挛。

[9] 痿：指肌肉萎缩、柔软无力，不能随意运动的病症。

[10] 痹：风寒湿（热）等邪杂至，相合而为痹。表现为关节疼痛、肢体重着、屈伸不利、麻木肿胀等一类病症。

[11] 厥：气逆昏厥。

[12] 肾痿：骨痿，属痿证一种。肾主骨生髓，邪热伤肾，骨枯髓虚而致腰脊痿软，无法伸展，行动不利的病症。

【讲解】

"所胜妄行"是指肾水不能制约心火而心火旺盛，可以导致肝气郁实，因肝木为火母。肝木郁实遂挟心火之亢盛，无所畏惧而四窜游行，肝火横逆克于脾土，所以脾胃先邪。可能出现身体困倦、沉重、全身游走性疼痛等症状，这是由于肝横克脾，脾运失职，水湿停滞与心热相互搏结，致使肝木之风热郁阻而疏泄不得，进而附着于肢体筋脉肌肉等有形的组织之中。或因肝火郁于下焦不能升发疏泄而见病人易恼怒，或发生目视障碍。由于功能上脾统血而胃生血，有心主血脉可生血运血，亦有肝主血可藏血，而肝开窍于目，故火亢肝郁，脾土被乘，易发目疾。或者可见病人神志异常而出现幻觉，表现为幻视、幻听或夜里常梦到已逝之人，也可见肢体不适，如四肢酸楚胀满，腓肠肌痉挛抽搐，以上都是由于肝火过盛，乘克脾胃所致。又或者出现肢体肌肉萎缩无力不能随意运动的痿证；或患有关节疼痛、肢体重着、屈伸不利、麻木、肿胀灼热的痹证；或发生突然气逆而昏厥；或出现口眼㖞斜、偏身不利的中风；或患痈疽恶疮；或发生骨枯髓虚、下肢瘫痪、行动不利的骨痿；或出现上身热下身冷的表现，以上这些症状虽表现多样、复杂多变，但其病机皆是心火亢盛、肝气郁实所主的风热之邪不得上升宣越，交阻于有形的组织之中所致。

【原文】

所生受病者，言肺受土火木之邪，而清肃之气 [1] 伤。或胸满少气短气者，肺主诸气，五脏之气皆不足，而阳道 [2] 不行也。或咳嗽寒热者，湿热乘其内也。

【注释】

[1] 清肃之气：肺主清肃，故清肃之气即为肺气。

[2] 阳道：指防御外邪的通道。《素问·太阴阳明论》曰："阳者，天气也，主外。"

【讲解】

肺主清肃下降，肺金受到脾土之湿、木火之刑，就会造成肺气不能清肃下行，而出现胸满、咳逆、少气、喘促、气短等症状，肺又主一身之气，因而五脏之气皆不足，防御外邪的通道不能畅行，又有心火与脾湿互相蕴结于内，使体内外受邪相合，出现咳嗽、寒热等症。

【原文】

所不胜乘之者，水乘木之妄行而反来侮土，故肾入心为汗，入肝为泣，入脾为涎，入肺为痰、为嗽、为涕、为嚏、为水出鼻[1]也。一说，下元[2]土盛克水，致督、任、冲三脉盛，火旺煎熬，令水沸腾，而乘脾肺，故痰涎唾出于口也。下行为阴汗[3]，为外肾[4]冷，为足不任身，为脚下隐痛。或水附木势而上为眼涩，为眵[5]，为冷泪[6]，此皆由肺金之虚而寡于畏也。

【注释】

[1] 水出鼻：鼻流清涕。

[2] 下元：下焦元阳，指肾阳。

[3] 阴汗：阴囊出汗。

[4] 外肾：指睾丸。

[5] 眵：眼中分泌物，俗称眼屎。

[6] 冷泪：《济生拔萃》无"冷"字。

【讲解】

所不胜的乘侮，这里指土能克（胜）水，脾土虚弱而无法制约肾水的妄行，且妄行之水挟所生之肝木反而侵侮脾土，妄行肾水进入心、肝、脾、肺四脏分别转化为汗、泪、涎、痰等病理产物。咳嗽、喷嚏、流涕则为水邪出于鼻窍所致。还有一种解释是，下焦元阳亢盛可助土，土湿之气盛而乘克肾水，使起自下焦的督脉、冲脉、任脉亦亢盛，火热旺盛煎熬下焦肾水，使肾水蒸腾而上，侵犯脾肺二脏，所以此三脏的病理产物痰、涎、唾自口而出。肾水之邪下行则出现阴部出汗、阴囊冰冷、双足痿软无法支持身躯、脚下隐隐作痛等症状。肾水之邪挟肝木上行之势，出现眼睛干涩、眼内分泌物增多、流冷泪等目不适的症状，这是由于肺金不足，使所不胜的肝木无所畏惧而亢盛妄行的病变。

据《素问·水热穴论》"诸水皆生于肾",结合《素问·宣明五气》"五脏化液：心主汗，肺主涕，肝主泪，脾主涎，肾主唾"指出五脏所化之五液，故东垣先生提出"肾入心为汗，入肝为泣，入脾为涎，入肺为痰、为嗽、为涕、为水出鼻也"。土虚金弱，水木无制而反侮，故多见的是多汗、多涎、多泪、痰嗽、喷嚏、流涕、下阴汗出、前阴冷、足无力、足底痛、眼涩眵多等与水液相关的病症。

【原文】

夫脾胃不足，皆为血病，是阳气不足，阴气有余，故九窍不通。诸阳气根于阴血中，阴血受火邪则阴盛，阴盛则上乘阳分，而阳道不行，无生发升腾之气也。夫阳气走空窍[1]者也，阴气附形质者也，如阴气附于土，阳气升于天，则各安其分[2]也。今所立方中，有辛甘温药者，非独用也；复有甘苦大寒之剂，亦非独用也。以火、酒二制[3]为之使，引苦甘寒药至顶，而复入于肾肝之下，此所谓升降浮沉之道，自耦而奇，奇而至耦者也（阳分奇，阴分耦[4]）。泻阴火[5]以诸风药，升发阳气以滋肝胆之用，是令阳气生，上出于阴分，末[6]用辛甘温药接[7]其升药，使大发散于阳分，而令走九窍也。

【注释】

[1] 空窍：即孔窍，指眼、耳、口、鼻等诸窍。

[2] 各安其分：各自按照其正常生理范围活动。分，范围。

[3] 火酒二制：指将补脾胃泻阴火升阳汤中的两味药（黄芩、黄连）用酒炒制。

[4] 阳分奇，阴分耦：制方药味为单数者曰奇，即"阳分奇"；制方药味为双数者曰耦，即"阴分耦"。耦，同"偶"。

[5] 阴火：指由饮食劳倦或情志失调，病机关于心肾的邪火。李东垣曰："既脾胃气虚，元气不足，而心火独盛。心火者，阴火也，起于下焦，其系系于心。"

[6] 末：意为最后、末尾。

[7] 接：原作"按"，据《医统正脉》改。

【讲解】

脾胃乃气血生化之源泉，脾胃亏虚不足，则无法生血统血，所以大多都表现阴血受病。脾胃阳气不足，则阴火有余，九窍失于气血的上奉而不通利，阴阳互根互用，即阳气根于阴血之中，阴血持续为气的生理活动正常运行提供营养。阴血受火邪侵袭则阴盛而化为阴火，耗伤阴血，上乘阳分，侵占堵塞清阳之气出入之道，脾精不得输布则四肢百骸失去水谷精微的濡养，而缺乏升发、升腾之活力。阳气生理上升滋养头面孔窍，阴气附存滋养于形体组织。如果阴气依附于中焦脾土，阴精得以化生输布，则得到资生的阳气也可上养于头面孔窍，阴阳二气均可在各自范围内发挥正常生理功能。现在本书所制定的方剂（补脾胃泻阴火升阳汤）中，有辛甘温之品如人参、黄芪、炙甘草、羌活、柴胡等，但都不是单独应用的；又有甘苦大寒之品，可沉降清热如石膏、黄连等，也不会独用。方中黄芩、黄连两味药需用酒炒制以引导药物的走向，取苦、甘、寒药之升浮之性以先引至头顶部，后再沉降下行至下焦肝肾，是为使药。这就是所谓升降浮沉的用药法则，由阴偶而阳奇或由阳奇而阴偶的配伍规律，寓泻阴火于升发阳气之中。泻阴火可以选用祛风之品，其性辛散可升发阳气，以助肝胆之气调畅，使得阳气从阴分而生发上行。最后再用甘温益气之品如人参、黄芪、炙甘草以补益脾胃，使其接续风药升发之力，使阳气发散，行运气血，而通利九窍。

【原文】

经云：食入于胃，散精于肝，淫气于筋。食入于胃，浊气归心，淫精于脉，脉气流经，经气归肺，肺朝百脉，输精于皮毛，毛脉合精，行气于腑。且饮食入胃，先行阳道，而阳气升浮也。浮者，阳气散满皮毛；升者，充塞头顶，则九窍通利也。若饮食不节，损其胃气，不能克化[1]，散于肝，归于心，溢于肺，食入则昏冒[2]欲睡，得卧则食在一边[3]，气暂得舒，是知升发之气不行者此也。

【注释】

[1] 克化：消化、吸收。

[2] 昏冒：头晕眼花。

[3] 一边：暂时停滞在一侧，意指无法消化。

【讲解】

《素问·经脉别论》说：谷食进入胃后，所化生的部分水谷精微被布散到肝脏以滋养全身的筋脉。谷食进胃后，所化生的另一部分水谷精微之气被注于心中，输布并滋养血脉，血脉精气流行在大的经脉之中，朝会于肺脏，依赖于肺气的推动，再将精气运行输送到皮毛，皮毛精气与经脉气血会合，还流归入于脉向内输送到六腑。从上述经文可以看出，饮食入胃后，其所化生之精微物质先向上、向外布行于人体的阳气出入之道。阳气性主升浮，散布充满于皮毛，轻清升散于上部阳位的头顶，九窍得到滋养而自然通利。如果饮食失于节制，胃气受损而消化不能，就无法将水谷精微布散于肝，汇归于心，流溢于肺。食物不能消化而在胃中停滞，表现为头晕目花、疲乏欲睡，侧卧时可感到食物在一边停留不下，气机暂时得到舒畅，据此而知为胃消化功能障碍、饮食停滞、升发之气不畅行导致。

【原文】

经云：饮入于胃，游溢精气，上输于脾，脾气散精，上归于肺。病患饮入胃，遽觉[1]至脐下，便欲小便，由精气不输于脾，不归于肺，则心火上攻，使口燥咽干，是阴气大盛，其理甚易知也。况脾胃病则当脐有动气，按之牢若痛，有是者乃脾胃虚，无是则非也，亦可作明辨矣。

【注释】

[1] 遽觉：忽然感到。

【讲解】

《素问·经脉别论》说：水饮进入胃中，经过气化，游溢散布精气于脾，经脾的转输布散之功，向于肺。若是病人饮水入胃，突然感到水下行到肚脐下，立即想去小便，这是由于水谷精气无法转输于脾而上送于肺，上焦肺中津液不足，导致心火亢盛上攻，致使口燥咽干，这是下焦阴火过于旺盛所致，这个道理很容易了解。况且当脾胃有病，在肚脐部位会感到搏动，用手按压有坚硬或有痛感，如果出现这种症状就说明是脾胃亏虚，如果没有则不是，这点在诊断时可以作为辨证的依据。

【原文】

脾胃不足，是火不能生土，而反抗拒，此至而不至，是为不及也。

白术君[1] 人参臣[2] 甘草佐[3] 芍药佐 黄连使[4] 黄芪臣 桑白皮佐

诸风药皆是风能胜湿也，及诸甘温药亦可。

【注释】

[1] 君：即君药，行"君主"之功，药力居方中之首，针对主病或主证发挥主要作用的药物。

[2] 臣：即臣药，如臣僚般辅助君药加强对主病或主证的疗效或针对兼病、兼证起主要作用的药物。

[3] 佐：即佐药，佐助君、臣药加强疗效或治疗次要兼证；或佐制君、臣药的毒性、峻烈之性的药物；或反佐与君药药性相反但又能在治疗中起相成作用的药物。

[4] 使：即使药，在方中起引经作用、引药直所，或可调和诸药而使其合力祛邪。

【讲解】

按照五行来讲，脾胃虚弱不足，是由于母虚不能济子即火不能生土造成，脾胃不足不能制约肾水，而反被水侵侮，这是长夏节气当至而不至，所以体现为不及之象。因此用药配伍以白术为君健脾益气，人参、黄芪辅助君药为臣益脾胃之元气，甘草甘温佐助君、臣益气之功，以上四味都属"湿化成"类，正好为前文提到的四君子汤去掉茯苓加黄芪的配伍使用，即补中益气汤的基础用药，阴火内生时可配伍"寒沉藏"或"燥降收"类药。芍药、桑白皮为佐敛肺阴泻肺火以防心火刑肺金；黄连为使清泻心火。即白术、人参、黄芪、甘草健脾益气发挥主要作用，芍药、桑白皮清热敛肺护肺次之，又以黄连清泻心火，故此方是针对脾胃虚弱，兼顾心肺病变而配伍用药。各类风药亦可加入，因为脾虚易被湿困，而配以风药可以祛风胜湿，亦可配合加入其余甘温之品以补益气血。

【原文】

心火亢盛，乘于脾胃之位，亦至而不至，是为不及也。

黄连君 黄柏臣 生地黄臣 芍药佐 石膏佐 知母佐 黄芩佐 甘草佐

【讲解】

若由于心火亢胜，母病及子，而煎灼脾胃，致使脾胃受损，属于脾胃湿胜之气当旺不旺、当至而不至是为不及的情况。用药配伍以黄连为君药清泻心火；黄柏、生地黄为臣药辅助主药滋阴清热泻火，石膏、知母、黄芩佐助君臣三药清热之力，芍药使肺金免受心火之热刑，甘草益气调和而为佐药。即上方以黄连、黄芩、黄柏、石膏、知母清泻亢盛之火热，芍药顾护肺金，甘草补脾益胃，脾胃元气自然恢复，故此方用以治疗心火亢胜伤及肺、脾的病变。

【原文】

肝木妄行，胸胁痛，口苦舌干，往来寒热而呕，多怒，四肢满闭^[1]，淋溲便难，转筋，腹中急痛，此所不胜乘之也。

羌活佐 防风臣 升麻使 柴胡君 独活佐 芍药臣 甘草臣 白术佐 茯苓佐 猪苓 泽泻佐 肉桂臣 藁本 川芎 细辛 蔓荆子 白芷 石膏 黄柏佐 知母 滑石

【注释】

[1] 四肢满闭：指四肢酸胀满闷不舒。

【讲解】

肝木亢盛而妄行，横克脾胃之土，就会出现胸胁疼痛不适、口苦舌干、往来寒热、恶心呕吐、心烦易怒、四肢胀满憋闷不畅、小便淋沥不尽、大便燥结不畅、腓肠肌痉挛、腹中挛急疼痛等症，这是脾土所不胜而肝木横逆的表现。用药配伍以柴胡为君疏肝利胆，防风、芍药、肉桂、甘草为臣以制肝木之妄行，羌活、独活、泽泻、黄柏为佐升清降浊。用升麻为使药以升脾胃之阳气、扶脾以抑肝。其他猪苓、知母、滑石、蔓荆子、白芷、川芎、细辛、藁本等为佐使药，根据症状表现加减使用。上方用柴胡、防风、肉桂、羌活、独活、藁本、川芎、细辛、蔓荆子、白芷、升麻等风药取其辛散疏泄之性，疏散郁遏肝木之湿热，令风木条达；实则泻其子，石膏、黄柏、知母清泻心肝亢盛之火热；茯苓、泽泻、猪苓、滑石利脾虚所生之水湿，以免肝木被郁；同时白术、甘草补益脾胃；芍药顾护肺金免受心火、肝木之刑克。也可从升降沉浮角度来解读，以柴胡、防风及羌活、独活等"风升生"类药物欲使春升恢复，用芍药及泽泻、猪苓、茯苓等"燥降收"类药物与知母、石膏、黄柏等"寒沉藏"类药物以降浊阴、泻阴火。

【原文】

肺金受邪，由脾胃虚弱，不能生肺，乃所生受病也。故咳嗽气短、气上，皮毛不能御寒，精神少而渴，情惨惨[1]而不乐，皆阳气不足，阴气有余，是体有余而用不足也。

人参君　白术佐　白芍药佐　橘皮臣　青皮以破滞气　黄芪臣　桂枝佐　桔梗引用　桑白皮佐　甘草诸酸之药皆可　木香佐　槟榔　五味子佐，此三味[2]除客气

【注释】

[1] 惨惨：忧郁、憔悴的面容。五志中，肺主忧，肺气不足，故情志惨惨而不乐。

[2] 三味：《医统正脉》作"二味"。

【讲解】

肺金受邪气损伤，是由于脾胃虚弱，脾土不能滋生肺金，于是肺就受病。因而出现咳嗽、气短、气上而喘息，皮肤肌表不能抵御风寒，精神萎靡不振，口渴喜饮，神情憔悴低落。以上症状产生的

原因在于阳气升发不足，而阴气有余，故表现为"形盛气衰"，即形体有余而精神不足。

用药配伍当以人参为君，臣以黄芪、青皮、陈皮，白术、桂枝、甘草、白芍、桑白皮、五味子、木香、槟榔为佐，桔梗为引载药上行之使药。即以人参、黄芪、白术、甘草发挥健脾益气的主要作用；陈皮、木香、青皮、槟榔疏肝理气，补而不滞且降肺气；白芍、五味子补肺敛肺；桂枝辛温发散，助阳气升发，配合白芍，一散一收而能调和营卫；桔梗引药至肺。整体上，肺气受病盖因脾土虚不生金所致，故治以培土生金、升宣阳气为主（木香、槟榔、五味子三药行气导滞，可降肺胃之气，即消除滞气）。

【原文】

肾水反来侮[1]土，所胜者妄行也。作涎及清涕，唾多，溺[2]多，而恶寒者是也。土火复之，及二脉为邪，则足不任身，足下痛，不能践地，骨乏无力，喜睡，两丸[3]冷，腹阴阴[4]而痛，妄闻妄见，腰脊背胛皆痛。

干姜君 白术臣 苍术佐 附子佐炮，少许 肉桂佐[5]去皮，少许 川乌头臣 茯苓佐 泽泻使 猪苓佐

【注释】

[1] 反侮：是反克为害。土能克水，而水旺则土流，即脾土不能制约肾水而肾水反侵脾土。

[2] 溺：同"尿"，指小便。

[3] 两丸：即睾丸。

[4] 阴阴：意为隐隐。

[5] 佐：原无，据《济生拔萃》本补。

【讲解】

脾胃虚弱，肾水反来侵侮其所胜的脾土，肾水妄行泛溢，侵凌脾土就会出现口中流涎，侵凌肺脏就会出现鼻流清涕，侵凌于肾，出现多唾、多尿、恶寒怕冷等症状，是土弱不能制水，水反欺凌于

脾土的肾水妄行，真阳衰弱的病理特征。如果肾火偏旺，复乘其所胜的脾土，煎熬冲、任、督三脉，则症见两足痿软不能行，无力支撑身躯，脚跟痛不能触碰地面，倦怠乏力嗜睡，睾丸觉冷，腹部隐隐作痛，幻听、幻视，腰脊、背胛、脊柱部作痛。

这是肾阳不足无以资助脾土，肾水泛行而反侵脾土所致，故用药配伍以干姜为主，辅以白术，为温煦脾阳，以川乌头为辅，佐使以附子、肉桂可温肾助阳，以苍术、茯苓、猪苓佐制健脾祛湿防水泛逆，泽泻导水下行。从升降浮沉角度来看，君药、臣药分别用"热浮长"类的干姜、肉桂、乌头与"湿化成"类的白术，佐使之药采用"燥降收"类的泽泻、猪苓、茯苓等。

【原文】

夫饮食入胃，阳气上行，津液与气，入于心，贯于肺，充实皮毛，散于百脉。脾禀气于胃，而灌溉四旁[1]，营养气血者也。今饮食损胃，劳倦伤脾，脾胃虚则火邪乘之，而生大热，当先于心分[2]补脾之源。盖土生于火，兼于脾胃中泻火之亢甚，是先治其标，后治其本也。

【注释】

[1] 四旁：即四肢。

[2] 心分：即心脏。

【讲解】

凡饮食进入胃中，经过胃中阳气的腐熟消化，化生的津液与精气属于阳的部分向上向外升发，输布于上焦心肺中，经肺的宣降作用，充实肌肤毛发，布散到全身血脉中去；脾接受来自胃所化生的精气，方能灌溉于四肢，营养四肢百骸的气血。如果饮食不调而损伤胃气，过度劳倦又损伤脾气，导致脾胃虚弱。脾胃虚弱则火邪乘袭，从而发生大热之证。在治疗时应当先强固心气，从心与小肠出发制止阴火干扰，以补益脾胃助其生化。盖因"火为土之母"，在补益脾胃中兼以清泻亢盛之阴火，而能使脾胃生化之源不受侵害，此即为先治其标、后治其本的治疗原则。

【原文】

且湿热相合，阳气日以虚，阳气虚则不能上升，而脾胃之气下流，并于肾肝，是有秋冬而无春夏。春主升，夏主浮，在人则肝心应之，弱则阴气盛，故阳气不得经营 [1]。《经》云：阳本根于阴，惟泻阴中之火，味薄风药升发，以伸阳气，则阴气不病，阳气生矣。《传》云：履端于始，序则不愆 [2]。正谓此也。

【注释】

[1] 经营：经脉气血的运行。

[2] 履端于始，序则不愆：见于《左传·文公》曰："先王之正时也，履端于始，举正于中，归余于终。履端于始，序则不愆。举正于中，民则不惑。归余于终，事则不悖。"指年历的推算以冬至为开始，四季的顺序就不会混乱。履端，推算日历的端点，即指农历正月初一。

【讲解】

脾虚所生之湿与心火相胶结而为湿热，湿热不去，壮火食气，则阳气逐渐亏虚，阳气亏虚就不能升清，脾胃之气反下陷，与下焦肝肾相合，导致的后果如同自然界一年四季气机浮沉，只有秋冬收藏之气，而无春夏升发之气。春时主升发，夏时主浮长，在人体分别与肝和心两脏相通应。若阳气虚弱升浮无力，而致所化生之水谷精气随肺肾沉降则阴气偏盛，阳气不得正常运行。根据《内经》经文所说，阳气的本源在于阴，只有泻阴分之火热方能保存阳气，同时用味薄的疏风之品如柴胡等，以升发舒展人体脾胃的阳气，这样阴气不病，阳气得之本源才能生复。如同《左传》所说，推步历法要将冬至日作为一年的起始，从源头开始疏理，这样推算时后面的次序就不会错乱，升极而降，降极而升，冬至是阴极生阳的节点，四时气候循环无端正常运行，说得正是这个道理。

【原文】

《四气调神大论》云：天明则日月不明，邪害空窍，阳气者闭塞，地气者冒明，云雾不精，则上应白露不下。在人则缘胃虚，以火乘之。脾为劳倦所伤，劳则气耗，而心火炽动，血脉沸腾，则血病，而阳气不治，阴火乃独炎上，而走于空窍，以至燎于周身，反用热药以燥脾胃，则谬之谬也。

【讲解】

《素问·四气调神大论》说：如果天德显露不藏，那么日月就会显得昏暗无光，阴霾邪气充斥侵害自然山川，阳气闭塞不通舒展不得，地中阴气蒙昧不明，云雾弥漫而非阳气不能升浮所致，相应的云雾也不能下降为甘露以灌溉滋养万物。就如同人体中胃气不足而被阴火乘虚侵害的病机一样。脾由于劳倦所伤而元气耗损，气耗又致使心火炽盛妄动，煎灼血脉而沸腾，因而出现血分为病，如果阳气的产生和运行失调，阴火就会亢盛而上犯侵害于人体的孔窍，充斥熏灼全身。这种情况下治疗应当用泻心火补脾胃的药物，如果反用热药去燥湿健脾，导致脾胃所化生津液损伤，则是错上加错。

【原文】

胃乃脾之刚，脾乃胃之柔，表里之谓也。饮食不节，则胃先病，脾无所禀而后病；劳倦则脾先病，不能为胃行气而后病。其所生病之先后虽异，所受邪则一也。

胃为十二经之海，十二经皆禀血气，滋养于身，脾受胃之禀行其气血也。脾胃既虚，十二经之邪，不一而出。

【讲解】

脾胃表里相合，刚柔相济，胃为柔脏，脾为刚脏。饮食失调，则胃首先受病，脾得不到其所生化的精微之气濡养而后病。过度劳倦，则脾先为病，脾不能为胃运化布散津液气血而后病。脾胃生病虽然有先后的差异，但是所受邪气的病机是相同的。

胃乃十二经脉精气的汇集之处，十二经脉要接受并运行胃所化生、脾所布散的气血以滋养全身，所以脾要禀受胃之水谷精气方能产生和转运气血。现脾胃虚弱，十二经脉都可能受到邪气的侵犯，出现的病症各不相同。

【原文】

假令不能食而肌肉削，乃本病也。其右关脉缓而弱，本脉也。而本部本证脉中兼见弦脉，或见四肢满闭、淋溲便难、转筋一二证，此肝之脾胃病也。当于本经药中，加风药以泻之。

本部本证脉中兼见洪大，或见肌热、烦热、面赤而不能食、肌内消一二证，此心之脾胃病也。当于本经药中，加泻心火之药。

【讲解】

如果病人由于不能进食而肌肉瘦削，这是脾胃本身病变所产生的典型症状。若其右侧关部脉缓弱，这是脾胃病变的典型脉象。如果在右关部及脾胃脉证中兼见弦象，或者兼见四肢胀满不舒、小便淋沥、大便干结、痉挛转筋其中的一两个症状，此为肝病横逆克脾胃的表现。治疗时应当在补益脾胃的药物基础上，加风类药物以疏泻肝木。

如在脾病本脏的缓脉中兼见洪大的脉象，或者兼见肌肤发热、烦躁而胸中热、面色发红、不能进食、肌肉瘦消其中的一两个症状，此为心火乘犯脾胃所致，治疗时应在补益脾胃病的药中加入泻心火的药物。

【原文】

本部本证脉中兼见浮涩，或见气短、气上、喘咳、痰盛、皮涩一二证，此肺之脾胃病也。当于本经药中，兼泻肺之体，及补气之药。

本部本证脉中兼见沉细，或见善恐欠[1]之证，此肾之脾胃病也，当于本经药中，加泻肾水之浮，及泻阴火伏炽之药。

【注释】

[1] 欠：意为哈欠。

【讲解】

如若脾病本脏脉中兼见浮涩脉象，或者兼见气短、上气而喘、咳嗽、痰涎壅盛、皮肤干涩而无光泽等其中的一两个症状，这是肺病侵犯脾胃的病变。治疗时应当在脾胃药基础上增加行气泻肺的药物和补气的药物。

如右关脾胃缓脉中兼有沉细之脉象，或者兼见易于恐惧、哈欠频频的症状，这是肾病侵犯脾胃的病变。治疗时应当在补脾胃药中增加泻肾水之泛滥或者清内伏之阴火的药物。

对于本段中"肺之脾胃病""肾之脾胃病"及前文中的"肝之脾胃病""心之脾胃病"的理解可参照《慎斋遗书》中所言"人之生死关乎气，气纳则为宝。气纳则归肾，气不纳则不归肾。气不归肾者，谓脾胃之气不得到肾也。其不到有五：心之脾胃，肝之脾胃，肺之脾胃，肾之脾胃，脾胃之脾胃。不到者，由先后天不能相生故也。盖肾为先天五脏之使，天一生水也。脾胃为后天五脏之成，成数五。五，土数也，乃天生地成之义也。凡五脏中有一脏不能禀生成之气，则病矣。如心之脾胃虚，则胃气不到于心，心则无成，亦不奉生，而气不归肾。气不归肾，则如树之不能有雨露，而枝叶不能有生气而枯也。举一而五脏可类推矣。""胃中阳气，贯于五脏之内，假令胃中阳气不到于肺，即是肺之脾胃虚也。余可类推。"

【原文】

经云：病有逆从，治有反正。除四反治法[1]，不须论之。其下云：惟有阳明、厥阴，不从标本，从乎中。其注者，以"阳明在上，中见太阴，厥阴在上，中见少阳"为说，予独谓不然。此中非中外之中也，亦非上中之中也，乃不定之辞。盖欲人临病消息，酌中用药耳。以手足阳明、厥阴者中气也，在卯酉之分[2]，天地之门户也。春分、秋分，以分阴分阳也，中有水火之异者也。况手厥阴为十二经之领袖，主生化之源，足阳明为十二经之海，主经营之气，诸经皆禀之。言阳明、厥阴与何经相并而为病，酌中以用药，如权之在衡[3]，在两则有在两之中，在斤则有在斤之中也。所以言此者，发明[4]脾胃之病，不可一例而推之，不可一途而取之，欲人知百病皆由脾胃衰而生也，毫厘之失，则灾害立生。假如时在长夏，于长夏之令中立方，谓正当主气[5]衰而客气[6]旺之时也，后之处方者，当从此法加时令药，名曰补脾胃泻阴火升阳汤。

【注释】

[1] 四反治法：见李东垣《医学发明·病有逆从治有反正论》，指手少阳三焦经、手少阴心经、足太阳膀胱经、手太阴肺经四经的反治法，分别为通因通用、寒因寒用、热因热用、塞因塞用。

[2] 卯酉之分：阴阳、寒燥的交界处。卯，厥阴，其支在二月前者为阳，后者为阴；酉，阳明，其支在八月前为寒水，后为燥火。

[3] 如权之在衡：衡量轻重的意思。权：即秤锤。衡：即秤杆。

[4] 发明：意为阐明。

[5] 主气：与客气相对而言，主司一年春夏秋冬四时的正常气候，也叫主时之气。

[6] 客气：与主气相对而言，也称加临之气，即风寒暑湿燥火六气加临的非时之气。

【讲解】

《素问·至真要大论》说：疾病的发展有顺有逆，故相对应的治法亦有正治法和反治法两种，即逆病气而从正气，或从病气而逆正气。除少阳、少阴、太阳、太阴四经的反治法寒因寒用、热因热用、塞因塞用、通因通用外，这里不必再多加赘述。下面又说，唯有阳明、厥阴二经，不从六气标本理论论治，没有固定不变的治法，后世医家在对其注释时说"阳明在上，中见太阴，厥阴在上，中见少阳"，唯独我自己认为不是这样的，此处的"中"，并不是中外的中，也不是上中下之中，应是不定之辞，是没有确定治法的意思，是提示医生要根据病人临床的病情变化，斟酌用药以治疗。

从六经与地支对应的空间模型来看，手足阳明、厥阴经居于中，盖因二者分别在正东方的卯位和正西方的酉位，而这两个方位正好是水火、阴阳、上下、寒热的分界，故被称为天地之门户，二者所应而时令为一年四季中的春分和秋分，气候不寒不热或寒热不定，因此阳明、厥阴为"中气"，是不确定的意思。

况且手厥阴心包经统领十二经脉，是生化之源泉；足阳明胃经为十二经之海，主宰经脉气血的营运，其他经脉都禀受阳明经提高气血。如此说明阳明、厥阴与其他任何经邪相并而为病，不像其他四经有明确的"四反治法"，应仔细斟酌具体情况而给病人用药，就如同用秤称物一样，重量在两就将秤锤放在两的星码中，在斤就将秤锤放在斤的星码中。可以拿秤杆与秤锤的关系来形象地比喻阳明、厥阴二经与其他经合病时的治疗，如为两则将秤锤放在两的秤星中。

之所以这样说，是因为其目的在于阐发宣明脾胃病变不可一成不变、千篇一律的去推演，也不可以仅按一种方法去治疗。要让大家明白这些病症大多是因为脾胃虚衰而导致，需要仔细体察脾胃与其他脏腑之间微妙的关系，诊治时即便仅有毫厘之差，也可能会导致严重的后果。假如病发生于长夏，治病时则应当因时制宜，结合长夏主时湿热之气的特点而拟定处方，应考虑是否是长夏主时之气衰弱（脾胃虚弱）而加临的非时之气旺盛（湿热旺盛）的时候，后面的处方也应当遵此法依时令加减立方。本方定名为补脾胃泻阴火升阳汤。

东垣先生所引两段经文的原文如下"帝曰：何谓逆从？岐伯曰：逆者正治，从者反治，从少从多，观其事也。帝曰：反治何谓？岐伯曰：热因热用，寒因寒用，塞因塞用，通因通用。必伏其所主，而先其所因……""帝曰：六气标本，所从不同，奈何？岐伯曰：气有从本者，有从标本者，有不从标本者也。帝曰：愿卒闻之。岐伯曰：少阳、太阴从本，少阴、太阳从本从标，阳明、厥阴不从标本，从乎中也。故从本者，化生于本；从标本者，有标本之化；从中者，以中气为化也。"其在《医学发明》中撰写的"病有逆从，治有反正论"专门对上述经文论述道："夫四反治者，是明四经各经之病源。一经说手足二经内之病证，便是八经，治法亦然。""手少阳三焦之经，治法曰通因通用……手少阴心之经，乃寒因热用……足太阳膀胱之经，乃热因寒用……手太阴肺之经，乃塞因塞用。""故阳明纯阳，厥阴纯阴，此二者标本不相反。故以寒治热，以热治寒，正治之法也。"东垣先生引用此经文，反复突出疾病的"逆从"与治疗的"反正"，其目的可能是想告诫我们在面对脾胃的病变时，不可仅单纯着眼于脾胃本身的寒热虚实，更要将脾胃置于五行五脏及四时六气中，在治疗时同理，不仅要针对脏腑虚实寒热进行补温清泻，亦要注意升降浮沉。临床上，脾胃的衰弱不仅导致脾胃疾病，也可致百病的发生，故在治疗时不可拘泥，而应在明理的基础上变通立法，下文列举了立方之法，正如张元素在《医学启源》中所说："下之二方，非为治病而设，此乃教人比证立方之道，容易通晓也。"

【原文】

补脾胃泻阴火升阳汤

柴胡一两五钱 甘草炙 黄芪臣 苍术泔浸[1]，去黑皮，切作片子，日曝干，剉碎炒 羌活以上各一两 升麻八钱 人参臣 黄芩以上各七钱 黄连去须，酒制，五钱炒，为臣为佐 石膏少许，长夏微用，过时去之，从权

上件[2] 㕮咀[3]，每且[4]三钱，水二盏[5]，煎至一盏，去粗，大温服，早饭后、午饭前，间日服。服药之时，宜减食，宜美食[6]。服药讫[7]，忌语话一二时辰许，及酒、湿面、大料物[8]之类，恐大湿热之物，复助火邪而愈损元气也。亦忌冷水及寒凉淡渗之物及诸果，恐阳气不能生旺也。宜温食及薄滋味[9]，以助阳气。

【注释】

[1] 泔浸：用淘米水浸泡的意思。

[2] 上件：原文作"右件"，根据古书皆竖排行，上列药物在右侧而改。

[3] 㕮咀：咬细，指切的细碎的意思。罗天益在《卫生宝鉴·咀药类》中言："古人用药治病，择净口咀嚼，水煮服，谓之咀。后人用铡刀细锉，桶内锉过，以竹筛齐之。"

[4] 且：有注解据文意改为"服"，指服用的意思。

[5] 盏：浅而小的杯子。

[6] 美食：意为美味可口、营养充足的食物。

[7] 讫：意为结束、完毕。

[8] 大料物：指香料，如大茴香、花椒、桂皮等。

[9] 薄滋味：宜清淡饮食，少吃脂肪荤腻食物。

【讲解】

本方中柴胡为君药，用量最多，以升阳益气举陷；同时臣以羌活、升麻助柴胡升阳之力；以黄芪、人参、苍术（淘米水浸，去黑皮，切片，晒干，切碎炒制）、炙甘草甘温益气补益脾胃，黄芩、黄连（去须，酒炒，为臣，为佐）、石膏为佐清热泻火，其中石膏少量使用，在长夏时节用量宜微，其他时节酌情减量。以上诸药合用，起到升阳、健脾、祛湿、泻火的功效。若从"东垣先生的药类法象"解读，"湿化成"类的黄芪、苍术、人参、炙甘草四味药以补脾胃，"寒沉藏"类的黄芩、黄连、石膏三味药以泻阴火，"风升生"类柴胡、羌活、升麻三味药以升阳，故将此十味药组成的方命名为"补脾胃泻阴火升阳汤"。

将上述药味切碎，每次服用三钱，加水两盏，煎熬至一盏，去除药渣，温热时服下，服药时间定在早饭之后，午饭之前，隔日服药一次。服用本方时，应适当减少食量，食物要尽量营养丰富口味合适。服完药2～4小时尽量休息、少说话，忌饮酒、食面、香料之类易于助火生湿的食物，这是因为这些食物所助生之湿热会更加损耗元气。也忌食饮冷水、寒凉的瓜果及其他有淡渗利尿作用的食物，以防止阻遏阳气而升发不能。应当食用一些温性的、易于消化和吸收的、清淡而少油腻食物。使用这种治法方药结合以上的饮食禁忌及建议，主要是为了资助阳气，使陷下的阳气更好地升浮于人体阳分。

【原文】

大抵此法此药，欲令阳气升浮耳，若渗泄淡味，皆为滋阴之味，为大禁也。虽然，亦有从权[1]而用之者。如见肾火旺及督、任、冲三脉盛，则用黄柏、知母，酒洗讫，火炒制加之，若分两则临病斟酌，不可久服，恐助阴气而为害也。小便赤或涩，当利之，大便涩，当行之，此亦从权也，得利，则勿再服。此虽立食禁法 [2]，若可食之物，一切禁之，则胃气失所养也，亦当从权而食之，以滋胃也。

【注释】

[1] 从权：根据病的缓急轻重权宜用药。

[2] 立食禁法：根据病情及用药需要制定饮食禁忌之法则。

【讲解】

若是那些有淡渗下行之功的药物和食物，大多能有助阴损阳的作用，尤其是需要特别禁忌的。但是也有例外的情况，要根据病情的缓急权宜使用这类药物和食物，比如兼见肾经火邪旺盛或者督、任、冲三脉受邪偏盛，此时应当将黄柏、知母二味用黄酒洗毕后炒制加工配伍应用取其苦寒清热之性，用量也需要临证处方时根据病情斟酌使用，不可以长期服用，否则会助阴抑阳损害人体。小便若亦见到涩赤不畅，火邪蕴结膀胱则当清利大便，燥结难下则当导下通便，这也是随证加减的权宜之法。但是一旦大小便通利就当停药，不能再用清利通便之法，以防损伤胃气。这里虽然制立了饮食禁忌的法则，但倘若一切可以食用的食物都禁用，完全不食，那么胃气就难以得到充分的滋养，所以依然要根据情况来权衡决定，适当食用适合病情转归的营养食物，以达到强滋补胃气的目的。

补脾胃泻阴火升阳汤不仅是《脾胃论》中出现的第一首方剂，还是东垣先生"内伤学说"的代表方，充分诠释了其重要的三大治法理念：补中、升阳、泻阴火，从原方中各药物的剂量分析，本方更侧重于升阳泻阴火。本方被收录于《医方集解》的补养之剂中，论述道此方可"治饮食伤胃，劳倦伤脾，火邪乘之而生大热，右关脉缓弱，或弦，或浮数。"《医方论》中费伯雄评述道："《东垣十书》，予最为服膺，以其重脾胃为正法眼藏也。如此方中升、柴、黄连、黄芩、石膏等，皆非可轻投，后人但师其意，不泥其方可耳。"提醒医者想用好本方，各味药的剂量比例是关键。方中石膏"少许，长夏微用，过时去之，从权"亦提示了用药剂量要因人、因时、因证而施，临证斟酌而用。补脾胃泻阴火升阳汤在《医宗金鉴》中描述为"内伤证，热多湿少，阴火困脾，阳气不得上升，脾胃之证，宜服此方。"此书还描述了《脾胃论》中的第二方升阳益胃汤"内伤气虚，湿多热少，遏抑春生清气，不得上升，脾胃之证，宜服此汤"，并将二者进行比较"此方所治，虽同升阳益胃之证，然无大便不调，小便频数，洒洒恶寒肺病，惨惨不乐阳伤之证也。"

肺之脾胃虚论

【提要】

本论主要强调了肺与脾胃在生理和病理方面的关系，脾胃受损，母病及子，则易伤肺，提出以"升阳益胃汤"作为主要方剂，以升发阳气、补益脾肺为主要治则，详细叙述了升阳益胃汤的药物组成、煎服方法、使用禁忌以及加减应用，同时强调要注意日常调摄以助药力。

【原文】

脾胃之虚，怠惰嗜卧，四肢不收，时值秋燥令行，湿热少退，体重节[1]痛，口苦舌干，食无味，大便不调，小便频数，不嗜食，食不消。兼见肺病，洒淅[2]恶寒，惨惨[3]不乐，面色恶[4]而不和，乃阳气不伸故也。当升阳益胃，名之曰升阳益胃汤。

【注释】

[1] 节：骨节。

[2] 洒淅：寒战貌。

[3] 惨惨：痛苦难受状。

[4] 面色恶：面色憔悴。

《脾胃论》白话讲解

【讲解】

脾胃虚弱则倦怠嗜卧，四肢无力。若正值秋季气候干燥，长夏湿热尚未完全退去，患者仍有身体沉重，口苦口干，饮食无味，大便不调，小便频数，不欲饮食，食入难化等症状。这是由于脾胃虚弱，湿热未清留滞中焦所致。若兼见肺病，则恶寒战栗，痛苦郁闷，面色憔悴，这是因为阳气不能宣发所导致，应当升发阳气、补益胃气，故将此方命名为升阳益胃汤。

东垣先生通过本段阐明了肺之脾胃虚的发病机制，证候表现，治则治法和所应用的方剂。

【原文】

升阳益胃汤

黄芪二两 半夏汤[1]洗，此一味脉涩者宜用 人参去芦 甘草炙，以上各一两 白芍药 防风以其秋旺，故以辛温泻之 羌活 独活以上各五钱 橘皮连瓤，四钱 茯苓小便利、不渴者勿用 泽泻不淋勿用 柴胡 白术以上各三钱 黄连二钱

何故秋旺用人参、白术、芍药之类反补肺？为脾胃虚则肺最受病，故因时而补，易为力也[2]。

上㕮咀，每服三钱，生姜五片，枣二枚，去核，水三盏，同煎至一盏，去柤，温服，早饭、午饭之间服之。禁忌如前[3]。其药渐加至五钱止。服药后，如小便罢而病加增剧，是不宜利小便，当少去茯苓、泽泻。

若喜食，初一二日不可饱食，恐胃再伤，以药力尚少，胃气不得转运升发也。须薄[4]滋味之食，或美食，助其药力，益升浮之气，而滋其胃气也，慎不可淡食，以损药力，而助邪气之降沉也。可以小役形体，使胃与药得转运升发，慎勿大劳役，使复伤。若脾胃得安静尤佳。若胃气少觉强壮，少食果，以助谷药之力。《经》云：五谷[5]为养，五果[6]为助者也。

【注释】

[1]汤：指热水。

[2] 易为力也：更容易取得疗效。

[3] 禁忌如前：需要忌口的食物参照前文补脾胃泻阴火升阳汤的禁忌。

[4] 薄：少食。

[5] 五谷：《素问·脏气法时论》指粳米、大豆、小豆、麦、黄黍。

[6] 五果：《素问·脏气法时论》指枣、李、杏、栗、桃五种果实。

【讲解】

升阳益胃汤有补中升阳之效。方中使用柴胡、防风、独活、羌活四味药合用有升阳除湿之效。因正值秋季，长夏湿热尚未完全褪去，故东垣先生强调使用防风等风药以辛温祛湿；白术、半夏、陈皮、茯苓四味药合用有益胃化湿之效，小便正常、未见口渴者禁用白术以免损耗阴液；黄芪、人参、炙甘草同用能补益脾肺之气；泽泻能利湿泻热，导热从小便而出；黄连性寒能清泄阴火、味苦能祛长夏之湿热；芍药能敛阴和营，制约大量辛温药物的温燥之性。

为什么在秋季当令之时，反而用人参、白术、芍药等药以补肺呢？因为脾土虚弱，母病及子，易伤肺金，根据时令补肺，就能取得很好的疗效。

以上药物切碎后，每次用三钱，加生姜五片，去核大枣两枚，三盏水与药物共同煎至一盏水，去除药渣，在早饭、午饭之间温服。用药禁忌和前面相同。药量应逐渐加到五钱为止。服药后，若通利小便反而导致病情加重，则提示不宜通利小便，应当减少茯苓、泽泻的用量。

若服药后食欲增强，在服药的前两日不能吃的过饱，以免再次损伤胃气。因为服药后药力尚且不足，胃气还不能升发，难以发挥运化的能力。必须少吃滋味厚重的食物，以免加重脾胃运化的负担，多吃清淡且有营养的食物，以辅助药力，滋养胃气，增强升浮的作用。不要服用淡渗下行的药物，以免损害药力，反而帮助邪气沉降。可以稍微活动肢体，使胃气和药效能更好的转运升发，切记不可过度劳累，以免导致脾胃再次受伤。若脾胃能得到静养更好，等胃气有所改善，就可以稍吃些水果，以帮助食物的吸收和药效的发挥。这就是《内经》所说"五谷养胃气，五果助胃气"的道理。

东垣先生在本段阐述了"脾胃虚则肺最受病"的原理，脾与肺无论是在生理上还是病理上皆息息相关，若正值秋季，脾土虚弱，阳气下降，阴火乘机犯肺，则肺金受损。故东垣先生认为治病必求于本，宜用补脾升阳之法，创立升阳益胃汤以治之。张璐在其著作《张氏医通》中指出："不可误认阴寒而用热药，又不可误认实火而用凉药，宜此汤升举，微汗则愈。"对东垣先生此方理解颇为深刻。叶天士在《临证指南医案》中记载有一病案："黄（九岁），久泻兼发疮痏，是湿盛热郁。苦寒必佐风药，合乎东垣先生脾宜升、胃宜降之旨。人参、川黄连、黄柏、陈皮、炙甘草、生白术、羌活、防风、升麻、柴胡、神曲、麦芽。"在本案中，用人参、白术、炙甘草补中益气；用升麻、防风、羌活、柴胡升阳除湿；用陈皮、神曲、麦芽和胃降浊；用黄连清泻阴火。完全契合东垣先生升阳益胃汤治疗之要旨。

现代升阳益胃汤在临床应用广泛，主要用于内科诸病中的腹泻、慢性萎缩性胃炎、慢性胆囊炎、溃疡性结肠炎、急性黄疸性肝炎；皮肤病中的荨麻疹、丹毒；妇科病中的妊娠期高血压等疾病的治疗。

君臣佐使法

【提要】

本论主要阐述了君、臣、佐、使的区别以及东垣先生的处方原则，论述了药物的气味与阴阳属性及功用之间的关系，提出药物功用是药物气与味协调一致的结果。以小建中汤在临床应用时五方面的加减用药为例，论述方剂的组方原则。体现了东垣先生组方的严谨性和灵活性，为后世医家临证制方创立了典范。文中小建中汤加减五法的适应证虽然各异，但核心病机均为脾胃虚损、运化失司，故治疗时都需选取补虚和中的小建中汤为基础方，同时兼顾灵活用药的原则，根据患者证候特点加减用药方能取得较好疗效。

【原文】

《至真要大论》云：有毒无毒，所治为主。主病者为君[1]，佐君者为臣[2]，应臣者为使[3]。一法，力大[4]者为君。

【注释】

[1] 君：君药，指针对主病或主症起主要治疗作用的药物。

[2] 臣：臣药，指辅助君药加强治疗主症或针对兼症的药物。

[3] 使：使药，指辅助臣药的药物。

[4] 力大：指药物剂量重，药力大。

【讲解】

《素问·至真要大论》云：药物是否有毒性，要根据它所主治的病症来分析。针对主病或主症起主要治疗作用的药物为君药；辅助君药加强治疗主症或针对兼症的药物为臣药。辅助臣药的药物为使药。还有一种说法是方剂中剂量最重，药力最大的药物为君药。

对于原文提出的药物毒性和其主治之间的关系，《类经·气味方制治法逆从》中是这么解释的："治之之道，有宜毒者，有不宜毒者，但以所治为主，求当于病而已，故其方之大小轻重，皆宜因病而为之制也。"对于原文提出的君臣佐使的划分标准，《类经·方制君臣上下三品》解释为"主病者，对证之要药也，故谓之君。君者，味数少而分两重，赖之以为主也。佐君者谓之臣，味数稍多而分两稍轻，所以匡君之不迨也。应臣者谓之使，数可出入而分两更轻，所以备通行向导之使也。"东垣先生根据君臣佐使的划分标准，提出了"力大者为君"这一观点。

【原文】

凡药之所用，皆以气味[1]为主，补泻在味，随时换气[2]。气薄者为阳中之阴，气厚者为阳中之阳；味薄者为阴中之阳，味厚者为阴中之阴。辛、甘、淡中热者，为阳中之阳，辛、甘、淡中寒者，为阳中之阴；酸、苦、咸之寒者，为阴中之阴，酸、苦、咸之热者，为阴中之阳。夫辛、甘、淡、酸、苦、咸，乃味之阴阳 [3]，又为地之阴阳也 [4]；温、凉、寒、热，乃气之阴阳 [5]，又为天之阴阳也 [6]。气味生成，而阴阳造化之机存焉。一物之内，气味兼有，一药之中，理性具焉，主对治疗，由是而出。

【注释】

[1] 气味：药物的四气五味，四气指寒热温凉；五味指酸苦甘辛咸。

[2] 换气：根据四时变化更换药物。

[3] 味之阴阳：指辛、甘为阳，酸、苦、咸为阴。

[4] 地之阴阳：指药物的五味均来自大地。

[5] 气之阴阳：指温、热属阳，寒、凉属阴。

[6] 天之阴阳：指药物的四气来之自然界。

【讲解】

所有药物的功效，都是气和味协调一致的结果，补泻需根据药物的性味来决定，如补法多用甘味药，泻法多用苦味药，还需要根据患者病情来选择气厚或气薄的药物。气薄者属于阳中之阴药，如麻黄之类；气厚者属于阳中之阳药，如附子之类；味薄者属于阴中之阳药，如茯苓之类；味厚者属于阴中之阴药，如竹叶之类。辛、甘、淡味中的热性药物，属于阳中之阳药，如肉桂、干姜、生姜之类；辛、甘、淡味中的寒性药物，属于阳中之阴药，如车前子、滑石之类。酸、苦、咸味中的寒性药物，为阴中之阴药，如黄芩、黄连、芍药之类；酸、苦、咸味中的热性药物，为阴中之阳药，如补骨脂、肉苁蓉、山茱萸之类。辛、甘、淡、酸、苦、咸，既是味之阴阳，又是地之阴阳。温、凉、寒、热，既是气之阴阳，又是天之阴阳。气和味的生成，有阴阳造化的机制蕴含其中。一物之内，气味均有，一药之中，药理和药性具备，其所能主治的病症，就是通过这点推导而出的。

东垣先生认为药之味：辛、甘、淡、酸、苦、咸可按气味厚薄二分阴阳，其中辛、甘、淡属阳，酸、苦、咸属阴。药之性：寒、热、温、凉可按其特性二分阴阳，温、热属阳，寒、凉属阴。药物气与味协同作用决定了药物的功效。

【原文】

假令治表实，麻黄、葛根；表虚，桂枝、黄芪。里实，枳实、大黄；里虚，人参、芍药。热者，黄芩、黄连；寒者，干姜、附子之类为君。

君药，分两[1]最多，臣药次之，使药又次之，不可令臣过于君，君臣有序，相与宣摄[2]，则可以御邪[3]除病矣。如《伤寒论》云："阳脉涩，阴脉弦，法当腹中急痛。"以芍药之酸，于土中泻木为君；饴糖、炙甘草甘温补脾养胃为臣。水挟木势亦来侮土，故脉弦而腹痛，肉桂大辛热，佐芍药以退寒水。姜、枣甘辛温，发散阳气，行于经脉皮毛为使。建中之名，于此见焉。有缓、急、收、散、升、降、浮、沉、涩、滑之类非一，从权立法于后。

【注释】

[1] 分两：指分量。

[2] 宣摄：药物的发散和收敛作用。

[3] 御邪：抵抗病邪。

【讲解】

如果治疗表实证，则用麻黄、葛根为君药发汗解表。治疗表虚证，用黄芪和桂枝为君药固表止汗。治疗里实证用枳实、大黄为君药行气通腹。治疗里虚证用人参、芍药为君药补中益气。治疗里热证用黄芩、黄连为君药清热泻火。治疗里寒证用干姜、附子为君药温经散寒。方剂中君药的用量最大，臣药的用量次之，使药的用量再次之，不能让臣药用量超过君药，君臣秩序井然，相互制约药物发散和收敛的药性，方可抵抗病邪，治疗疾病。正如《伤寒论·辨太阳病脉证并治》中所说："伤寒阳脉涩，阴脉弦，法当腹中急痛，先与小建中汤……"方中以芍药酸涩收敛，制肝以安脾作为君药。以饴糖、炙甘草甘温和中，健脾益胃共为臣药。脾土虚弱，难以制约肾水，肾水裹挟其所生之肝木克伐脾土，故可见脉弦、腹痛等肝木乘脾之证。肉桂为大辛大热之品，配伍芍药可以攻逐寒水。生姜、大枣为辛甘温之品，作为使药能发散阳气，并引药力运行于经脉和皮毛之间。建中的方名就是通过上述君臣佐使的配伍体现出来的。组方有缓有急、有收有散、有升有降、有浮有沉、有涩有滑等，并非一成不变，需要根据不同情况按要求用药。

【原文】

如皮毛肌肉之不伸，无大热，不能食而渴者，加葛根五钱；燥热及胃气上冲，为冲脉所逆[1]，或作逆气而里急者，加炒黄柏、知母；觉胸中热而不渴，加炒黄芩；如胸中结滞气涩[2]，或有热病者，亦各加之。如食少而小便少者，津液不足也，勿利之，益气补胃自行矣。

【注释】

[1] 冲脉所逆：指冲脉受邪，气上冲心，或可见嗳气不止，腹内急迫。

[2] 结滞气涩：指胸中气机郁滞不舒。

【讲解】

若患者皮毛肌肉难以屈伸，体表阳气疏布障碍，会出现轻微恶寒发热，不能饮食，口渴，加葛根五钱，升阳解肌以退热，同时鼓舞脾胃清阳上升，将津液上承于口以解渴。胃气携燥热上冲，是由于冲脉逆乱所致，或可见嗳气不止、里急腹痛，可以加黄柏、知母以泻阴火、平冲降逆；若患者自觉胸中烦热，但并不口渴，则加炒黄芩以清泻肺火；若患者自觉胸中气机郁滞不舒，或者有热病的，也要分别加用黄芩。如果患者饮食少并且小便少，这是由于津液不足导致，此时不要再通利小便，应用滋补胃气的药物，则小便自然就会恢复正常。

【原文】

如气弱气短者，加人参，只升阳之剂助阳，尤胜加人参；恶热发热而燥渴，脉洪大，白虎汤主之；或喘者，加人参；如渴不止，寒水石、石膏各等分，少少与之，即钱氏方中甘露散[1]，主身大热而小便数，或上饮下溲，此燥热也；气燥，加白葵花；血燥，加赤葵花[2]。

【注释】

[1] 钱氏方中甘露散：宋代名医钱乙《小儿药证直诀》中的"玉露散"，用于治疗热病吐泻黄溲，药物组成：寒水石、石膏、甘草。

[2] 赤葵花：即蜀葵花，味甘，性寒，入肾、膀胱经；和血止血，解毒散结。用于治疗吐血，衄血，月经过多，赤白带下，二便不通，小儿风疹，疟疾，痈疽疖肿，蜂蝎蜇伤，烫伤，火伤。《汤液本草》记载："冷，阴中之阳。"《珍》云："赤者治赤带，白者治白带。赤治血燥，白治气燥。"

【讲解】

如果气虚气短，则加人参补气；用升阳药帮助阳气升发，效果比人参更好。如果出现恶热发热并见燥渴，脉洪大等症状，属于阳明气分热证，应当用白虎汤治疗，方中以辛甘大寒之石膏为君，清泻阳明实热；以苦寒质润之知母为臣，既可助石膏清泻肺卫之热，又能滋阴润燥；以甘草、粳米共为佐使，可缓和药性，益胃生津。如果兼见气喘的，为肺脾气虚，宣发肃降异常，则加人参以补气平喘；如果口渴不解，则加少量等分的寒水石和石膏以清泻内热，就是钱乙所创的甘露散，针对身体大热伴见小便多，或者饮入即便。这是因为体内有燥热，若燥热在气分，则在甘露散中加白葵花，燥热入血分，则在甘露散中加赤葵花。

【原文】

如脉弦，只加风药，不可用五苓散；如小便行病增者，此内燥津液不能停，当致津液[1]，加炒黄柏、赤葵花。

如心下痞闷者，加黄连一、黄芩三，减诸甘药[2]；不能食，心下软而痞者，甘草泻心汤则愈。痞有九种[3]，治有仲景汤五方泻心汤[4]。

如喘满者，加炙厚朴。

如胃虚弱而痞者，加甘草。

如喘而小便不利者，加苦葶苈。小便不利者加之，小便利为禁药也。

如气短气弱而腹微满者，不去人参，去甘草，加厚朴，然不若苦味泄之，而不令大便行。

如腹微满而气不转，加之中满者，去甘草，倍黄连，加黄柏，更加三味，五苓散少许。此病虽宜升宜汗，如汗多亡阳，加黄芪。

四肢烦热肌热，与羌活、柴胡、升麻、葛根、甘草则愈。

如鼻流清涕，恶风，或项、背、脊、膂强痛，羌活、防风、甘草各等分，黄芪加倍，临卧服之。

如有大热，脉洪大，加苦寒剂而热不退者，加石膏；如脾胃中热，加炒黄连、甘草。

【注释】

[1] 当致津液：出自《素问·脏气法时论》，即"肾苦燥，急食辛以润之，开腠理，致津液，通气也"，指用辛润清火之药以养阴生津。

[2] 甘药：指小建中汤中的饴糖、大枣、炙甘草。

[3] 痞有九种：指《伤寒论》中九种痞证，分别是大黄黄连泻心汤证、半夏泻心汤证、生姜泻心汤证、附子泻心汤证、甘草泻心汤证、五苓散证、赤石脂禹余粮汤证、旋覆代赭汤证、黄连汤证。

[4] 五方泻心汤：指《伤寒论》中的大黄黄连泻心汤、附子泻心汤、半夏泻心汤、生姜泻心汤、甘草泻心汤。

【讲解】

如果脉象为弦脉，则只加入风药即可，如加柴胡、葛根以升发清阳，鼓舞津液上行，不能用五苓散，以免加重津伤。如果小便排泄正常但病情反而加重，这是体内有燥热导致津液持续耗伤所致，应该滋补津液，加苦寒而辛之炒黄柏、甘寒之赤葵花以泻火滋阴润燥。

如果心下胃脘痞闷不舒，则按一比三的比例加用黄连、黄芩，减去饴糖、大枣、炙甘草等甘味药，以免壅滞中焦，加重痞满。如果不能吃饭，心下胃脘部痞满不舒，这是由于胃内空虚中焦升降逆乱，气机痞塞所致，用甘草泻心汤补虚缓急，调和升降即愈。痞满分为九种，治疗根据证候，选用张仲景的五个泻心汤。

如果患者呼吸喘促，胸膈满闷，则在主方中加炙厚朴以行气除满。

如果患者是因为脾胃虚弱导致的痞满，则加大甘草用量，健脾和中以治疗虚痞。

如果患者呼吸喘促且伴见小便不利，这是由于肺气不能肃降所致，加苦葶苈以利水平喘。这里要注意只有小便不利者能加用，小便过多者禁用，以免葶苈过度利水，损伤津液。

如果患者出现呼吸短促无力且腹部稍微胀满的症状，这是由于肺胃虚弱所致，不能减去上文所提到的人参，而应减去甘草以免其阻碍脾胃运化，加重腹胀，同时加用厚朴以行气除满，但不如加用苦味药清泻胃热，消除痞满，同时要注意保持大便通畅。

如果腹部胀满不舒，气机郁滞，则应减去甘草，以免其阻碍脾胃运化，加重痞满。同时倍量使用黄连，加用黄柏，少许加用五苓散中的猪苓、茯苓、泽泻。治疗此类病症，应当升散发汗，若汗出过多导致亡阳，则加用黄芪以固表止汗。

若出现四肢发热，烦闷不舒，肌肉皮肤发热，则加用羌活、柴胡、升麻、葛根、甘草等辛甘发散之剂以清热除烦，解肌疏表，就能痊愈。

若见鼻流清涕、恶风，或颈部、背部、脊柱僵硬疼痛，这是由于风邪袭表导致，需要用等量的羌活、防风、甘草以疏风解表，倍量使用黄芪以助羌活、防风解表散寒，注意应在临睡前服药。

若出现高热，脉象洪大有力，加用苦寒药物仍无法退热的，则加用辛甘大寒之石膏，直入阳明以解肌退热。如果见脾胃有热者，则加用炒黄连、甘草。

【原文】

凡治此病脉数者，当用黄柏，或少加黄连，以柴胡、苍术、黄芪、甘草，更加升麻，得汗出则脉必下[1]，乃火郁则发之也。

如证退而脉数不退，不洪大而疾有力者，多减苦药，加石膏。如大便软或泄者，加桔梗，食后服之。此药若误用，则其害非细，用者当斟酌，旋旋[2]加之。如食少者，不可用石膏。石膏善能去脉数疾，病退脉数不退者，不可治也。如不大渴，亦不可用。如脉弦而数者，此阴气[3]也，风药升阳以发火郁，则脉数峻退矣。以上五法，加减未尽，特以明大概耳。

【注释】

[1] 则脉必下：指脉象由数转缓。

[2] 旋旋：逐渐。

[3] 阴气：指阴火。

【讲解】

凡是治疗此类病症见有数脉的，应当使用黄柏清热泻火，或加少量黄连，同时使用柴胡、苍术、黄芪、甘草、升麻等药物升发阳气。患者汗出后脉象就会由数转缓，这就是火郁发之的含义。

如果身热已退但仍脉数，脉象有力但不洪大，多数情况下应当减去苦寒药，加用辛甘大寒之石膏以清热解肌。若大便软或者溏泄，则加用桔梗以升提肺气，肺与大肠相表里，肺气宣发肃降正常则大肠传导方能正常，且应在饭后服药。石膏若是误用，则损害严重，用药时需要斟酌，用量由小到大。如果饮食减少，提示胃气受损，此时不能使用石膏，以免寒凉伤中，加重脾胃损伤。石膏擅长治疗脉数、脉疾，若症状消退但脉象仍未恢复正常，这是热伤津液的缘故，此时则不能使用石膏。如果没有大渴，也不能使用石膏。如果脉象出现弦数脉，这是由于阴火上乘导致，应当使用柴胡、升麻、葛根等风药升发阳气以发散火郁，数脉很快就会平缓。以上的五种方法并未将药物加减法完全列出来，只是大概阐明辨证用药的情况而已。

东垣先生认为以上诸证虽然表现各异，但病机均是脾胃不足，运化失司，阴火内生，故在治疗时都用小建中汤为基础方以补虚和中。同时根据临床表现的不同，提出了五大加减用药方法：其一，阐述了阴火内生出现的皮肤肌肉屈伸不利、不能食而渴，或嗳气、里急，或胸中热而不渴，或痞满，或身热口苦，或饮食减少、小便短涩等症的加减用药；其二，阐述了由于气虚燥热内生导致的气弱、气短，或脉弦，或小便正常但病情反而加重等症的加减用药；其三，阐述了由于脾虚而出现的脘腹胀满或兼见喘症的加减用药；其四，阐述了脾虚外感导致的鼻流清涕、恶风或颈部、背部僵硬疼痛的加减药；其五，阐述了火郁于内导致身热、脉数的加减用药。

分经随病制方

【提要】

本论强调在治疗时需根据患者证候，灵活辨证，分经论治，方能取得较好疗效。以防风通圣汤和羌活胜湿汤两方的药物组成、煎服方法、主治病症、临床加减应用为例，详细说明了组方需根据病变脏腑，分经用药，切不可泥古不化。

【原文】

《脉经》[1] 云：风寒汗出，肩背痛，中风 [2]，小便数而欠 [3] 者，风热乘其肺，使肺气郁甚也，当泻风热，以通气防风汤主之。

【注释】

[1]《脉经》：指西晋王叔和所著的脉学著作。

[2] 中风：指外感风邪。

[3] 欠：指呼吸急促。

【讲解】

《脉经·肺手太阴经病证》中说道：外感风寒，伴见汗出，肩背部疼痛，感受风邪后出现小便次数多，呼吸急促的症状，是因为风热犯肺，使得肺气郁闭严重，应当疏泄风热，用通气防风汤进行治疗。东垣先生所叙述之风热并非单纯外感病所致的风热表证，而是在内伤疾病基础上的外感风热证。

【原文】

通气防风汤

柴胡 升麻 黄芪以上各一钱 羌活 防风 橘皮 人参 甘草以上各五分 藁本三分 青皮 白豆蔻仁 黄柏以上各二分

上㕮咀，都作一服，水二大盏，煎至一盏，去柤，温服，食后。气盛者[1]宜服；面白脱色[2]，气短者，勿服。

如小便遗失者，肺气虚也，宜安卧养气，禁劳役，以黄芪、人参之类补之；不愈，当责有热，加黄柏、生地黄。如肩背痛，不可回顾，此手太阳气郁而不行，以风药散之。如脊痛项强，腰似折，项似拔[3]，上冲头痛者，乃足太阳经之不行也，以羌活胜湿汤主之。

【注释】

[1] 气盛者：指肺气旺盛者。

[2] 面白脱色：指肺气虚所致的面色苍白。

[3] 项似拔：项后僵硬疼痛，有牵引感。

【讲解】

通气防风汤中各药切碎，两大盏水煎至一盏，去渣后，饭后温服一剂。通气防风汤适合肺气旺盛者服用，面色㿠白、气短者不要服用，以免辛温发散之力太过损伤肺气。如果患者小便失禁，这是肺气虚损，肾气不固，膀胱失于约束导致的，最好静卧养气，不要过度劳累，可用黄芪、人参这类甘温药物补气；如果小便失禁没有好转，应该考虑是否为肾和膀胱有热，邪热迫津外泄所致，加用黄柏、生地黄以清热泻火。如果肩背部疼痛，难以转侧，这是由于手太阳经经气郁滞所致，手太阳小肠经起于小指尺侧端少泽穴，沿手背、上肢外侧后缘，过肘部，到肩关节后面，绕肩胛部，左右交会并与督脉在大椎穴处相会，前行入缺盆，深入体腔，络心，沿食道，穿过膈肌，到达胃部，下行，属小肠。其分支从面颊部分出，向上行于眼下，至目内眦，经气于睛明穴与足太阳膀胱经相接。若手太阳小肠经经气运行不畅，则可导致其循行部位疼痛不舒，此时应当使用风药发散经气，经气畅则疼痛消。如果出现脊背部疼痛，颈部僵硬，腰部和颈部就像是被折断牵拉一样，向上导致头痛，则是由于足太阳膀胱经经气不畅，足太阳膀胱经起于目内眦，循行到头顶以后入络于脑，分支到上角，主干经脉从头顶向下到枕部，循行于脊柱的两侧，经过背、腰、臀部以后入内，属膀胱，络肾向下贯穿臀部，至腘窝处。足太阳膀胱经为六经之首，统摄营卫，主一身之表，能固护诸经，若其经气运行不畅，则可导致其循行部位疼痛剧烈，僵硬不舒，此时应当使用羌活胜湿汤进行治疗。

方中用黄芪、人参、甘草补益肺气、固摄肾气、约束膀胱，从而起到治疗"小便遗失"的作用；以黄柏、生地黄清热泻火；以柴胡、升麻升发阳气；以羌活、藁本发散太阳风寒，起到解表散寒之功；以防风疏泄肺经郁热；以陈皮、青皮、白豆蔻行气化湿；以黄柏清热泻火。从药物组成上分析，通气防风汤可看作是补中益气汤去白术、当归，减轻补益之力，同时加羌活、防风、藁本、青皮、白豆蔻、黄柏等药物以及加大升麻、柴胡的用量，以此加大通经祛邪之力。

【原文】

羌活胜湿汤

羌活 独活 以上各一钱 甘草炙 藁本 防风 以上各五分 蔓荆子三分 川芎二分

上件㕮咀，都作一服，水二盏，煎至一盏，去柤，温服，食后。

【讲解】

将羌活胜湿汤中全部药物切碎，两盏水煎至一盏，去掉药渣，饭后温服一剂。

本方共由七味药组成，方中以羌活、独活共为君药，二者皆为辛苦温燥之品，其辛散祛风，味苦燥湿，性温散寒，故皆可祛风除湿、通利关节。其中羌活善祛上部风湿，独活善祛下部风湿，两药相合，能散一身上下之风湿，善治四肢腰脊沉重疼痛。臣以防风、藁本，入太阳经，祛风胜湿，且善止头痛。佐以川芎活血行气，祛风止痛；蔓荆子祛风止痛。使以甘草调和诸药。上述药物以风药为主，风药有祛湿、散寒、疏风、解表之功效，其中尤长于祛湿，正合方名"胜湿"二字，后世医家也将此方当作治疗外感风寒湿邪，流注关节的专方。正如明代医家吴坤在《医方考》中所说："外伤于湿，一身尽痛者，此方主之。"但东垣先生创立本方并非仅局限于治疗外感风寒湿邪，亦可通过灵活加减治疗内伤疾病。东垣先生在其著作《东垣试效方》里记载有一病案：一患劳役伤后恶寒、头昏、烦热等，治用羌活胜湿汤，药用：炙甘草三分、黄芪七分、生甘草五分、生黄芩三分、酒黄芩三分、人参三分、羌活三分、防风三分、藁本三分、独活三分、细辛三分、蔓荆子三分、川芎三分、升麻半钱、柴胡半钱、薄荷一分。分析医案中的用药，实则为羌活胜湿汤与补中益气汤的合方加减，符合东垣先生灵活辨证用药的原则。

现代羌活胜湿汤广泛应用于临床，主要治疗风寒湿侵袭机体导致的痹证，常用于骨科的风湿性关节炎、类风湿关节炎、增生性骨关节病、强直性脊柱炎等属风湿在表者。

【原文】

如身重，腰沉沉然 [1]，乃经中有湿热也，更加黄柏一钱，附子半钱，苍术二钱。

如腿脚沉重无力者，加酒洗汉防己半钱，轻则附子，重则川乌头少许，以为引用而行经也。

如卧而多惊，小便淋溲者，邪在少阳、厥阴，亦用太阳经药，更加柴胡半钱。如淋，加泽泻半钱。此下焦风寒，二经合病也。《经》云，肾肝之病同一治，为俱在下焦，非风药行经不可也。

如大便后有白脓，或只便白脓者，因劳役气虚，伤大肠也，以黄芪人参汤补之；如里急频见者，血虚也，更加当归。

如肺胀，膨膨[2]而喘咳，胸高气满，壅盛而上奔者，多加五味子，人参次之，麦门冬又次之，黄连少许。

【注释】

[1] 沉沉然：沉重不舒状。

[2] 膨膨：气鼓满闷状。

【讲解】

如果身体困重，腰部有沉重不舒感，是因为经络中有湿热之邪存在，应该加入黄柏一钱、附子半钱、苍术二钱。

如果腿脚沉重无力，加酒洗汉防己半钱以清利下焦湿热，《汤液本草》中记载："《象》云：治腰以下至足湿热肿盛，脚气，补膀胱，去留热，通行十二经。"症状较轻则加附子引诸药入经络以温经散寒；《汤液本草》中记载"通行诸经引用药"，症状较重则加少量乌头，用以活血通经。

如果患者睡眠多且易受惊吓，小便淋漓不畅，这是因为湿热邪气在少阳胆经和厥阴肝经，胆气不足则睡后易惊，肝失疏泄则小便淋沥。治疗需要在使用羌活胜湿汤清解足太阳膀胱经湿热的同时，加用柴胡半钱以疏解少阳厥阴之邪。如果小便淋漓不畅，则加入泽泻半钱以利尿通淋。这是由于下焦肝肾两经受风寒之邪侵袭，共同发病所致。经典记载肝肾疾病应共同治疗，这是因为肝肾均位于下焦，必须使用风药才能通经上行。

如果粪便中夹有白色黏液，或者单纯只排出白色黏液而没有粪便的，是因为劳累过度导致脾胃气虚，难以固摄湿浊，损伤大肠，应该使用黄芪人参汤健脾补气。如果里急后重频发，这是由于血虚导致，应该再加用当归以补血活血。行血则便脓自愈，调气则后重自除。

如果肺部胀满，气鼓胸闷伴见喘咳，浊气阻滞胸中而上逆，常加用五味子收敛肺气，加用人参、麦冬以气阴双补，以黄连降肺气，且依次减少用量。

《脾胃论》白话讲解

【原文】

如甚则交两手而瞀[1]者，真气大虚也，若气短，加黄芪、五味子、人参；气盛，加五味子、人参、黄芩、荆芥穗；冬月，去荆芥穗，加草豆蔻仁。

如嗌[2]痛颔[3]肿，脉洪大，面赤者，加黄芩、桔梗、甘草各五分。

如耳鸣，目黄，颊颔肿，颈、肩、臑[4]、肘、臂外后肿痛，面赤，脉洪大者，以羌活、防风、甘草、藁本，通其经血，加黄芩、黄连消其肿，以人参、黄芪益其元气，而泻其火邪。如脉紧者，寒也，或面白善嚏，或面色恶，皆寒也，亦加羌活等四味，当泻足太阳，不用连、芩，少加附子以通其脉；面色恶，多悲恐者，更加桂、附。

如便白脓少有滑，频见污衣者，气脱，加附子皮，甚则加米壳。

如气涩者，只以甘药补气，安卧不语，以养其气。

【注释】

[1] 瞀：眼花目眩。

[2] 嗌：咽喉。

[3] 颔：下颔。

[4] 臑：上肢。

【讲解】

如果见严重喘咳，两手交叉，头晕目眩，这是由于真气严重虚损导致。如果有气短的表现，则加用黄芪、五味子、人参；如果伴见气盛的表现，则加用五味子、人参、黄芩、荆芥穗。冬季则减去荆芥穗，加入草豆蔻。

如果咽喉、下颔肿痛，脉象洪大，面色红赤，则加用黄芩、桔梗、甘草。或见耳鸣，目黄，两颊肿大，颈部、肩部、上肢、肘部、上臂外后侧疼痛，用羌活、防风、甘草、藁本四味药以调经活血，再加用黄连、黄芩解毒消肿，以人参、黄芪大补元气并疏泄火邪。如果诊察脉象为紧脉，则是因为风寒束表导致，或面色白、喷嚏多，或面色憔悴，这都是因为寒邪，也可以加入羌活、防风、甘草、藁本四味药以发散足太阳经之表邪。治疗此病应以辛温药物疏散太阳经的邪气，不用黄连、黄芩等苦寒药，少量加入附子以温阳通脉。如果面色憔悴，情绪常悲伤、恐惧，则在原有基础上加入桂枝、附子以温经通阳。

如果大便滑泄、色白有脓，经常污染衣物，这是元气虚脱的表现，加附子皮以大补元阳，症状严重则加罂粟壳以涩肠止泻。

如果气机阻滞，只用甘味药补气即可，应当卧床休息，少说话，以补元气。

本论主要承接上文，进一步阐述肺之脾胃虚弱的发病机制以及分经制方的理论。虽然诸经症状不同，但根本都是脾肺虚弱，临证把握这一点灵活加减用药，对后世临床辨证以及分经制方有着很高的参考价值。

用药宜禁论

【提要】

本论主要阐述了辨证论治必须清楚时禁、经禁、病禁、药禁四方面的用药原则，临证时需在遵守上述原则的基础上，结合患者具体情况灵活加减用药，做到辨证施治，有的放矢。

【原文】

凡治病服药，必知时禁、经禁、病禁、药禁。夫时禁者，必本四时升降之理，汗、下、吐、利之宜。大法：春宜吐，象[1]万物之发生，耕耨科斫[2]，使阳气之郁者易达也。夏宜汗，象万物之浮而有余也。秋宜下，象万物之收成，推陈致新，而使阳气易收也。冬周密[3]，象万物之闭藏，使阳气不动也。《经》云[4]：夫四时阴阳者，与万物浮沉于生长之门，逆其根，伐其本，坏其真矣。又云[5]：用温远温，用热远热，用凉远凉，用寒远寒，无翼 [6] 其胜也。故冬不用白虎，夏不用青龙，春夏不服桂枝，秋冬不服麻黄，不失气宜。如春夏而下，秋冬而汗，是失天信 [7]，伐天和 [8] 也。有病则从权，过则更之。

【注释】

[1] 象：取类比象。

[2] 耕耨科斫：耕，犁地。耨，除草。科，修剪枝蔓。斫，刀斧砍削。

[3] 周密：固藏。

[4]《经》云：指《素问·四气调神大论》云："夫四时阴阳者，万物之根本也。所以圣人春夏养阳，秋冬养阴，以从其根，故与万物沉浮于生长之门。逆其根，则伐其本，坏其真矣。"

[5] 又云：指《素问·六元正纪大论》曰："用寒远寒，用凉远凉，用温远温，用热远热，食宜同法。"

[6] 翼：辅佐，协助。

[7] 天信：自然规律。

[8] 天和：人体之元气。

【讲解】

但凡治病用药，都应该知道"时禁""经禁""病禁""药禁"。"时禁"指的是治病用药必须要遵守四时升降浮沉的机制，以及清楚汗、下、吐、利四种治法的适应情况。例如，春季适合用吐法，好比春天万物发芽生长，人们用耕地、除草、修理枝蔓等方式，使得郁滞的阳气得以升发。夏季适宜用汗法，好比宇宙万物发育繁荣茂盛。秋季适合用下法，好比万物的收成，有推陈致新之象，使得阳气易于收敛。冬季是固藏的季节，好比万物的闭藏，使得阳气封藏于体内。《素问·四气调神大论》中提到：四时阴阳的变化，是万物生长化收藏的基本规律，若违背了这一规律，则会戕伐人体的根本，破坏体内真气。又有记载提到：使用温性的药物就应该避开温暖的天气，使用热性药物就应该避开炎热的天气，使用凉性药物就应该避开凉爽的天气，使用寒性药物就应该避开寒冷的天气。抑制其太过的运气，辅助其不胜的运气。所以冬天不宜用白虎汤，夏天不宜用大小青龙汤，春夏不宜用桂枝汤，秋冬不宜用麻黄，以不违背四时的自然规律为宜。如果春夏之时使用下法，秋冬之时使用汗法，就会违背自然规律，伤害到人体的元气。若有相应证候，需要违背自然规律用药的时候，则要根据证候灵活权衡用药，若用药错误则应及时更改。

东垣先生引用《内经》原文主要是想阐明临证用药要顺应春生、夏浮、秋收、冬藏的自然规律，以及春温、夏热、秋凉、冬寒的四时变化。

【原文】

经禁者，足太阳膀胱经为诸阳之首，行于背，表之表，风寒所伤则宜汗，传入本则宜利小便；若下之太早，必变证百出，此一禁也。足阳明胃经，行身之前，主腹满胀，大便难，宜下之，盖阳明化燥火，津液不能停，禁发汗、利小便，为重损津液，此二禁也。足少阳胆经，行身之侧，在太阳、阳明之间，病则往来寒热，口苦胸胁痛，只宜和解；且胆者无出无入，又主生发之气，下则犯太阳，汗则犯阳明，利小便则使生发之气反陷入阴中，此三禁也。三阴[1]非胃实不当下，为三阴无传本，须胃实得下也。分经用药，有所据焉。

【注释】

[1] 三阴：指足三阴经，足太阴脾经、足厥阴肝经、足少阴肾经。

【讲解】

经禁分为以下几方面内容：足太阳膀胱经在诸条阳经中排名首位，统摄营卫，主一身之表，其经脉循行于身体的背部，固护于外，被称之为表经之表。如果风寒之邪侵袭人体，出现恶寒发热、无汗、头痛身痛，脉浮紧等风寒表证，则应该采用汗法进行治疗。如果邪气传入太阳膀胱本腑，出现小便不利、身热而烦、渴欲饮水或水入即吐、脉浮等膀胱蓄水证，则应该采用通利小便的治法。如果病邪尚在足太阳膀胱经，过早用下法，则必然导致表邪内陷，从而出现诸多变证。因此，太阳经病禁下是第一条经禁。足阳明胃经的经脉循行于身体之前，起于鼻翼旁，行于面部、颈部，循胸腹至足部，若太阳经病不解，邪入阳明经，主要表现为腹内满胀，大便难等症状，应当用下法。因为足阳明胃经易化燥生火，燥火易耗竭胃液肠津，使其不能停留在胃肠，此时禁止使用发汗和利小便等治法，以免再度耗伤胃肠津液，这是第二条经禁。足少阳胆经，行于身体的侧面，在足太阳膀胱经与足阳明胃经之间，病见寒热往来，口苦、胸胁疼痛等症状。因其不是太阳经表证，故不可使用汗法，又因其不是阳明腑实证，故不可使用下法，只能使用和法以解少阳半表半里之邪。因为胆腑是无出无入的"中精之府"，又主少阳生发之气，若使用下法则伤太阳，使表邪内陷，若使用汗法则伤阳明，使津液损耗。若采取通利小便的治法，则会造成升发的清气反陷入下焦阴分当中，这是第三条经禁。三阴病症只有在胃实的情况下才能使用下法，这是因为三阴病之间没有传变的关系，只有胃实才能泻下，辨明病变经脉而后用药是有理论依据的。

东垣先生以三阳病、三阴病为例，说明临证用药需辨明脏腑经络，方能做到有的放矢。

【原文】

病禁者，如阳气不足、阴气有余之病，则凡饮食及药，忌助阴泻阳。诸淡食及淡味之药，泻升发以助收敛也；诸苦药皆沉，泻阳气之散浮；诸姜、附、官桂辛热之药，及湿面、酒、大料物之类，助火而泻元气；生冷、硬物损阳气，皆所当禁也。如阴火欲衰而退，以三焦元气未盛，必口淡，如咸物亦所当禁。

【讲解】

所谓"病禁"，比如阳气不足、阴气有余的病人，但凡饮食以及药物，都切忌使用助阴泻阳之品。各种淡味的食物以及药物如茯苓、猪苓、滑石、通草等都能阻碍阳气升发，帮助阳气收敛。各种苦味药如黄芩、黄连、黄柏、龙胆草等皆有寒凉沉降之性，能破坏阳气的升发功能。诸多像干姜、附子、肉桂等辛热药物，以及面食、酒类、大料等，都能助火而损伤人体元气。生冷和未煮熟的食物能损伤脾胃阳气，都应当禁食。如果体内的阴火有衰退之象，但三焦的元气还未恢复，必然感觉口中淡，此时咸味的药物和食物也是应该禁食的。

东垣先生认为淡味、苦味、咸味皆有沉降之力，热能伤气，寒能伤阳，因此对于中焦脾胃虚损，阳气升浮不足的患者，淡味、苦寒、辛热、咸寒、生冷的药物或食物都应当禁用，以免加重病情。

【原文】

药禁者，如胃气不行，内亡津液而干涸，求汤饮以自救，非渴也，乃口干也，非温胜也，乃血病也。当以辛酸益之，而淡渗五苓[1]之类，则所当禁也。汗多禁利小便，小便多禁发汗。咽痛禁发汗利小便。若大便快利，不得更利。大便秘涩，以当归、桃仁、麻子仁、郁李仁、皂角仁，和血润肠，如燥药则所当禁者。吐多不得复吐；如吐而大便虚软者，此上气壅滞，以姜、橘之属宣之；吐而大便不通，则利大便，上药则所当禁也。诸病恶疮，及小儿瘢[2]后，大便实者，亦当下之，而姜、橘之类，则所当禁也。又如脉弦而服平胃散，脉缓而服黄芪建中汤，乃实实虚虚[3]，皆所当禁也。

【注释】

[1] 五苓：指《伤寒论》中名方"五苓散"，由猪苓、茯苓、泽泻、白术、桂枝五味药组成。

[2] 小儿瘢：指麻疹。

[3] 实实虚虚：实证用补法，虚证用泻法。

【讲解】

所谓"药禁"，比如胃气运行不畅，胃内津液亡失以致干涸，病人主动求汤、饮来自救，这不是口渴，而是口干，不是热盛，而是血虚，应当用辛酸补益的方法恢复胃中津液，而像淡渗利水的五苓散之类的方剂则应该禁用，以免损伤津液。汗多的时候禁用利尿药，小便多的时候禁用发汗药。咽喉痛，多因火热之邪灼伤津液所致，故应当禁用发汗药和利尿药，以免更伤阴液，加重病情。如果大便滑泻，则不能再使用泻下药。如果大便秘结，是由于大肠失于濡润，传导失司所致，应当用当归、桃仁、火麻仁、郁李仁、皂角仁等药和血润肠，温燥的药物需要禁用。呕吐剧烈的患者不要再用吐法，如果呕吐兼见大便无力且软等症状，这是胃气壅滞不畅导致的，应当使用生姜、陈皮之类宣畅胃气。若见呕吐且大便不通的患者，应当通泻大便以和降胃气，从而达到止吐的治疗效果，因此上述生姜、陈皮等宣散之类药物应当禁用。各种恶疮以及小儿麻疹后大便干结不通的，也应当使用泻下药，而像生姜、陈皮之类的辛温发散药物也应该禁用。又如脉弦而用平胃散，脉缓而用黄芪建中汤，这就犯了实证用补法，虚证用泻法的禁忌。

东垣先生指出药禁是指治法、方药与证不符的禁忌，通过大量的举例说明治法、处方、用药都应该考虑到方证对应，不能犯"虚虚实实"之戒。

上文主要阐述了东垣先生的用药四禁，其中药禁指的是用药需遵循时令季节的变化。春季宜用吐法，夏季宜用汗法，秋季宜用下法，冬季宜用温法；春夏两季不宜服用桂枝汤，夏季不宜服用大小青龙汤，秋冬两季不宜服用麻黄汤，冬季不宜服白虎汤。经禁指的是用药需遵循六经的生理、病理特点。太阳经病禁用下法，防止表邪入里；阳明经病慎用发汗药和利尿药，防止耗伤胃阴；少阳经病只能用和法，禁用发汗、泻下、渗利等治法。病禁指的是根据药物的四气五味，契合患者病性进行用药和调摄的禁忌，避免逆其病性用药。如阴盛阳虚患者要禁食助阴损阳的食物和药物，以免加重病情。药禁指的是根据患者症状，详细辨证，有是证用是药。避免使用对人体气血津液有损害的药物，如胃燥口干禁用淡渗药，汗多禁用利尿药，小便多禁用发汗药，咽喉痛禁用发汗药、利尿药，大便秘结禁用温燥药等，以免损耗津液，加重病情。

【原文】

人禀天之湿[1]化而生胃也，胃之与湿，其名虽二，其实一也。湿能滋养于胃，胃湿有余，亦当泻湿之太过也。胃之不足，惟湿物能滋养。仲景云：胃胜思汤饼，而胃虚食汤饼者，往往增剧，湿能助火，火旺郁而不通，主大热。初病火旺，不可食以助火也。察其时，辨其经，审其病，而后用药，四者不失其宜，则善矣。

【注释】

[1] 湿：指湿气。

【讲解】

人禀受天之湿气而化生胃气。胃气和湿气，虽然名称各异，但本质是一样的。土地依赖水湿以灌溉万物，胃腑依赖胃气腐熟水谷，化生精气以营养机体。湿气可以滋养胃气，但胃中湿气太过，反而聚集成为痰饮，此时也应当排出多余的湿气。若胃气虚弱，只有饮食水谷才能滋养胃气。张仲景说，胃气旺盛，就想吃汤饼。但胃气不足而吃汤饼，往往难以消化，痰饮水湿蓄积于脾胃，从而加重胃部疾病。因为湿气能助火热，火热之邪被湿气郁滞就会表现为大热。发病之初出现火旺的症状，不可过量饮食，否则会助火更旺。应当观察四时节气的变更，辨别六经脉证的传变，审明病因病机，然后再处方用药，不犯时、经、病、药四禁，就非常不错了。

东垣先生认为人体和自然界有相似之处，在自然界，大地需要水湿的滋润，在人体内，脾胃需要水谷的滋润。若水谷化生的精微不足，脾胃失于濡养，就会出现脾胃虚弱的症状。如果水谷化生精微太过，脾胃难以运化，则会化为湿浊，郁而化火。太过和不及，都在禁忌之列。东垣先生强调临证用药需察时、辨经、审病、择药，清楚四大禁忌，方能取得较好疗效。

仲景引内经所说脾胃

【提要】

本论阐述了李东垣《脾胃论》的理论源头主要是基于两大经典。

《脾胃论》白话讲解

东垣先生通过论述《内经》和张仲景对于脾胃的认识，阐明了脾胃的生理作用、脾胃与四肢九窍的关系以及脾胃功能失调对其他脏腑器官造成的影响。东垣先生在前人的基础上，通过创立新说，提纲挈领地阐述脾胃的重要性，进一步支撑"人以胃气为本""病从脾胃而生"的学术观点。

【原文】

著论处方已详矣，然恐或者不知其源，而无所考据，复以《黄帝内经》、仲景所说脾胃者列于下。

【讲解】

关于脾胃的论著和处方已经详细地写在前面了，但恐怕有人不知道这些理论的来源，从而无法考证其出处。故又把《内经》以及张仲景关于脾胃的认识列举于下。

【原文】

《太阴阳明论》云：太阴阳明为表里，脾胃脉也[1]，生病而异者何也？岐伯曰：阴阳异位[2]，更虚更实[3]，更逆更从[4]，或从内，或从外[5]，所从不同，故病异名也。帝曰：愿闻其异状也？岐伯曰：阳者，天气也，主外；阴者，地气也，主内。故阳道实，阴道虚[6]。故犯贼风虚邪者，阳受之，食饮不节，起居不时者，阴受之。阳受之则入六腑，阴受之则入五脏。入六腑，则身热不得卧，上为喘呼；入五脏，则䐜满闭塞，下为飧泄，久为肠澼[7]。故喉主天气，咽主地气[8]。故阳受风气，阴受湿气。阴气从足上行至头，而下行循臂至指端；阳气从手上行至头，而下行至足。故曰：阳病者，上行极而下，阴病者，下行极而上[9]。故伤于风者，上先受之，伤于湿者，下先受之。

【注释】

[1] 脾胃脉也：指太阳阳明分属脾胃两经。

[2] 阴阳异位：足太阴脾经与足阳明胃经循行方向不同，足太阴脾经循行方向由下向上，足阳明胃经循行方向由上向下。

[3] 更虚更实：春夏阳明为实，太阴为虚；秋冬太阴为实，阳明为虚。

[4] 更逆更从：春夏太阴为逆，阳明为顺；秋冬阳明为逆，太阴为顺。

[5] 或从内，或从外：疾病或从内生，或从外入。

[6] 阳道实，阴道虚：外邪多有余，故阳道实；内伤多不足，故阴道虚。

[7] 肠澼：指痢疾。

[8] 喉主天气，咽主地气：喉司呼吸，肺气所出，故喉主天气；咽纳水谷，下通于胃，故咽主地气。

[9] 阳病者，上行极而下，阴病者，下行极而上：阳病的发病特点是上行到极点后随气下行，阴病的特点是下行到极点后随气上逆。

【讲解】

《素问·太阴阳明论》中说：足太阳与足阳明两经互为表里，分属脾胃。但它们的发病特点各不相同，这是为什么呢？岐伯回答：足太阴与足阳明两经的循行部位不同，与四时节气的虚实顺逆关系也不同，疾病或从内生，或从外入，病因不同，所以疾病的名称也就不同。黄帝问：想听两者发病症状的区别。岐伯回答：阳就像天气，护卫肌表；阴犹如地气，主持内脏。外邪多有余，所以阳道实；内伤多不足，故阴道虚。故外感贼风虚邪，肌表先受侵犯；内伤饮食不节，内脏先受影响。卫表受邪传入六腑；内脏受邪则传入五脏。邪入六腑，则发热不能安睡，伴见气逆喘促等症状，邪入五脏，则脘腹胀满，伴见腹泻，日久可进展为痢疾。喉连肺，司呼吸，故主天气；咽通胃，司消化，故主地气。阳分易受风邪，阴分易受湿邪。阴经之气，从足上行至头部，再向下沿臂行到手指之端。阳经之气从手上行头部，再向下行到足部。所以阳病的发病特点是上行到极点后随气下行，阴病的特点是下行到极点后随气上逆。因此，伤于风邪的，上部先受病，伤于湿邪的，下部先受病。

《脾胃论》白话讲解

【原文】

帝曰：脾病而四肢不用，何也？岐伯曰：四肢皆禀[1] 气于胃，而不得至经[2]，必因于脾，乃得禀也。今脾病不能为胃行其津液，四肢不得禀水谷气，日以衰，脉道不利，筋骨肌肉，皆无气以生，故不用焉。

【注释】

[1] 禀：承受。

[2] 至经：胃气不能。

【讲解】

黄帝问：为什么说脾病后四肢不能随意运动呢？岐伯说：四肢都承受胃的精气，但胃的精气不能自行流注诸经，必须经过脾才能转输。现在脾有病，不能为胃转输津液，四肢就不能承受水谷精微，精气日渐衰减，经脉运行也不能通利，筋骨肌肉都没有水谷精气来滋养，所以四肢就痿软无力，不能随意运动。

【原文】

帝曰：脾不主时何也？岐伯曰：脾者，土也，治[1] 中央，常以四时长四脏，各十八日寄治[2]，不得独主于时也。脾脏者，常著胃土之精也。土者，生万物而法天地，故上下至头足，不得主时也。

【注释】

[1] 治：通"主"，主持之意。

[2] 四时长四脏，各十八日寄治：主时寄旺于四季每季末的十八日，用以长养其余四脏。

【讲解】

黄帝问：脾不单独主持一个时令，这是为什么呢？岐伯回答：脾在五行属土，在方位上主持中央，主时寄旺于每季末的十八日，用以长养其余四脏，而不是只主旺一个时令。土的特点像天地一样，长养万物，故而运行于人体上下各个部位不需单独主持一个时令。

【原文】

《阴阳应象论》曰：人有五脏，化五气[1]，以生喜怒悲忧恐。故喜怒伤气，寒暑伤形，暴怒伤阴，暴喜伤阳。厥气上行，满脉去形。喜怒不节，寒暑过度，生乃不固。《玉机真脏论》曰：脾太过，则令人四肢不举，其不及，则令人九窍不通，名曰重强[2]。又《通评虚实论》曰：头痛耳鸣，九窍不利，肠胃之所生也。《调经论》曰：形有余则腹胀，泾溲[3]不利；不足则四肢不用。

【注释】

[1] 五气：指五脏之气。

[2] 重强：肢体沉重，舌体僵硬。

[3] 泾溲：大小便。

【讲解】

《素问·阴阳应象大论》中说："人体有心、肝、脾、肺、肾五脏，可以化生五脏之气，产生喜、怒、悲、忧、恐五种情志活动。但喜怒等情志活动过度可以伤害正气，寒暑等气候异常变动可以伤害形体。暴怒会伤害阴气，暴喜会损耗阳气。厥逆之气上行，充斥经络，气血与形体近乎脱离。如果对情志活动不加以节制，对气候变化不善调摄，生命就不能稳固。《素问·玉机真脏论》说：脾太过会使人四肢不能举动，不及则使人九窍不通，肢体沉重，舌体僵硬。《素问·通评虚实论》又说：头痛耳鸣，九窍不利，是肠胃的病变所引起的。《素问·调经论》中说：水谷精气过多难以吸收，则会导致腹胀，大小便不利；水谷精气不足，则可导致手足无力。

【原文】

又《气交变大论》曰：岁土太过，雨湿流行，肾水受邪，民病腹痛，清厥[1]意不乐，体重烦冤[2]；甚则肌肉萎，足痿不收，行善瘈[3]，脚下痛，饮发[4]，中满食减，四肢不举。又云：岁土不及，风乃大行。霍乱，体重腹痛，筋骨繇复[5]，肌肉瞤酸，善怒。又云：咸病寒中，复则收政严峻，胸胁暴痛，下引少腹，善太息，虫食甘黄[6]，气客于脾，民食少失味。又云：土不及，四维[7]有埃云，润泽之化不行，则春有鸣条鼓拆之政；四维发振拉飘腾[8]之变，则秋有肃杀霖淫[9]之复。其眚[10]四维，其脏脾，其病内舍心腹，外在肌肉四肢。

【注释】

[1] 清厥：指四肢逆冷。

[2] 烦冤：指烦闷不舒。

[3] 瘛：指抽搐痉挛。

[4] 饮发：脾土不能运化水气，则为水饮发病。

[5] 鱁复：指动摇不定。

[6] 虫食甘黄：指虫灾损害五谷。

[7] 四维：东南、东北、西南、西北四个方位合称四维。

[8] 振拉飘腾：形容风势大。

[9] 霖淫：指阴雨连绵不止。

[10] 眚：指灾祸。

【讲解】

《素问·气交变大论》又说：土运太过的年份，雨水多且湿气胜。湿邪易伤肾脏，则易出现腹痛，四肢厥冷，情绪忧郁，身体沉重而烦闷等症状；甚至出现肌肉萎缩，足软无力，肌肉抽搐，脚下疼痛等症状。如果土病则不能克制水，水饮泛滥则生胀满，饮食减少，四肢无力，不能举动。又说：土运不及的年份，风木就会旺盛。人体的疾病多见上吐下泻的霍乱，身体沉重，腹内疼痛，筋骨摇动不定，肌肉跳动酸疼，容易发怒。《素问·气交变大论》中又说：病人大多病为寒中，由于木邪抑土，土起反应而生金，于是秋收之气当令，出现一派严肃峻烈之气，人体出现胸胁急剧疼痛，易波及到少腹部，经常叹气。五谷被虫灾损害，邪气客于脾土，患者会出现饮食减少而口中无味。《素问·气交变大论》中还说：土运不及的，东南、东北、西南、西北四个方位会出现尘土飘扬和风细雨的正常时令，那么春天也就有风和日暖的正常气候；如果四个方位反见狂风怒吼拔倒树木的变化，那么秋天也就有阴雨连绵的气候。土气的灾害在四个方位，对应人体的脾脏，其发病的部位在内为心腹，在外为肌肉四肢。

【原文】

《五常政大论》：土平日备化[1]，不及日卑监[2]。又云：其动疡涌[3]分溃痈肿，其发濡滞[4]，其病留满痞塞，从木化也。其病飧泄[5]。又云：土太过日敦阜[6]，其味甘咸酸，其象长夏，其经足太阴阳明。又曰：其病腹满，四肢不举，邪伤脾也。

【注释】

[1] 备化：指土具备生化万物的功能，因土能生万物，所以万物皆备其化。

[2] 卑监：指生化不及，万物枯萎。

[3] 疡涌：形容脓液多如泉涌。

[4] 濡滞：指水饮之邪停滞。

[5] 飧泄：指泄泻。

[6] 敦阜：敦指厚，阜指高，形容土气充足。

【讲解】

《素问·五常政大论》说：土运正常称为"备化"，指土具备生化万物的功能。土运不及，称为"卑监"，指生化不及，万物枯萎。又说：病气发于肌表，则可见疮疡，脓液多如泉涌，并发展为水饮之邪停滞于内。土运不及会从肝木致病，表现为上腹部胀满痞塞，泄泻等症状。土运太过称为敦阜，其在味是甘咸酸，象征长夏，在人体的经脉是足太阴、足阳明。发病多为腹中胀满，四肢沉重，无力举动，这是由于邪气损伤脾脏导致。

【原文】

《经脉别论》云：太阴藏搏[1]者，用心省真[2]，五脉气少，胃气不平，三阴也，宜治其下俞[3]，补阳泻阴[4]。《脏气法时论》云：脾主长夏，足太阴阳明主治，其日戊己。脾苦湿，急食苦以燥之。

又云：病在脾，愈在秋，秋不愈，甚于春，春不死，持于夏，起于长夏。禁温食饱食，湿地濡衣。脾病者，愈在庚辛，庚辛不愈，加于甲乙，甲乙不死，持于丙丁，起于戊己。脾病者，日昳 [5] 慧，日出甚，下晡 [6] 静。脾欲缓，急食甘以缓之，用苦泻之，甘补之。又云：脾病者，身重、善饥、肉痿、足不收、行善瘈 [7]、脚下痛。虚则腹满肠鸣、飧泄、食不化，取其经太阴、阳明、少阴血者。

【注释】

[1] 藏搏：指右寸脉、关脉相互搏击。

[2] 用心省真：详细诊查脉象是否为真脉，孙鼎宜在《淮南·俶真》注："真，实也。犹言省查必确也，以搏类于真脏脉也。"

[3] 下俞：指足太阴经太白穴，足阳明经陷谷穴。

[4] 补阳泻阴：补阳经泻阴经，这里指补足阳明经，泻足太阴经。

[5] 日昳：未时，指午后 1 时至 3 时。

[6] 下晡：申时，指午后 3 时至 5 时。

[7] 瘈：指肌肉痉挛。

【讲解】

《素问·经脉别论》中说：如果出现右寸脉、关脉相互搏击，应该详细诊查脉象是否为真脏脉，若非真脏脉，则是由于五脏脉气减少，胃气不能平和，病在三阴，应当补足阳明胃经的陷谷穴，泻足太阴脾经的太白穴。《素问·脏气法时论》中说：脾脏主四时中的长夏，主治足太阴经和足阳明经的病症，对应天干则主戊己日。脾脏若受湿邪侵袭，需要立即用苦味药以燥湿。又说：脾脏有病，应该在秋天痊愈，若至秋天不愈，到春天病情就要加重，春季没有死亡，至夏季呈现相持状态，则当在长夏好转。同时应禁食热性食物，避免饮食过饱，不要在湿地停留，不要穿湿衣。患了脾病的人，应当在庚辛日痊愈，假如庚辛日未愈，到甲乙日则会加重，到了甲乙日没有死亡，至丙丁日则会出现相持状态，到了戊己日才能好转。患脾病的人，在午后申时神志比较清爽，到了日出后病情加重，傍晚缓解。如果想治疗脾病，需要急用甘味药以缓脾，用苦味药以泻脾，同时用甘味药以补脾。同时还说，患了脾病的人会出现身体沉重，易于饥饿，肌肉萎缩，不能行走，肌肉抽搐，脚下疼痛，这是脾实的症状；如果患者脾虚，就出现脘腹胀满、肠鸣泄泻，完谷不化。治疗时可以针刺取太阴、阳明、少阴三经，使其出血。

【原文】

《经脉别论》：食气入胃，散精于肝，淫[1]气于筋。食气入胃，浊气归心，淫精于脉；脉气流经，经气归于肺；肺朝百脉，输精于皮毛；毛脉合精，行气于腑，腑精神明，留于四脏，气归于权衡，权衡以平，气口成寸，以决死生。饮入于胃，游溢精气，上输于脾，脾气散精，上归于肺，通调水道，下输膀胱，水精四布，五经并行，合于四时五脏阴阳，揆度以为常也。

【注释】

[1] 淫：浸渍、疏布。

【讲解】

《素问·经脉别论》云：饮食水谷入胃后，一部分所化生的精微物质，被输散到肝脏，滋养全身的筋络。另一部分厚浊的精微物质，注入于心，被输送到血脉中去，脉气汇聚后又流动到人体大的经脉，朝会于肺脏后，再输布到皮毛，皮毛与经脉的气血会合，重新流入脉道。脉中的精气就这样稳定运行，而后周流于心、肝、脾、肾四脏，达到不亢不衰的平衡状态，这种状态能从手太阴肺经的气口脉表现出来。所以根据气口脉的表现，可以判断病人的生死。饮食水谷入胃，转化为精气，向上传送到脾脏，通过脾气布散水精的作用，再上输到肺，肺凭借通调水道的功能，再把精气下输于膀胱，这样就使水精四布于周身皮毛，通灌于五脏的经脉，整个过程符合四时、五脏阴阳的变化，适当进行调节。这是饮食水谷、精气在经脉中运行的正常生理现象。

【原文】

《五常政大论》：有太过不及，太过者，薄[1]所不胜，乘所胜也。不及者，至而不至，是为不及，所胜妄行，所生受病，所不胜者乘之也。

【注释】

[1] 薄：通假字，通"迫"，有克伐的意思。

【讲解】

《素问·五常政大论》指出：五运之气运行过程中，有太过不及的变化。五行太过则克伐原来自己所不胜的脏腑，欺辱它所胜的脏腑。时令已到而气候不到，这称为不及。不及则所胜的脏腑因缺乏制约而妄行，所生的脏腑因缺乏滋养而受病，所不胜的脏腑就会趁机侵袭本脏。

【原文】

仲景云：人受气于水谷以养神，水谷尽而神去，故云安谷则昌，绝谷则亡。水去则荣散，谷消则卫亡，荣散卫亡，神无所依。又云[1]：水入于经，其血乃成，谷入于胃，脉道乃行，故血不可不养，卫不可不温，血温卫和，得尽天年。

【注释】

[1] 又云：此段经文出自《伤寒论·平脉法》："谷入于胃，脉道乃行，水入于经，其血乃成。"

【讲解】

张仲景说：人体受纳水谷精气以滋养精神，水谷耗尽则精神丧失，所以说饮食正常则身体健康，水谷不入就会导致死亡。脱水的人则营阴耗散，营阴耗散则卫气无以滋养，导致卫气消亡，精神无所依附。又说：水分吸收入于经脉，营血才得以生成，食物摄入胃中，化为精微，脉道才能得以充实，血液才能得以运行。因此，血脉不可不注意滋养，卫气不可不注意温养，营血运行正常，卫气温和，则机体能抵抗病邪，方能健康长寿。

脾胃论卷中

气运衰旺图说

【提要】

本论主要通过"体用"这一中医学重要概念来论述人体和自然界的密切关系，将"体用"理论和四季相结合，春夏、秋冬体用各异，提示要顺应自然界变化进行调摄，身体才能强健，反之则会导致疾病的发生。此外还通过气运衰旺理论，阐明如何灵活运用补泻手法调补五脏以治疗疾病。如肝火上逆，侵犯心脾，但症状表现在肺脏，出现胸中烦热，呼吸急促等，这是因为母病及子，脾病及肺所致。加之心火犯肺，故用黄芩清泻火邪，以达到补肺的目的。仅黄芩这一味药就体现了东垣先生补泻手法的精妙。

【原文】

天地互为体用[1]四说，察病神机[2]。湿、胃，化；热、小肠，长[3]；风、胆，生[4]，皆陷下不足，先补，则：黄芪、人参、甘草、当归身、柴胡、升麻，乃辛甘发散，以助春夏生长之用也。

【注释】

[1] 体用：指事物的本体和作用。

[2] 神机：变化。

[3] 长：生长。

[4] 生：升发。

【讲解】

天地间事物的发生与发展，是互为体用的，本体和其相应作用关系密切，如"木、火、土、金、水"为本体，则"风、热、湿、燥、寒"为其对应作用，有着生、长、化、收、藏代谢特点，这是审查疾病变化的关键。脏为阴，象地；腑为阳，象天。胃主湿，主运化；小肠主热，主生长；胆主风，主升发。这三者主运化、主升浮，都易于下陷不足。治疗应当先行补益之法，药用黄芪、人参、甘草以甘温补气，用当归身以补血活血，用柴胡、升麻以辛甘化阳，利用药物中辛甘发散的特点，帮助人体春夏生长升发之气发挥其相应作用。

东垣先生以天地互为体用的特点来探查人体疾病变化的机制，清代医家吴鞠通在其著作《医医病书·药物体用论》中指出："体用互根之理，医者不可不知。如肝与脾，阴脏也，而用则阳；胃与膀胱，阳腑也，而用则阴。"

【原文】

土、脾，形；火、心，神；木、肝，血；皆大盛，上乘生长之气，后泻，则：甘草梢子之甘寒，泻火形于肺，逆于胸中，伤气者也。黄芩之苦寒，以泄胸中之热，喘气上奔者也。红花以破恶血[1]，已用黄芩大补肾水，益肺之气，泻血中火燥者也。

【注释】

[1] 恶血：指瘀血。

【讲解】

脾属土，主运化，能养形体；心属火，主血脉，能养神；肝属木，主藏血。若肝阴虚，虚火上炎，可上扰心阳，横逆克脾。在用辛甘温发散以助阳气后，可用甘草梢的甘寒之性泻肺中的阴火。避免阴火上乘，火刑肺金，从而出现气逆于胸，呼吸喘促等症状。黄芩苦寒，可泻胸中之热，治其气逆而喘之证；红花可活血化瘀，与黄芩配伍，一可通肺络以助清肺火；二可清血中之燥热。

东垣先生文中的"先补""后泻"指的是补"升浮不足"之本，泻"阴火上炎"之标。皆是指升降浮沉用药之补泻，而非脏腑辨证用药之补泻。

【原文】

寒、膀胱，藏气[1]，燥、大肠，收气[2]；皆大旺，后泻，则：黄芪之甘温，止自汗，实表虚，使不受寒邪。当归之辛温，能润燥，更加桃仁以通幽门闭塞，利其阴路[3]，除大便之难燥者也。

【注释】

[1] 藏气：指冬藏之气。

[2] 收气：指秋收之气。

[3] 阴路：直肠以及肛门。

【讲解】

膀胱主寒水，主封藏之气；大肠主燥金，主秋收之气。这两腑功能容易过于旺盛，从而封藏太过，出现闭塞不通的症状，治疗应当使用泻法。用甘温的黄芪固表止汗，使其不受寒邪侵袭；用辛温的当归养血润燥；加用桃仁活血润燥以通幽门的闭塞，通利大便，从而治疗大便燥结难排之症。

【原文】

水、肾，精；金、肺，气；皆虚衰不足，先补，则：黄柏之苦寒，除湿热为痿，乘[1]于肾，救足膝无力，亦除阴汗、阴痿[2]而益精。甘草梢子、黄芩补肺气，泄阴火之下行，肺苦气上逆，急食苦以泄之也。此初受热中常治之法也，非权也。权者，临病制宜之谓也。常道[3]，病则反常矣。春夏，乃天之用也，是地之体也。秋冬，乃天之体也，是地之用也。此天地之常道，既病反常也。

【注释】

[1] 乘：指湿热下注。

[2] 阴痿：指阳痿。

[3] 常道：自然界的正常规律。

【讲解】

肾主寒水，主藏精；肺主金，主气司呼吸。这两脏易于出现虚衰不足，需要使用补法：用黄柏的苦寒之性，清除下焦的湿热，治疗湿热下注于肾的痿证和足膝无力。同时也可以防止肾中湿热烧灼肾精，泻火以补阴，达到治疗阴汗和阳痿，以及补益精气的作用。用甘草梢和黄芩补肺气，清泻阴火，导热下行。肺苦于气上冲逆，故需立刻服用苦味药以泻上侵的阴火。这是刚产生阴火时的治疗方法，而非从权的变化之法。所谓"权"，是临证时因病制宜的灵活变化用药。违背自然界的正常规律则会导致疾病。春生夏长，是自然界在天所起的作用，春木夏火是自然界中大地所存在的本体。秋收冬藏，是自然界在地起到的作用，秋金冬水是自然界中天所存在的本体。天地根据季节变化互为体用，这就是天地的正常规律，病理下这种规律就会反常。

东垣先生认为治疗内伤脾胃病变，最重要的是恢复体内脏腑升降浮沉的生理特性，但需要注意的是，以上列举的用药方法，仅适用于内伤病中"初受热中"的治疗，而不适用于"末传寒中"的治疗。"热中"指的是中焦有阳热症状，即东垣先生所提到的阴火内生，如《灵枢·五邪》云："阳气有余，阴气不足，则热中善饥。"

【原文】

春夏，天之用，人亦应之。食罢，四肢矫健，精、气、神皆出，九窍通利是也。口鼻气息自不闻其音，语声清响如钟。春夏，地之体，人亦应之。食罢，皮肉筋骨血脉皆滑利，屈伸柔和，而骨刚[1]力盛，用力不乏。

【注释】

[1] 骨刚：筋骨强健。

【讲解】

春生夏长是自然界在天体现的作用，人体与之相适应。食气入胃，水谷精气布散全身，则四肢健壮有力，精力充沛旺盛，九窍通利，口鼻呼吸均匀，说话声音洪亮清晰如同钟声。春木、夏火是自然界在地的本体，人体亦与之相适应。食气入胃，水谷精气滋养皮肤、筋骨、血脉，使其滑利强健，关节活动自如，屈伸柔和，筋骨坚强有力，用力也不觉疲乏。

东垣先生认为天地互为体用。天为体，则沉、降为用，季节上体现在秋冬两季；地为体，则升、浮为用，季节上体现在春、夏两季。

饮食劳倦所伤始为热中论

【提要】

本论主要论述了脾胃受损的病因病机、主要症状，阐明了阴火与元气的关系，以及内伤脾胃与外感风寒的区别。此外还论述了脾胃初损为热中的治法方药，提出用补中益气汤进行治疗。同时还列举了补中益气汤加减治疗腹痛、头痛、身痛、便秘、咳嗽的具体用药。

【原文】

古之至人[1]，穷于阴阳之化，究乎生死之际，所著《内外经》[2]，悉言人以胃气为本。盖人受水谷之气以生，所谓清气、荣气、运气、卫气、春升之气[3]，皆胃气之别称也。夫胃为水谷之海，饮食入胃，游溢精气，上输于脾；脾气散精，上归于肺；通调水道，下输膀胱；水精四布，五经[4]并行，合于四时五脏阴阳，揆度[5]以为常也。

【注释】

[1] 至人：指道德修养高深的人。

[2]《内外经》：指《内经》和《外经》。

[3] 春升之气：指贯心肺而行呼吸的宗气。

[4] 五经：指联络五脏的经脉。

[5] 揆度：估计。

【讲解】

上古时代，道德修养高深的人，善于观察阴阳的变化，研究人体生死的关键，所著《内经》和《外经》，都一致认为胃气是人体的根本。这是因为人体依赖饮食水谷所化生的精气以生活，所谓清气、营气、运气、卫气、春升之气，都是胃气的别称。胃是储存水谷的大海，一切水谷饮食纳入胃中，流动的精气进一步向上输送于脾，脾气散布精气，向上输送于肺；肺气疏通调整水道，向下输送入膀胱，水谷精气在五脏的疏布调节中，转化出入，遍行全身。这个过程符合四时季节变化、五脏生理特性以及阴阳变化规律，并通过估计做出适当的调节，将此当作正常生理变化标准。

"人以胃气为本"是东垣先生《脾胃论》中内伤学说和脾胃学说的理论基石之一。

【原文】

若饮食失节，寒温不适，则脾胃乃伤。喜、怒、忧、恐，损耗元气。既脾胃气衰，元气不足，而心火独盛。心火者，阴火也。起于下焦，其系系于心。心不主令，相火代之。相火[1]，下焦包络之火，元气之贼也。火与元气不两立，一胜则一负。脾胃气虚，则下流于肾，阴火得以乘其土位，故脾证[2]始得，则气高而喘，身热而烦，其脉洪大而头痛，或渴不止，其皮肤不任风寒，而生寒热。盖阴火上冲，则气高，喘而烦热，为头痛，为渴，而脉洪。脾胃之气下流，使谷气不得升浮，是春生之令[3]不行，则无阳以护其荣卫，则不任[4]风寒，乃生寒热，此皆脾胃之气不足所致也。

【注释】

[1] 相火：藏于肾脏的阳火，是人体生命活动的动力。

[2] 脾证：脾胃系病症。

[3] 春生之令：指春季。

[4] 不任：不能耐受。

【讲解】

如果饮食不加节制，难以适应气候寒热的变化，脾胃就会受伤，喜、怒、忧、恐等诸多情绪调节不当，就会损伤人体元气。脾胃虚弱加之元气不足，就会导致心火亢盛。所谓心火就是下焦的阴火，起源于下焦，向上联络心脏。上焦心火不能发挥作用时，下焦相火就会取代心火。相火是下焦包络之火，能损耗元气。阴火与元气势不两立，阴火胜则元气削弱，元气不足则脾胃虚弱，不能运化水谷精微，湿浊不化，下陷于肾，更使阴火得以上冲侵害脾胃。所以脾胃系病症开始产生的时候，会出现呼吸喘促，身热心烦，头痛，口渴，脉象洪大等症状，皮肤不能耐受风寒之邪，畏风怕冷，乍寒乍热。这是由于下焦阴火上冲，侵犯脾胃，脾土虚弱，母病及子，克伐肺金，所以出现气急喘促、心烦身热、头痛、口渴、脉洪等症状。脾胃气虚，湿浊不化，下注于肾，水谷精微难以上注于肺。就好比春季万物生发之功受阻，脾阳不足，营卫生化乏源，难以固护肌表，因此皮肤不能耐受外界风寒的侵袭，畏风怕冷，乍寒乍热，这些都是脾胃元气不足所导致的。

　　东垣先生认为饮食失节、寒温不适、劳倦内伤、七情所伤是造成脾胃内伤的主要病因。阴火内生，继而上冲是脾胃内伤的重要病机。脾胃内伤为何会出现发热、喘息、头痛、口渴、心烦等症状，而非表现为脾胃气虚的症状呢？东垣先生指出这是由于脾胃内伤，升浮不足，导致阴火上冲。

【原文】

　　然而与外感风寒所得之证，颇同而实异[1]，内伤脾胃，乃伤其气[2]，外感风寒，乃伤其形[3]；伤其外为有余[4]，有余者泻之，伤其内为不足[5]，不足者补之。内伤不足之病，苟[6]误认作外感有余之病，而反泻之，则虚其虚也。实实虚虚，如此死者，医杀之耳！然则奈何？惟当以辛甘温之剂，补其中而升其阳，甘寒以泻其火则愈矣。《经》曰：劳者温之，损者温之。又云：温能除大热，大忌苦寒之药，损其脾胃。脾胃之证，始得[7]则热中[8]，今立治始得之证。

【注释】

[1] 颇同而实异：症状大致相同但病机有所差异。

[2] 伤其气：脾胃受损，则会伤及元气。

[3] 伤其形：风寒外袭，则会伤及肌表。

[4] 有余：指实证。

[5] 不足：指虚证。

[6] 苟：假如。

[7] 始得：发病初期。

[8] 热中：胸中灼热。

【讲解】

然而，内伤脾胃所导致的发热、喘息、头痛、口渴、心烦等症状与外感风寒虽大致相同，但病机有所差异。内伤脾胃，是人体元气受伤，而风寒外袭，是人体肌表受伤。风寒外感，是邪气有余的实证，实证应该用泻法，如使用麻黄汤、葛根汤发汗解表，泻其有余；脾胃内伤，是元气不足的虚证，虚证应该用补法，如使用补中益气汤、黄芪人参汤补其不足。脾胃内伤所导致的虚证，假如错误的当作风寒外感所导致的实证，本应用补法反而使用了泻法进行治疗，则会让虚损的元气更加虚弱。实证反用补法，虚证反用泻法，这样把人治死了，就犯了医生杀人的罪过啊！那这种情况应该怎么处理呢？只有使用辛甘温的方剂，补益中气，升发脾阳，辅以味甘性寒的药物以泻阴火才能治愈。《素问·至真要大论》中说：内伤劳倦所导致的疾病，以及脾胃受损所导致的疾病，都可以用甘温方剂进行治疗。总之，甘温药物能除大热。这类疾病切忌使用苦寒药，防止其损伤脾胃的元气。脾胃病初发时，皆有热气熏灼胸中的感觉，现立一个治疗此证的方剂补中益气汤。

东垣先生认为辨明外感内伤是选择治疗大法的前提条件，外感病属于邪实，内伤病属于正虚，邪实当泻，正虚当补。脾胃内伤之阴火上冲属于本虚标实之证，应当泻火以治标，扶正以固本，方能取得较好疗效。提出"劳者温之，损者温之"的治则，补中升阳的治法，用药以辛甘温为主，佐以甘寒，同时忌用苦寒药以免伤及脾胃。

【原文】

补中益气汤

黄芪病甚劳役，热甚者一钱 甘草以上各五分，炙 人参去芦[1]，三分，有嗽去之。以上三味，除湿热、烦热之圣药也 当归身二分，酒焙干，或日干，以和血脉 橘皮不去白，二分或三分，以导气，又能益元气，得诸甘药乃可，若独用泻脾胃 升麻二分或三分，引胃气上腾而复其本位，便是行春升之令 柴胡二分或三分，引清气行少阳之气上升 白术三分，除胃中热，利腰脊间血

上件药㕮咀，都作一服，水二盏，煎至一盏，量气弱气盛，临病斟酌水盏大小，去柤，食远稍热服。如伤之重者，不过二服而愈；若病日久者，以权立加减法治之。

【注释】

[1] 去芦：去节。

【讲解】

补中益气汤方中各药都作一服，上述药物切碎，两盏水煎至一盏，临证要根据气虚的程度斟酌水盏的大小，日一剂，去药渣，在饭后较长时间温服。若脾胃内伤较重者，两剂药就能痊愈。若患者病程较长，患病日久，治疗时就应当根据具体情况灵活加减用药。

补中益气汤中黄芪、甘草、人参这三味药是除湿热、烦热的要药。当归身能养血和血通脉，陈皮既能行气导滞，又能配合诸多甘味药补益元气（若单用只有行气泻脾的作用）。升麻可以引胃中清气上行至阳位。柴胡能引少阳胆气上升。白术能补脾除胃热，并且祛除腰脊间的瘀血。

方中黄芪，味甘性微温，入肺脾经，益气固表，为君药。人参味甘性温，补肺益脾；炙甘草味甘性微温，补脾益气；白术味甘苦性温，健脾燥湿；三药共为臣药，起到补中益气之功。陈皮理气，当归和血，二者共为佐药，有调畅气血、恢复气机升降之功。升麻、柴胡升举清阳，共为使药，李时珍云："升麻引阳明清气上升，柴胡引少阳清气上行。"二药同用在君药、臣药"补中"的基础上起到"升阳"的治疗效果。

《脾胃论》白话讲解

东垣先生的补中益气汤被后世医家讨论最多的就是用量问题，原方用量最大的黄芪和甘草也仅用五分，热盛者仅用一钱，部分医家恐药效不足，难以发挥甘温除大热之效，如张景岳在《景岳全书·杂证谟》中云："及再考东垣先生之方，如补中益气汤、升阳益胃汤、黄芪人参汤、清暑益气汤等方，每用升柴，此即其培养春生之意，而每用芩连，亦即其制伏火邪之意。第以二三分之芩连，固未必即败阳气，而以五七分之参术，果即能斡旋元气乎？"东垣先生所创方剂药味和药量均可随症加减，理法俱焉即可，不必墨守成规，临证可根据四诊情况灵活用药，这也符合东垣先生一贯的用药思路。

【原文】

如腹中痛者，加白芍药五分、炙甘草三分。如恶寒冷痛者，加去皮中桂一分或三分，桂心是也。如恶热喜寒而腹痛者，于已加白芍药二味中更加生黄芩三分或二分。如夏月腹痛，而不恶热者亦然，治时热[1]也。如天凉时恶热而痛，于已加白芍药、甘草、黄芩中，更少加桂。如天寒时腹痛，去芍药，味酸而寒故也，加益智三分或二分，或加半夏五分、生姜三片。

【注释】

[1] 时热：由于夏季炎热气候导致的脾胃系病症。

【讲解】

如果出现脘腹疼痛的症状，在补中益气汤的基础上加用白芍五分，炙甘草三分以缓急止痛。如果身恶寒且脘腹冷痛，这是由于表里俱寒导致，则在补中益气汤中加用一分或者三分的去皮桂枝以温阳散寒。如果患者恶热喜冷且伴见腹痛，这是火郁于内导致的，则在加入白芍和炙甘草的补中益气汤中再加三分或二分的生黄芩以解郁除热。如果夏季炎热之时出现腹痛，虽然没有怕热的症状，也可加用黄芩以清解暑热，治疗由于夏季炎热气候导致的脾胃系病症。如果天气转凉之时出现怕热而腹痛，则在加入白芍、甘草、黄芩的基础上，加入少量桂枝以温中散寒。如果天气寒冷之时出现腹痛，则减去酸寒的芍药以免加重内寒，同时加入辛温的益智仁三分或二分，或者加入半夏五分、生姜三片以温补脾胃。

【原文】

如头痛，加蔓荆子二分或三分。如痛甚者，加川芎二分。如顶痛脑痛，加藁本三分或五分。如苦痛者，加细辛二分，华阴 [1] 者。诸头痛者，并用此四味足矣；如头上有热，则此不能治，别以清空膏 [2] 主之。

【注释】

[1] 华阴：《名医别录》云：细辛生于华阴山谷。指陕西省渭南市华阴市，细辛为该地的道地药材。

[2] 清空膏：出自李东垣《兰室秘藏》，药物组成为蔓荆子、黄连、羌活、防风、黄芩、甘草。东垣先生云："治偏正头痛年深不愈者，善疗风湿热，头上壅损，目及脑痛不止。"

【讲解】

如果出现头痛的症状，则加入二分或三分的蔓荆子以祛风止痛。如果头痛剧烈，则加入川芎二分以活血散风止痛。如果出现巅顶或者脑内疼痛，则加入三分或者五分的藁本以祛风解痉止痛。如果头痛剧烈，则加入华阴山谷的细辛二分以祛风止痛。临证所见到的各种头痛，用这四味药就足够了。如果头上出现发热的症状，就不能用这几味药进行治疗了，需要用清空膏治疗。清空膏由蔓荆子、黄连、羌活、防风、黄芩、甘草等药物组成。

蔓荆子作为治疗头痛的要药，诸多医家对其评价颇高，如明代医家王伦著作《明医杂著》中言："商仪部，劳则头痛。余作阳虚不能上升，以补中益气汤加蔓荆子而瘥。"清代医家张璐在其著作《张氏医通》中云："头痛耳鸣，九窍不利，肠胃之所生，或劳役动作则痛，此气虚火动也，补中益气加川芎、蔓荆子。"

【原文】

如脐下痛者，加真熟地黄五分，其痛立止；如不已者，乃大寒也，更加肉桂去皮，二分或三分。《内经》所说少腹痛，皆寒证，从复法相报[1] 中来也。经云：大胜必大复[2]，从热病中变而作也，非伤寒厥阴之证也（仲景以抵当汤[3] 并丸主之，乃血结下焦膀胱也）。

【注释】

[1] 复法相报：运气学说中五运、六气中的某一气运过盛而导致其他气报复，正所谓本气有余为胜，他气相报为复。

[2] 大胜必大复：指《素问·气交变大论》中所说："胜复盛衰，不能相多也。"

[3] 抵当汤：出自《伤寒论》。由水蛭、虻虫、桃仁、大黄四味药组成。此方主治太阳病，六七日表证仍在，脉微而沉，反不结胸，其人发狂者，以热在下焦，少腹当硬满小便自利者。

【讲解】

如果脐下疼痛，则在补中益气汤中加入真熟地黄五分，疼痛马上就会停止；如果疼痛仍然不能缓解，是因为体内寒邪较盛，需要再加入二分或三分的去皮肉桂。《素问·腹中论》云："此风根也，其气溢于大肠而着于肓，肓之原在脐下，故环脐而通。"说明少腹部的疼痛，皆是由于寒证导致的，寒证是从"热中"这一病理状态转变过来的，而并非伤寒直中厥阴。张仲景以抵当汤治疗的痛症，是瘀血聚集于下焦所致的膀胱蓄血证。

【原文】

如胸中气壅滞，加青皮二分；如气促，少气者，去之。如身有疼痛者，湿，若身重者，亦湿，加去桂五苓散一钱。如风湿相搏，一身尽痛[1]，加羌活、防风、藁本根，以上各五分，升麻、苍术以上各一钱，勿用五苓，所以然者，为风药已能胜湿，故别作一服[2] 与之；如病去，勿再服，以诸风之药，损人元气，而益其病故也。

【注释】

[1] 尽痛：指全身疼痛。

[2] 别作一服：指将风药单独作为一方煎服。

【讲解】

如果出现胸中气满壅滞，则加入青皮二分行气导滞。如果出现呼吸短促无力，则减去青皮，防其耗气之弊。如果身体疼痛，多为感受湿邪；如果全身沉重，也是感受湿邪，应该在补中益气汤的基础上加入茯苓、猪苓、泽泻、白术，即去桂枝的五苓散一钱。如果是风邪与湿邪互相搏击于肌表，出现全身疼痛，则用羌活、防风、藁本各五分以祛风除湿止痛，升麻、苍术各一钱以升发清阳，不再使用五苓汤。之所以这样用药，是因为风药可以去除湿邪，因此单独将风药作为一方煎服。如果服药以后风湿之邪已除，全身疼痛消失，就不要再接着服用此方了。如若风药服用过量就会损伤脾胃元气，从而加重病情。

【原文】

如大便秘涩，加当归梢[1]一钱，闭涩不行者，煎成正药，先用一口，调玄明粉五分或一钱，得行则止，此病不宜下，下之恐变凶证[2]也。如久病痰嗽者，去人参，初病者，勿去之。冬月或春寒，或秋凉时，各宜加去根节麻黄五分。如春令大温，只加佛耳草三分，款冬花一分。如夏月病嗽，加五味子三十二枚，麦门冬去心，二分或三分。如舌上白滑苔者，是胸中有寒，勿用之。如夏月不嗽，亦加人参三分或二分，并五味子、麦门冬各等分，救肺受火邪也。如病人能食而心下痞，加黄连一分或三分；如不能食，心下痞，勿加黄连。如胁下痛，或胁下急缩[3]，俱加柴胡三分，甚则五分。

【注释】

[1] 当归梢：指当归尾。

[2] 凶证：危急的证候。

[3] 胁下急缩：胁肋部拘挛感。

【讲解】

如果大便干燥排便不畅，则在补中益气汤中加入当归尾一钱以活血润肠。大便闭塞不通的，先煎补中益气汤，再以汤药冲服玄明粉五分或一钱以润肠通便，待大便通利即停用。这类疾病主要是脾胃气虚造成的，不宜泻下通便，使用下法恐怕会出现危急的证候。如果久病咳嗽有痰，减去补中益气汤中的人参；初病咳嗽痰多则不去人参。冬季或春寒未暖之时，抑或是秋凉时，风寒邪气较盛，易侵袭肺卫，都应在补中益气汤中加去节麻黄二分，以宣肺散寒止咳。如果春天气温较高，则只加用佛耳草三分、款冬花一分以止咳化痰。如病发于夏季，出现暑邪伤肺之咳嗽，则加用五味子、麦冬以清肺止咳。如果患者舌苔白滑，这是肺部积有寒痰，不能用麦冬、五味子等甘寒之品，以免助寒从而加重咳嗽。如果夏月暑邪损耗气阴，也应该加入人参二至三分，并加五味子、麦冬同等分量于补中益气汤中，疏散暑热之邪以补救肺气。如果病人能进饮食但出现胃脘部痞闷不舒的症状，则加入炒黄连一至三分，以消痞满。如果病人不能进食而心下痞满，则是虚寒痞证，不可加黄连，以免苦寒伤中，加重病情。如果胁肋部疼痛，或出现拘挛感，可在补中益气汤中多加柴胡三至五分以舒肝止痛。

【原文】

上一方 [1] 加减，是饮食劳倦，喜怒不节，始病热中 [2]，则可用之；若末传为寒中 [3]，则不可用也，盖甘酸适足益其病尔，如黄芪、人参、甘草、芍药、五味子之类也。

【注释】

[1] 上一方：指补中益气汤。

[2] 热中：胸中灼热。

[3] 寒中：胸中寒冷。

【讲解】

补中益气汤的加减方法，若是饮食劳倦，喜怒不节，起病时表现为胸中灼热等症状，方可使用；如若久病，胸中灼热转变为了胸中寒冷，则不能使用补中益气汤，因为这类甘酸药物使用之后能够加重病情，如黄芪、人参、甘草、芍药、五味子等药物。

东垣先生在上文中主要论述了补中益气汤的五大加减用药，分别用于治疗腹痛、头痛、身痛、便秘以及咳嗽，并强调上述加减法主要用于治疗因饮食不节、劳倦内伤、七情所伤导致脾胃内伤，初病热中的患者，如果病情迁延日久，由"初病热中"转化为了"末传寒中"，则不宜使用补中益气汤。

【原文】

今详《内经》《针经》热中寒中之证列于下。《调经论》云：血并[1] 于阳，气并于阴，乃为炅中[2]。血并于上，气并于下，心烦悗[3] 善怒。又云：其生于阴者，得之饮食居处，阴阳[4] 喜怒。又云：有所劳倦，形气衰少[5]，谷气不盛，上焦不行，下脘不通，胃气热，热气熏胸中，故曰内热。阴盛生内寒，厥气上逆，寒气积于胸中而不泻；不泻则温气[6] 去，寒独留；寒独留则血凝泣[7]；血凝泣则脉不通，其脉盛大以涩，故曰寒中。

【注释】

[1] 并：指偏胜。

[2] 炅中：炅作热解，炅中即热中。《类经·十四卷》云："血并于阳，阴在表也，气并于阴，阳在里也，故为炅中，炅，热也。"张志聪注："血并于阳，则阴虚生内热矣；气并于阴，则阳气内盛而为热中矣。故阴阳内外相并，而总暑炅中。"

[3] 烦悗：烦闷。

[4] 阴阳：指房事。

[5] 形气衰少：指阴气虚衰。吴昆注："形气，阴气也。衰少，虚也。"

[6] 温气：指阳气。

[7] 泣：通"涩"，指血脉凝滞不畅。

《脾胃论》白话讲解

【讲解】

现在详细地将《内经》《针经》中关于热中、寒中的病症叙述如下。《素问·调经论》中指出：如果血并于阳分，而气并于阴分，就会产生热中证。血偏胜于上部，气偏胜于下部，就会出现心胸满闷，烦躁易怒。同时又指出，先生于阴分的疾病，大多是由于饮食不节、起居失常、房事不节、喜怒无常等造成的。又说，因为过于劳累，导致阴气虚衰，元气不足，脾胃运化无力，水谷精微不能充养上焦，胃气不降，腹气本体，胃中热气聚集，向上熏蒸胸中，所以称之为"内热"。阴盛生内寒的原因，是由于厥气上逆，寒气积于胸中不泻，寒气不得下泻则阳气被遏，寒气独留胸中，以致寒凝血瘀，脉道不通，血脉凝滞则见脉象洪大而滞涩，所以称之为"内寒"。

【原文】

先病热中证者，冲脉之火附二阴[1]之里，传之督脉。督脉者，第二十一椎下长强穴是也。与足太阳膀胱寒气为附经。督脉其盛也，如巨川之水，疾如奔马，其势不可遏。太阳寒气，细细如线，逆太阳寒气上行，冲顶入额，下鼻尖，入手太阳于胸中，手太阳者，丙[2]，热气也；足膀胱者，壬[3]，寒气也。壬能克丙，寒热逆于胸中，故脉盛大。其手太阳小肠热气不能交入膀胱经者，故十一经[4]之盛气积于胸中，故其脉盛大。其膀胱逆行，盛之极，子能令母实，手阳明大肠经，金，即其母也，故燥旺，其燥气挟子之势，故脉涩而大便不通。以此言脉盛大以涩者，手阳明大肠脉也。

【注释】

[1] 二阴：指足少阴肾经。

[2] 丙：在运气学说中丙属火运，指热气。

[3] 壬：在运气学说中壬属水运，指寒气。

[4] 十一经：指十二经除手太阳经外的十一条经脉。

【讲解】

如果先病出现热中证，是由于冲脉的火热之邪依附于足少阴肾脉，而后传导于督脉。督脉起源于第二十一椎下的长强穴，是足太阳膀胱经相依附的经脉。督脉气血旺盛，脉势就像巨大河流中奔涌的河水，像原野上奔驰的骏马，其势是不可遏止的。足太阳经中的寒气，如同涓涓细流，逆着足太阳经循行方向，上冲头顶入前额，下至鼻尖，连接手太阳经脉注入胸中。"丙火"代表手太阳小肠经的热气，"壬水"代表足太阳膀胱经的寒气，壬水制约丙火，寒热两种邪气相互聚集于胸中，脉象表现为洪大有力。这是因为手太阳小肠经的热气不能交汇进入足太阳膀胱经，中和膀胱经中的寒气，所以十一经中壅盛的经气积聚于胸中，出现洪大有力的脉象。金为水之母，水为金之子，子能令母实，故足太阳膀胱经中的寒气逆行向上，亢盛到了极点，可导致手阳明大肠经所主的燥金之气旺盛。因为燥金旺盛，裹挟膀胱寒水的盛势，阻滞气血运行，阻碍津液疏布，故表现为脉象涩滞，大便燥结不通。这是以手阳明大肠经为例来解释脉象洪大而涩的机制。

【原文】

《黄帝针经》[1]：胃病者，腹胀，胃脘当心而痛，上支两胁，膈咽不通，饮食不下，取三里[2]以补之。若见此病中一证，皆大寒，禁用诸甘酸药，上已明之矣。

【注释】

[1]《黄帝针经》：指《灵枢》。
[2] 三里：指足三里。

【讲解】

《灵枢·邪气脏腑病形》中指出：患了胃病的人，会出现脘腹胀满，胃脘部近心口处疼痛，并向上牵引两胁作痛。膈和咽部阻塞不畅，饮食不能咽下，这是由于脾胃虚寒，浊气不降导致的，治疗可以对足三里穴采用针刺补法。如果临证见到症状：脘腹胀满，胃脘疼痛，胁肋疼痛，吞咽不畅，饮食不进中的一种，都属于体内有大寒，应该禁用各类甘酸的药物，如芍药、麦冬、五味子等，在上文已经说得很明白了。

东垣先生通过引用《内经》中相关条文，阐述了"热中""寒中"的病因病机、主要症状、传变趋势以及治则治法。明确了"饮食劳倦，损伤脾胃，始受热中，末传寒中"的核心病机，创立了甘温除热的补中益气汤作为治疗方剂，用于治疗气虚发热诸症。现代广泛应用于内科诸多疾病，如胃下垂、胃黏膜脱垂、重症肌无力、慢性胃肠炎慢性菌痢、脱肛、乳糜尿、慢性肝炎、功能性发热和原因不明的发热等；亦可广泛地应用于妇科诸病，如子宫脱垂、月经紊乱、妊娠及产后癃闭、胎动不安等；还能广泛应用于五官科之眼睑下垂、麻痹性斜视等疾病的治疗。上述诸多疾病凡是属于脾胃气虚或中气下陷证，皆可加减应用补中益气汤进行治疗。

脾胃虚弱随时为病随病制方

【提要】

本论主要阐述了由于素体脾胃虚弱、复感湿热之邪所发生的痿证及厥证。制订黄芪人参汤、除风湿羌活汤、调中益气汤，论述这三个方剂的组成、主治及在原方基础上反复列举随症加减，强调辨证要精准，方证要对应，加减用药要灵活，因时因病治宜，对临床有较大的指导意义。

【原文】

夫脾胃虚弱，必上焦之气不足，遇夏天气热盛，损伤元气，怠惰嗜卧，四肢不收，精神不足，两脚痿软，遇早晚寒厥，日高之后，阳气将旺，复热如火，乃阴阳气血俱不足，故或热厥而阴虚，或寒厥而气虚。口不知味，目中溜火，而视物䀮䀮[1]无所见；小便频数，大便难而结秘；胃脘当心而痛，两胁痛或急缩，脐下周围如绳束之急，甚则如刀刺，腹难舒伸；胸中闭塞，时显呕哕，或有痰嗽，口沃 [2] 白沫，舌强；腰、背、胛、眼皆痛，头痛时作；食不下，或食入即饱，全不思食；自汗尤甚，若阴气覆在皮毛之上；皆天气之热助本病也，乃庚大肠 [3]、辛肺金 [4] 为热所乘而作。当先助元气，理治庚辛之不足，黄芪人参汤主之。

【注释】

[1] 眈眈：指视物昏花。

[2] 沃：指呕吐。

[3] 庚大肠：庚金代表大肠。

[4] 辛肺金：辛金代表肺。

【讲解】

脾胃虚弱，后天化源不足，必然导致上焦的精气不足，再遇到夏天气候炎热，损伤元气，则会出现身体困乏倦怠，嗜睡，四肢无力收持，精神差，两脚痿软不能站立。往往在早晚气温较低时，四肢末端发凉，而到太阳升高之后，阳气旺盛，四肢又发热如同火烤一样，这是阴阳气血均不足的临床表现。或者出现阴虚而手足发热的"热厥"症状，或者出现阳虚而四肢发凉的"寒厥"症状。口中没有味道，眼中热痛，视物昏花；小便频数，大便秘结难解；胃脘近心窝处疼痛，两胁肋部收引痉挛疼痛，脐下小腹部紧迫如同绳索束缚一样，甚至痛如刀割针刺，难于舒展缓解；胸中胀满闭塞，时而呕吐干哕，或者咳嗽有痰，口吐白沫，舌体强硬，言语不清；腰背、肩胛部及眼眶周围都有疼痛感，时时头痛；饮食不能下咽，或者食入即饱，抑或是完全没有食欲；自汗非常严重，就像阴气覆盖在皮肤上一样；这都是由于天气过于炎热，暑热伤气，从而加重了肺脾气虚。庚金代表大肠，辛金代表肺，肺与大肠相表里，火热之邪侵犯肺与大肠，从而出现这些症状。治疗时应先补元气，调理肺与大肠的虚损，用黄芪人参汤治疗。

《脾胃论》白话讲解

【原文】

黄芪人参汤

黄芪一钱，如自汗过多，更加一钱 升麻六分 人参去芦 橘皮不去白 麦门冬去心 苍术无汗更加五分 白术以上各五分 黄柏酒洗，以救水之源 炒曲以上各三分 当归身酒洗 炙甘草以上各二分 五味子九个

上件同㕮咀[1]，都作一服，水二盏，煎至一盏，去粗，稍热服，食远或空心服之。忌酒、湿面[2]、大料物之类，及过食冷物。

【注释】

[1] 㕮咀：将药物切碎之意。

[2] 湿面：指黏腻不易消化的食物。

【讲解】

黄芪人参汤方中诸药切碎，一起混匀，加水两盏后煎药，煎到水余一盏，除去药渣，于食后一小时左右或者空腹温服。服药时忌酒、黏腻、不易消化的食物及辛热类食物，亦不可过食生冷。

脾胃为后天之本，气血生化之源。素体脾胃虚弱的人，受纳饮食水谷及运化水谷精微的功能均不及平人，不能上输津液至肺，从而使肺气不足，当遇到暑热天气，热盛而元气受损，则肺脾两虚证更加明显，出现为热厥、寒厥、寒痿软诸症。患者表现有双下肢痿软，四肢无力，神疲懒言，不思饮食，胸中满闷等症状。为此，东垣先生创制黄芪人参汤用以治疗这种病症，方中黄芪、人参、炙甘草，此三药均属甘温之性，以补益肺脾之气；白术、苍术、陈皮、六曲行气理脾燥湿，以助中焦化源；当归、麦冬、五味子滋阴和血；黄柏泻火存阴；升麻升发阳气，鼓舞脾胃清阳之气上升。从药物组成来看，黄芪人参汤是在补中益气汤的基础上合生脉散、苍术汤加减而成，整体补中、升清、泻阴火并存，顾及上焦气阴两虚，同时清化下焦湿热之邪。以黄芪人参汤为主方，之后又有一系列的加减用药法，但始终联系到脾胃虚弱所发生的疾病。长夏时令，暑邪旺盛，又逢雨季连绵，湿热浸渍，又伤脾肺，无论后续症状及病机如何变化，病本均由脾胃虚弱，又被湿热所侵，因此治疗都应以调理脾胃为主，

充分体现了东垣先生治病求本的思想，治疗用药方面也体现了"多多益善"的特色。

【原文】

如心下痞闷，加黄连二分或三分。

如胃脘当心痛，减大寒药，加草豆蔻仁五分。

如胁下痛或缩急，加柴胡二分或三分。

如头痛，目中溜火，加黄连二分或三分，川芎三分。

如头痛，目不清利，上壅上热，加蔓荆子、川芎以上各三分，藁本、生地黄以上各二分，细辛一分。

如气短，精神如梦寐之间，困乏无力，加五味子九个。

【讲解】

如果胃脘部痞闷不舒，黄芪人参汤加黄连二分或者三分。

如果胃脘部近心窝处疼痛，应减去黄芪人参汤中的大寒性质药物，加草豆蔻仁五分。

如果两胁下痛或拘急收缩，黄芪人参汤加柴胡二分或三分。

如果头痛，眼冒火花，黄芪人参汤加二分或者三分黄连、三分川芎。

如果头痛，双目昏蒙，视物不清，是热邪上壅，加蔓荆子、川芎各二分，藁本、生地黄各二分，细辛一分，以疏风散热，清利头目，行气止痛。

如果呼吸气短，精神恍惚如睡意朦胧，乏困无力，黄芪人参汤加五味子九个。

东垣先生喜用黄连治疗心下痞满，理论源头是《伤寒论》中的泻心汤类方。《东垣试效方》云："仲景立泻心汤数方，皆用黄连以泻心下之土邪，其效如响应桴。"此外，东垣先生认为胃痛多为寒邪侵犯所致，又云："夫心胃痛及腹中诸痛，皆因劳役过甚，饮食失节，中气不足，寒邪乘虚而入克之，故卒然而作大痛。"故胃脘当心痛时药减去大寒药，加入温中行气止痛的草豆蔻，《汤液本草》载其："《珍》云：益脾胃，去寒。""《象》云：治风寒客邪在胃口之上，善去脾胃客寒。"

【原文】

如大便涩滞，隔一二日不见者，致食少，食不下，血少，血中伏火而不得润也，加当归身、生地黄、麻子仁泥以上各五分，桃仁三枚，汤泡去皮尖，另研。如大便通行，所加之药勿再服。

如大便又不快利，勿用别药，少加大黄煨 [1]，五分。

如不利者，非血结血秘 [2] 而不通也，是热则生风，其病人必显风证，单血药不可复加之，止常服黄芪人参汤药，只用羌活、防风以上各五钱，二味㕮咀，以水四盏，煎至一盏，去相，空心服之，其大便必大走 [3] 也，一服便止。

【注释】

[1] 煨：炮制药物的一种方法。指利用湿面粉或湿纸包裹药物，置于热火灰中加热至面或纸焦黑为度，可减轻药物的烈性或者毒副作用。

[2] 血结血秘："结"通劫，劫夺之意。血结意即血虚。"秘"通闭，血秘即血闭之意。血结血秘即血虚津亏所致的大便秘结。

[3] 大走：形容大便通畅。

【讲解】

如果大便艰难，滞涩不畅，一二日不见大便，导致饮食减少或进食不下，血虚，这是因为血中有伏火耗伤阴液而且不能滋润肠道，应在黄芪人参汤中加当归身、生地黄、麻子仁泥各五分，泡后去皮的桃仁三枚，以活血润肠通便。服药后若大便畅行，则上述所加之药不必再服。

如果大便仍不通利，不要再加其他药物，只需加煨大黄五分即可通腑导滞。

如果大便还不利者，这就并非是血虚血闭肠道失于濡润所致的大便不通，而是由于热盛生风，患者必定可以见到风的症状，单用养血润肠通便药物不能显效，还需停止常服用的黄芪人参汤。以羌活、防风此两味药各五钱，切成碎片，加水四盏，煎煮至一盏，去除药渣，空腹时服下，风药升清气，肠腑之风自去，则大便定能通畅，便下则停止服药。

东垣先生提出两个治疗大便不畅的方法，一是夏季暑热伤阴，肠道失于濡润，导致大便不畅，此时应当加润肠通便之品，若便秘较重，可在润下的基础上加用泻下药。但要注意，此类攻下药都只能暂时使用，见效及停药，以免伤及人体正气。二是气机不畅导致的便秘，这时需要使用风药升浮，气机畅则大便通。

【原文】

如胸中气滞，加青皮皮薄清香可爱者，一分或二分，并去白橘皮倍之，去其邪气。此病本元气不足，惟当补元气，不当泻之。

如气滞大甚，或补药大过，或 [1] 病人心下有忧滞郁结之事，更加木香、缩砂仁以上各二分或三分，白豆蔻仁二分，与正药 [2] 同煎。

如腹痛不恶寒者，加白芍药五分，黄芩二分，却减五味子。

【注释】

[1] 或：原无，据《济生拔萃》本补。

[2] 正药：即黄芪人参汤。

【讲解】

如果胸中气机阻滞，胀满痞闷，黄芪人参汤中加清香质佳的青皮一到二分，去白的陈皮加倍量，以疏肝健脾、祛其滞气。这种病本属中焦元气不足，应纯补元气，不宜使用泻药。

如果气滞较严重，或者补药使用太过，或者病人有情志忧郁结滞之事，再加木香、缩砂仁二至三分，白豆蔻仁二分，与黄芪人参汤同煎，以行气解郁。

如果腹痛但不恶寒的，加白芍药五分，黄芩二分，减去五味子，以防固涩敛邪。

《脾胃论》白话讲解

清代医家李延昰在《脉诀汇辨》中记载一则医案："给谏许霞城，悲郁之余，陡发寒热，腹中满闷。医者谓为外感风而内挟食也，余独以为不然。举之无浮盛之象，按之无坚搏之形，安在其内伤外感乎？不过郁伤中气耳。以补中益气加木香、白蔻，十剂而复其居处之常。"内伤脾胃，心下有忧滞郁结之事，症见寒热，即可用补中益气汤加木香、白蔻仁进行治疗。

【原文】

夫脾胃虚弱，过六七月间，河涨霖雨，诸物皆润，人汗沾衣，身重短气，甚则四肢痿软，行步不正，脚敧[1]，眼黑欲倒，此肾水与膀胱俱竭之状也，当急救之。滋肺气以补水之上源，又使庚[2]大肠不受邪热，不令汗大泄也。汗泄甚则亡津液，亡津液则七神[3]无所依。经云：津液相成，神乃自生。津者，庚大肠所主，三伏之义，为庚金受囚也。

【注释】

[1] 脚敧：敧，倾侧，歪斜。脚敧，脚软，站立不稳，欲仆倒的样子。

[2] 庚：天干第七位，配属五行属金；配属脏腑，为庚大肠；庚，古代亦为"三伏天"的代称。

[3] 七神：指五脏中藏的七种神态。《难经·四十三难》曰："五脏有七神……故肝藏魂，肺藏魄，心藏神，脾藏意与智，肾藏精与志。"

【讲解】

一般脾胃虚弱的患者，到了农历六、七月这段时间，阴雨绵绵，河水暴涨，万物湿润，湿气偏盛，兼之天气炎热，汗水沾湿了衣物，身体困重，短气乏力，严重者四肢痿软不用，行步不正，脚步偏斜，眼目黑蒙像要跌倒的样子，这是肾与膀胱虚竭的症状，宜尽快治疗。需采用滋益肺金的方法，此法不仅可以补充水之上源，又能保护大肠不受邪热的侵害，卫外得固，则不致大汗淋漓。如果汗出过多则亡津液，津液大量亡失则"七神"浮越无依。《素问·六节藏象论》指出：气血津液相辅相成，神的产生才有基础。津液是由庚金大肠阳明所主，三伏皆从庚日始，所以一年中最热的日子，即庚金收敛之时。

【原文】

若亡津液，汗大泄，湿令亢甚，则清肃之气亡，燥金受囚，风木无可以制，故风湿相搏，骨节烦疼，一身尽痛，亢[1]则害，承乃制是也。孙思邈云：五月常服五味子，是泻丙火[2]，补庚大肠，益五脏之元气。

【注释】

[1] 亢：极度、非常的意思。

[2] 丙火：丙指心，丙火指心火。

【讲解】

如果大汗出而致津液消亡，加之湿气主令当旺时，到秋季时燥金受到抑制，清肃之气不行，肺金则不能制约肝木，而致木旺生风，所以风湿之邪相互搏结，表现为骨节烦疼，全身疼痛，这就是"过极则害物，随即起而克制它"的道理。唐代医家孙思邈曾说过：五月常服五味子，可以通过泻小肠之火以泻心火，补大肠之气以益五脏元气。

《千金翼方》云：五味子，主益气，补不足，强阴，养五脏。孙真人《千金月令》云：五月常服五味，以补五脏之气。遇夏月季夏之间，困乏无力，无气以动，与黄芪、人参、麦冬，少加黄柏，煎汤服之，使人精神顿加，两足筋力涌出也。盖五味子之酸，辅人参，能泻丙火而补庚金，收敛耗散之气。

【原文】

壬膀胱之寒已绝于巳[1]，癸肾水已绝于午[2]，今更逢湿旺，助热为邪，西方、北方[3]之寒清绝矣。圣人立法，夏月宜补者，补天元之真气[4]，非补热火也，令人夏食寒是也。为热伤元气，以人参、麦门冬、五味子生脉。脉者，元气也；人参之甘，补元气，泻热火也；麦门冬之苦寒，补水之源，而清肃燥金也；五味子之酸以泻火，补庚大肠与肺金也。

【注释】

[1] 巳：十二地支之一，这里指时辰，巳时即早晨九点到十一点。

[2] 午：十二地支之一，这里同样指时辰，午时即中午十一点至十三点。

[3] 西方、北方：西方属金，五脏肺为金；北方属水，五脏肾为水。

[4] 天元之真气：指肺气。肺主呼吸之气，吐故纳新，摄取自然界中的清新空气，因此称作"天元真气"。

【讲解】

壬主膀胱寒水，受脾土制约，巳时脏腑经络气血流注于脾，不能注于脾则会导致脾的生理功能活动失常；癸主肾水，上济于心以制心火，午时气血应流注于心，不能注心气就会衰绝。肾与膀胱寒水独盛，加之遇到长夏湿气旺盛，湿助热盛为患，西方秋燥、北方寒水未到主令时节而其气已绝。因此，古代"圣人"立法，强调夏天应补，需要补真元之气，而不是助生体内的火热，让人们夏天吃寒凉的东西就是这个道理。为了防止火热耗伤元气，用人参、麦冬、五味子来"生脉"。脉的运行依靠元气的推动。人参味甘入脾，可补益元气，清泻火热；麦冬性寒味苦，补阴润燥以补益水之上源，从而清肃燥金之气，使其通行正常；五味子味酸以降泻火热，滋补肺与大肠的津液。

东垣先生在上文中主要论述了两个治疗方法，一是脾胃虚弱者，到六月、七月湿气偏盛，肾精和膀胱津液俱竭之时，需要滋补肺气以急救；二是夏季可以使用生脉散补益肺金，增强先天的元气。

【原文】

当此之时，无病之人，亦或有二证。或避暑热，纳凉于深堂大厦得之者，名曰中暑。其病必头痛恶寒，身形拘急，肢节疼痛而烦心，肌肤大 [1] 热无汗，为房屋之阴寒所遏，使周身阳气不得伸越，世多以大顺散^[2]主之是也。若行人或农夫，于日中劳役得之者，名曰中热。其病必苦头痛，发燥热，恶热，扪之肌肤大热，必大渴引饮，汗大泄，无气以动，乃为天热外伤肺气，苍术白虎汤^[3]主之。洁古^[4]云：动而得之为中热，静而得之为中暑。中暑者，阴证，当发散也；中热者，阳证，为热伤元气，非形体受病也。

【注释】

[1] 大：《济生拔萃》本作"火"。

[2] 大顺散：见《太平惠民和剂局方》。药物组成：杏仁、肉桂、干姜、甘草。原方主治冒暑伏热，引饮过多，脾胃受湿，水谷不分，清浊相干，阴阳气逆，霍乱呕吐，脏腑不调。

[3] 苍术白虎汤：即白虎加苍术汤，见《杂病源流犀烛》。药物组成：苍术、石膏、粳米、甘草。原方主治秋发寒疫，湿温，便清，足肿难移。

[4] 洁古：金代著名医家张元素，字洁古。易州（今河北易县）人，东垣先生的老师。

【讲解】

正当暑热天气，没病的人也易患两种疾病。为了避暑，在高堂深院中纳凉而受邪的，病名叫"中暑"。其表现为头痛恶寒，身体拘急，四肢关节疼痛，心烦，肌肤发热无汗，这是深堂大厦中阴寒之气闭郁阻遏，使得机体周身阳气不得舒展达表所致，医者治疗多选用大顺散以温散寒邪。如果是行旅之人或者农夫，因在暑天曝晒劳累而得病，病名为"中热"。其表现为头痛剧烈，燥热心烦，怕热，扪之肌肤发热，烦渴喜饮，大汗淋漓，困乏无力，少气懒言。这是由于暑天炎热，兼之劳作耗伤肺气，应该用苍术白虎汤以清暑热、化湿浊。张元素说："暑月中劳动所得的病为中热，为避暑纳凉而得的叫中暑。"中暑为阴证，应当用辛温发散的药物；中热为阳证，是暑热耗伤人体元气所致，不属形体受病类。

东垣先生在上文中论述了中暑、中热的病因病机、临床表现、治则治法、选方用药。提出中暑应当使用大顺散进行治疗，中热应当使用苍术白虎汤进行治疗。

部分医家认为东垣先生文中所述的头痛恶寒，身形僵硬，肢节疼痛而烦心，肌肤大热无汗，当属暑天伤寒，治疗宜清暑解表，而大顺散并非清暑解表之方，此处使用大顺散有待讨论。《医经溯洄集》中即指出："夫大顺散一方，甘草最多，干姜、杏仁、肉桂次之，除肉桂外，其三物皆炒者，原其初意，本为冒暑伏热，引饮过多。脾胃受湿，呕吐，水谷不分，脏腑不调所立……若以此药治静而得之之证，吾恐不能解，反增内烦矣，今之世俗，往往不明，类曰夏月阴气在内，大顺散为必用之药。吁！其误也，不亦甚欤！"

【原文】

若虚损脾胃，有宿疾之人，遇此天暑，将理失所 [1]，违时伐化 [2]，必困乏无力，懒语气短，气弱气促，似喘非喘，骨乏无力，其形如梦寐，朦朦如烟雾中，不知身所有也，必大汗泄。若风犯汗眼 [3]，皮肤必搐，项筋皮枯毛焦，身体皆重，肢节时有烦疼，或一身尽痛，或渴或不渴，或小便黄涩，此风湿相搏也。

【注释】

[1] 将理失所：调理不当之意。

[2] 违时伐化：指违背四时的客观规律，采取不适当的治疗措施。

[3] 汗眼：汗孔。

【讲解】

如果脾胃虚弱且有宿疾的人，遭遇暑热天，再兼生活调理失宜，违背四时生化的客观规律和天人相应的原则，必然出现困乏无力，少气懒言，呼吸无力而急促，似喘非喘，筋骨疲乏无力，精神恍惚，如坠梦中，朦胧似于烟雾中，视物不清，不知自己身处何方，这样必然会导致大汗、泄泻。大汗之后腠理空虚，倘若此时风邪侵犯皮肤的肌理汗孔，皮肤因怕冷而抽搐，项筋粗露，皮毛干焦憔悴，身体沉重，肢体关节烦疼，有时全身疼痛，口渴或不渴，或小便色黄不畅，这是风邪和湿邪相互搏结出现的症状。

【原文】

头痛或头重，上热壅盛，口鼻气短气促，身心烦乱，有不乐[1]生之意，情思惨凄，此阴胜阳之极也。病甚，则传肾肝为痿厥。厥者，四肢如在火中，为热厥；四肢寒冷者，为寒厥。寒厥则腹中有寒，热厥则腹中有热，为脾主四肢故也。若肌肉濡溃[2]，痹而不仁，传为肉痿证[3]。证中皆有肺疾，用药之人当以此调之。气上冲胸，皆厥证也。痿者，四肢痿软而无力也，其心烦冤不止。厥者，气逆也，甚则大逆，故曰厥逆。

【注释】

[1] 乐：原无，据《医统正脉》本补。

[2] 溃：校本同，疑为"渍"。

[3] 肉痿证：亦称脾痿。由于脾气热而致肌肉失养，或湿邪困脾，伤及肌肉所致。症见肌肉麻痹不仁，口渴，甚则四肢不能举动。

【讲解】

病人若头痛或者是头重，上焦火热壅盛，口鼻气息短促，心烦意乱，情绪悲观，忧愁伤感，这是阴盛胜阳的病变。如果病情持续加重，传变至肝肾，就会发为痿证和厥证。厥证有寒热之分，四肢灼热如在火中者为热厥；四肢寒冷则为寒厥。寒厥则腹中有寒，因为阳气虚弱，脾胃虚寒；热厥则腹中有热，为阴虚，脾胃虚热；而脾主四肢，因此主要表现为肌肉四肢的不同反应。如果湿邪为肌肉浸淫，闭阻经络，肌肤麻木不知痛痒，这就转变为肉痿证。以上病症中都有肺的症状，故医者遣方用药时应兼顾各种病理变化，据此调理。自觉有气从下上冲胸中，都属于厥证。痿证的定义是四肢肌肉痿软无力，兼有心中烦躁焦虑。厥证的主要特点是气机上逆，严重者会出现大逆而昏厥，故称厥逆。

【原文】

其厥痿多相须[1]也，于前已立黄芪人参五味子麦门冬汤中，每服加白茯苓二分，泽泻四分，猪苓、白术以上各一分。

如小便快利，不黄涩者，只加泽泻二分，与二术[2]上下分消其湿。

如行步不正，脚膝痿弱，两足敧侧者，已中痿邪，加酒洗黄柏、知母三分或五分，令二足涌出气力矣。

如汗大泄者，津脱也，急止之，加五味子六枚，炒黄柏五分，炒知母三分。不令妨其食，当以意斟酌。若妨食则止，候食进，则再服。三里、气街[3]，以三棱针[4]出血；若汗不减不止者，于三里穴下三寸上廉穴[5]出血。禁酒、湿面。

【注释】

[1] 相须：即相互影响之意。

[2] 二术：指白术、苍术。

[3] 气街：即足阳明胃经气冲穴，在腹股沟稍上方，当脐中下五寸，距前正中线二寸。

[4] 三棱针：即古代的锋针，现今名叫三棱针，针体圆，针尖呈三棱状，多用于点刺放血等。

[5] 三里穴下三寸上廉穴：即足阳明胃经的上巨虚穴，位于足三里穴下三寸处。

【讲解】

厥证和痿证的病理变化是相互影响的，治疗方法是在前面的黄芪人参五味子麦冬汤（即黄芪人参汤）中，每服药加白茯苓二分、泽泻四分、猪苓一分、白术一分。

如果小便通利，而无黄涩者，只需加泽泻二分，与白术、苍术分消上下湿邪。

如果行步不正，脚步歪斜，脚膝痿弱无力，两足倾侧的话，已成痿证，黄芪人参汤中再加黄柏、知母各三分或五分，以清利湿热并能苦寒坚阴，使两足产生力气，痿证得除。

如果汗出不止，津液即将脱竭，应急用止汗药，加五味子六枚、炒黄柏五分、炒知母三分以敛汗清热益阴。

但是使用以上药物时不能妨碍患者的饮食，药物用法用量应根据具体情况而定。如果影响到饮食就先停药，待能进食时再服药。可用三棱针在足三里穴及气冲穴点刺出血以治疗出汗；如果汗出仍不止者，可在上巨虚穴处点刺放血。在饮食上也应禁止酒和滋腻食物等助生湿热之品。

湿热下注所致之痿痹，东垣先生多用黄柏、知母，兼见小便不利者，更加泽泻。关于黄柏，《汤液本草》载："《象》云：治肾水膀胱不足，诸痿厥脚膝无力。于黄芪汤中少加用之，使两膝中气力涌出，痿即去矣……瘫痪必用之药。"《丹溪心法》载其："去肾经火，燥下焦湿，治筋骨软。"关于泽泻，《汤液本草》载："《象》云：除湿之圣药，治小便淋沥，去阴间汗。无此疾服之，令人目盲。"

东垣先生在上文中，主要论述了脾胃虚损，传变至肝肾，导致痿证、厥证的治疗方法。认为这两种疾病都应该以调理脾胃为主，主方是黄芪人参汤，临证时要根据患者的具体情况加减用药。

【原文】

夫痿者，湿热乘肾肝也，当急去之。不然，则下焦元气竭尽而成软瘫，必腰下不能动，心烦冤而不止也。若身重减，气不短，小便如常，及湿热之令退时，或所增之病气退者，不用五味子、泽泻、茯苓、猪苓、黄柏、知母、苍术、白术之药，只依本病[1]中证候加减，常服药亦须用酒黄柏二分或三分。如更时令，清燥之气大行，却加辛温泻之。若湿气胜，风证不退，眩运[2]麻木不已，除风湿羌活汤[3]主之。

【注释】

[1] 本病：指痿证。

[2] 眩运：即眩晕。眩指眼花，晕即头晕。重者如坐车船，天旋地转。《医碥》云："晕与运同，旋转也。所见之物，皆旋转如飞，世谓之头旋是也。"

[3] 除风湿羌活汤：东垣先生在《内外伤辨惑论》中也有除风湿羌活汤，主要用于治疗风湿相搏，一身尽痛。药物组成：羌活七分，

防风、升麻、柴胡以上各五分，藁本、苍术以上各一钱。

【讲解】

凡痿证，由湿热侵犯肝肾所致，当急去其湿热。否则湿热缠绵不去，下焦肝肾元气耗伤而出现软瘫，必会出现腰以下不能活动，心中烦闷焦虑不止。如果身体的沉重减轻无短气，小便正常，以及湿热季节过去时，或者湿热病气减退时，不再用五味子、泽泻、茯苓、猪苓、黄柏、知母、苍术、白术这些清热渗湿药，只需要根据痿证的证候进行加减即可。在治疗痿证的常用药中需要用到酒黄柏的，在季节改变、湿热不盛而凉燥之气盛行的情况下，反而要加辛温的药物以辛散肺气。如果湿邪偏盛，风证的表现如眩晕、四肢麻木无感等尚未消退，可改用除风湿羌活汤来治疗。

东垣先生在上文中，主要论述了脾胃虚弱，阴火湿浊下注所造成的痿证的病因病机和治则用方。

【原文】

除风湿羌活汤

羌活一两 防风去芦 苍术酒浸，去皮 黄芪以上各一钱 升麻七分 炙甘草 独活 柴胡以上各五分 川芎去头痛 黄柏 橘皮 藁本以上各三分 泽泻去须，一分 猪苓去黑皮 茯苓以上各二分 黄连去须，一分

上㕮咀，每服秤三钱或五钱，水二盏，煎至一盏，去柤，稍热服，量虚实施用。如有不尽证候，依加减法用之。

【讲解】

将除风湿羌活汤方中诸药切碎，每服称三钱或者五钱，加水两盏，煎煮至一盏，去除药渣，温服，根据病情虚实或者患者体质虚实酌情用量。如果还有尚未述及的证候，可随症加减用药。

除风湿羌活汤在内伤脾胃的基础上，暑天，湿气盛，症见头目眩晕、四肢麻木等"风向"，用除风湿羌活汤治疗是针对风湿为患所制定的处方。风为百病之长，善行数动，为阳邪；湿性重浊黏滞，性趋于下，为阴邪，易于阻遏气机，清阳不升发为眩晕，气血运行

不畅则肌肤麻木不仁。方中羌活、独活辛苦性温，以此两味药为主药，散除周身风湿以去麻木，舒利四肢关节而除痹痛；防风助其祛风胜湿之效，藁本为太阳经引经药，引药上巅顶；柴胡、升麻升发清阳以治眩晕；川芎活血行气，以上各药皆从各种途径以引风湿之邪从汗出而去；茯苓、猪苓、泽泻、苍术均为淡渗利湿药物，使湿邪从小便而去；上下分消清利湿热。黄芪、炙甘草、陈皮补气行气以利水，气旺则湿邪难留；再用少许黄连清中焦湿热，亦用其苦寒之性制约其余药物的辛温之性，防止湿热和淡渗之品劫阴液。从药物组成分析，除风湿羌活汤可以看作是羌活胜湿汤、苍术汤合补中益气汤去蔓荆子、人参、当归、白术加泽泻、猪苓、茯苓、黄连而成。羌活胜湿汤治疗风湿所致的肩背腰腿疼痛，苍术汤治疗湿热腰膝疼痛，补中益气汤治疗内伤脾胃。《内外伤辨惑论》中也有一方叫除风湿羌活汤，主治"风湿相搏，一身尽痛"。出现在补中益气汤后"四时用药加减法"中，《脾胃论》除风湿羌活汤也可以看作在补中益气汤基础上，另服《内外伤辨惑论》的除风湿羌活汤，类似两方合用为一方，这种两方合参的思路，有助于帮助理解东垣先生的组方用药手法。

除风湿羌活汤慎用于血亏津少的病症。方中虽有一些补益药物如黄芪之类，但总体还是以清利药物为主，所以它是一个针对风湿标实证而立的方子，但因脾虚所致的水肿、眩晕、四肢困重、甚则肌肤不仁的本虚证就不宜使用。

【原文】

夫脉弦洪缓，而沉按之中、之下得时一涩，其证：四肢满闷，肢节烦疼，难以屈伸，身体沉重，烦心不安，忽肥忽瘦，四肢懒倦，口失滋味，腹难舒伸，大小便清利而数，或上饮下便，或大便涩滞不行，一二日一见，夏月飧泄 [1]，米谷不化，或便后见血、见白脓，胸满短气，膈咽不通，或痰嗽稠黏，口中沃沫，食入反出，耳鸣耳聋，目中溜火，视物昏花，胬肉红丝 [2]，热壅头目，不得安卧，嗜卧无力，不思饮食，调中益气汤主之。

【注释】

[1] 飧泄：大便清稀，食谷不化（未消化的食物）。

[2] 胬肉红丝：即中医眼科的胬肉攀睛。此乃肺热壅盛，白睛怒胀如肉而起红丝，或痒或痛久之掩过瞳仁，可致失明。

【讲解】

如果脉象表现为弦而洪，洪中带缓，用力按时中、下部能察觉滞涩，其症可见：手足胀满，关节疼痛，难以屈伸，身体沉重，心烦不安，忽肥忽瘦，四肢倦怠无力，饮食没有滋味，腹部胀满难以舒伸，大小便通利但次数频繁，或是饮水就要小便，或是大便滞涩不畅，一两日一行，夏季可见完谷不化之泄泻，或便后见血和白脓，胸闷气短，咽、膈不利，吞咽困难，或咳痰黏稠，口中涎黏，饮食入胃便欲吐出，耳鸣耳聋，眼中热痛如火灼，视物昏花，眼中长胬肉或红丝，热气上壅头目，心烦不得安卧，嗜卧无力，不欲饮食，应当用调中益气汤治疗。

【原文】

调中益气汤

黄芪一钱 人参去芦头，有嗽者去之 甘草 苍术以上各五分 柴胡一味为上气不足，胃气与脾气下溜[1]，乃补上气，从阴引阳[2]也 橘皮如腹中气不得运转，更加一分 升麻以上各二分 木香一分或二分

上件剉麻豆大，都作一服，水二大盏，煎至一盏，去柤，带热，宿食消尽服之。宁心绝思，药必神效，盖病在四肢血脉，空腹在旦是也。

【注释】

[1] 溜：通"流"。

[2] 从阴引阳：上与下，上为阳，下属阴。中气下陷的病症，用柴胡自下焦向上，升举阳气，谓之"从阴引阳"。

【讲解】

黄芪一钱，人参去芦头，咳嗽者不用，甘草、苍术各五分；柴

胡对清气不升，脾胃中气下陷者，有自下而上，补气升阳的作用，如腹中气机运转不畅，陈皮再加一分，升麻及以上药物各二分，木香一分或二分。

以上诸药一起切碎如麻豆大小，为一剂，加水两大盏，煎煮至一盏，除去药渣，于空腹时温服。同时应宁心静思，保持心情舒畅，有助于发挥药效。由于病在四肢血脉，清晨空腹服用可使药至病所。

东垣先生针对脾虚和湿胜这两个致病因素，提出了很详细的论述，脾虚运化失职可以生湿，湿困脾之气机又会影响脾的运化功能，从而再次加重脾湿，两者既是原因，又是结果，矛盾对立，还能相互转化。因此治疗过程中湿邪是不可忽视的，因为脾脏喜燥恶湿，湿去则中焦气机可调，脾胃功能可复，所以为达到调中益气的目的，创制了调中益气汤，不仅注重于扶正，更强调祛湿。

调中益气汤，主要用于治疗脾虚湿困，消化功能紊乱，气机升降失常，谷气下流，阳气下陷之证，以肢节烦疼，身体沉重，口中味淡，不欲饮食，咳痰黏稠，口吐涎沫，神疲嗜睡，目眩耳鸣，肠鸣腹泻，完谷不化等为辨证要点。方中仍然沿用了补中益气汤中的甘温三味：黄芪、人参、甘草，以补益中焦元气；柴胡、升麻协助参、芪以升举下陷之清阳；苍术健脾燥湿，理气调中；陈皮行气健脾，燥湿化痰；湿邪为患，性易趋下，阻遏气机，再加少许木香以通腑行气。脾胃气虚当补中，升降失司当升清降浊，阳气不布、湿阻经络四肢当升清祛湿通络，内生阴火当泻阴火。诸药合用，补中、升清、降浊、祛湿、泻阴火，病则愈。

《医宗金鉴·杂病心法要诀》："调中益气汤亦治内伤。清气下陷，浊气上乘，清浊相干而兼湿热者，故二便不调，飧泄脓血也。""内伤之病，脾胃元气一虚，四脏失其调和，所以五脏之脉，交相混见，故肝弦、心洪、脾缓之脉反见于上。按之沉涩，肺脉反见于下也。"此方对应的症状相对复杂，不易做到方证对应，需要先把握关键病机，再行处方治疗。

此论段均有一个共同的病机：脾胃元气不升，清阳下陷，也提出了治疗大法——升阳益气，创制了黄芪人参汤、除风湿羌活汤、调中益气汤，并阐述了这三首方剂在临床上的加减应用。

【原文】

如时显热躁，是下元阴火蒸蒸发也，加真生地黄二分，黄柏三分，无此证则去之。

如大便虚坐不得[1]，或大便了而不了[2]，腹中常逼迫，血虚血涩也，加当归身三分。

如身体沉重，虽小便数多，亦加茯苓二分，苍术一钱，泽泻五分，黄柏三分，时暂从权而祛湿也，不可常用，兼足太阴已病，其脉亦络于心中，故显湿热相合而烦乱。

【注释】

[1] 大便虚坐不得：欲大便却解不出。

[2] 大便了而不了：大便之后，仍有便意。

【讲解】

如果有时出现燥热的症状，这是下焦肝肾阴火上炎之证，应在调中益气汤中加生地黄二分、黄柏三分，以退虚热。没有燥热症状的话就不用加这两味药。

如果大便是久坐不得出，或解便后仍有便意，腹胀，有紧缩压迫感，这是血虚血涩的表现，应在调中益气汤中加当归身三分，以养血通便。

如果身体沉重，虽然小便频数，也需加茯苓二分、苍术一钱、泽泻五分、黄柏三分于调中益气汤中，以清利湿热，然而这种方法只是暂时的权宜之策，中病即止，不能经常使用。此处兼有足太阴脾湿的病变，而足太阴脾经又流注于心中，湿邪引动心火，所以表现出湿热扰动心神而烦乱的症状。

【原文】

如胃气不和，加汤洗半夏五分，生姜三片；有嗽，加生姜、生地黄二分，以制半夏之毒。

如痰厥[1]头痛，非半夏不能除，此足太阴脾所作也。

如兼躁热，加黄柏、生地黄以上各二分。

如无以上证，只服前药。

【注释】

[1] 痰厥：《医林绳墨·厥》曰："有痰厥者，痰气妄行于上，咳嗽连续不已，气急喘盛，坐不得卧，以致上盛下虚而作厥也，名之曰痰厥。"

【讲解】

如果胃气不和，调中益气汤中加汤洗半夏五分、生姜三片以和胃降逆止呕；若兼有咳嗽，则加生姜、生地黄各二分，生姜可抑制半夏的毒副作用。

如果痰气上逆而致的头痛，这是因为足太阴脾失健运，进而湿浊内生所引起，用半夏化痰降逆最为合适。

如果兼有燥热症状，加黄柏、生地黄各二分以滋阴清火。

若是没有以上各种症状，就不需加减用药，用原方即可。

【原文】

如夏月，须加白芍药三分；如春月，腹中痛，尤宜加。

如恶热而渴，或腹痛者，更加芍药五分，生黄芩二分。

如恶寒腹中痛，加中桂[1]三分，去黄芩，谓之桂枝芍药汤[2]，亦于前药中加之同煎。

如冬月腹痛，不可用芍药，盖大寒之药也。只加干姜二分，或加半夏五七分，以生姜少许制之。

如秋冬之月，胃脉四道[3]为冲脉所逆，并胁下少阳脉二道[4]而反上行，病名曰厥逆。《内经》曰："逆气上行，满脉去形。"明七神昏绝，离去其形而死矣，其证气上冲咽不得息，而喘急有音，不得卧，加吴茱萸五分或一钱五分，汤洗去苦，观厥气多少而用之。

如夏月有此证[5]，为大热也，盖此病随四时为寒热温凉也。宜以酒黄连、酒黄柏、酒知母各等分，为细末，热汤为丸，梧桐子大，每服二百丸，白汤[6]送下，空心服。仍多饮热汤，服毕少时，便以美饮食压之，使不令胃中留停，直至下元，以泻冲脉之邪也。大抵治饮食劳倦所得之病，乃虚劳七损[7]证也，当用温平，甘多辛少之药治之，是其本法也。

如时上见寒热，病四时也，又或将理不如法，或酒食过多，或辛热之食作病，或寒冷之食作病，或居大热大寒之处益其病，当临时制宜，暂用大寒大热治法而取效，此从权也，不可以得效之故而久用之，必致难治矣。

【注释】

[1] 中桂：桂枝去皮。

[2] 桂枝芍药汤：《三因极一病证方论》载：桂心，白芍。治太阴伤风，自汗咽干，腹胀满，四肢倦怠，手足自温，其脉弦大而缓者。

[3] 胃脉四道：足阳明胃经从头面部下来后，入缺盆部；缺盆部直行的经脉经乳头，向下挟脐旁，进入少腹两侧气冲穴。气冲穴又名气街。街，是经气四通的道路。

[4] 少阳脉二道：足少阳经脉循行分布于两胁，出于气街。

[5] 此证：指厥逆证。

[6] 白汤：白开水。

[7] 七损：有关七损，说法不一。《难经·十四难》将其归为五损：一损，损于皮毛，皮聚而毛落；二损，损于血脉，血脉虚少，不能荣于五脏六腑；三损，损于肌肉，肌肉瘦削，饮食不能荣于肌肤；四损，损于筋，筋缓不能自收持；五损，损于骨，骨痿不能起于床。《玉房秘诀》曰：七损，一损曰绝气，二损曰溢精，三损曰夺脉，四损曰气泄，五损曰机关厥伤，六损曰百闭，七损曰血竭。《天下至道谈》曰：七损，一曰闭，二曰泄，三曰竭，四曰勿，五曰烦，六曰绝，七曰费。

【讲解】

如果在夏月见此病，需用调中益气汤时，方中必加白芍药三分，以平肝泻火；如果是春季，肝木盛的季节见此证，更要加白芍药，用以柔肝止痛。

如果怕热口渴，腹中疼痛，更需加上芍药五分、生黄芩二分，用以清热止痛。

如果恶寒而腹中疼痛，加去皮桂枝以温脾止痛，再去掉苦寒的黄芩，则谓之桂枝芍药汤，也与加白芍的调中益气汤同煎。

如果在气候寒冷的冬日出现腹痛，不可以用芍药，因芍药性寒之故，会加重腹痛。可加干姜二分，以温中散寒，或加半夏五至七分以温中止痛，再加少许生姜来制约半夏的毒性。

足阳明胃经的气街是四通的道路，足少阳经脉循胁肋，出气街。冲脉隶属于阳明，在秋冬季节，冲脉的厥气挟胃经经脉上逆，足少阳胆经也受冲脉厥气的影响而上逆，所发生的疾病叫作"厥逆"。《内经》中提到："厥气上行，邪气充盛充斥脉体，神气浮越，去离形骸。"正常的精神思维活动被破坏而混乱欲绝，如神气游离于形骸则死。其证表现为有气上冲咽喉，呼吸失常而喘息，不能平卧。方中可加吴茱萸五分或一钱五分，用水洗后以减轻苦味，观察厥逆之气的轻重来确定剂量以平冲降逆。

如果夏天患了厥逆证，是大热所致。因为这种病随四时阴阳的消长而出现寒、热、温、凉的差异，因此，治疗病症时也应根据所处节令的不同来决定用药的寒热温凉之性。所以夏天有此病者，宜用酒黄连、酒黄柏、酒知母各等分，一起研成细末，用热汤和成丸剂，大小如梧桐子，每次用白开水空腹温服两百丸。饮药后仍需多饮热水，稍待片刻后，再用营养美味的食物把药丸压下去，使药不能在胃中久留，直达下焦，以泻冲脉邪气。凡是由饮食、劳倦所致的疾病，多属于"虚劳"及"七损"之类的病症，治疗应当用性味温平，甘多辛少的药物，这是基本大法。

如果因四时外感而恶寒发热，应明辨感邪时令，还应判断是否因调理不当，或酒食过多，或过食辛热致病，或过食生冷致病，或居处过热或过寒而发病，治病要因时制宜，可暂时用大寒、大热的药物来取效，但这只是权宜之法，不能因取得了疗效而长期应用此类药物，否则必将损耗人体正气而难以救治。

东垣先生在上文中，主要阐述了调中益气汤的药物组成、主治病症以及药物加减运用。阐明了调中益气汤主要用于治疗脾虚湿困，谷气下流，阳气下陷导致的消化功能失调。

【原文】

《黄帝针经》云：从下上者，引而去之。上气不足，推而扬之 [1]。盖上气者，心肺上焦之气，阳病在阴，从阴引阳，宜以入肾肝下焦之药，引甘多辛少之药，使升发脾胃之气，又从而去其邪气于腠理皮毛也。又云：视前痛 [2] 者，常先取之，是先以缪刺 [3] 泻其经络之壅者，为血凝而不流，故先去之，而后治他病。

【注释】

[1] 上气不足，推而扬之：《黄帝内经太素》曰："上气不足，谓膻中气少，可推补令盛。扬，盛也。"张景岳曰："推而扬之，引致其气，以补上也。"

[2] 痛：杨上善《黄帝内经太素》和张志聪《黄帝内经灵枢集注》，注释《灵枢》都认为，"痛"当作"病"。

[3] 缪刺：又称交经缪刺，指左侧有病取右侧穴，右侧有病取左侧穴的交叉刺法。

【讲解】

《灵枢》说：病变从下部上行的，治疗应用引邪外出之法。上气不足的病症，宜用补气升阳的方法治疗。此处所说的"上气"，即上焦心肺的清气。若心肺阳分之病是因下焦阴分而病，则当从阴分而引阳气上行。宜选用入下焦肝肾的药物，引味为甘多辛少的药物，以升发脾胃之水谷精气，从而发散侵犯皮肤、腠理的表邪。《灵枢》又指出，审察最开始疼痛的部位，应先在该处行针刺治疗，用刺法治疗其脉络的壅滞，左病刺右，右病刺左，使血脉流畅，经络通行，然后再治疗其他病变。

东垣先生在上文中借用针刺之道，阐述用药之理，从而阐明为何要使用甘多辛少之药以补中升清的道理。

长夏湿热胃困尤甚用清暑益气汤论

【提要】

本论从伤暑和骨痿的病因病机出发，阐述了暑湿之气困伤脾胃元气的作用机制，并顺势提出清暑益气汤针对暑湿之气致病的治疗作用机制和临床加减变化，分析了暑与湿、湿与燥、阴火与元气在疾病发生及转归过程中的矛盾。清暑益气汤是东垣先生治疗元气本虚又伤于暑湿的代表方剂。方剂体现了扶正与祛邪并重的特点，此外还提出了六条变法，既反映了东垣先生用药的灵活性，又提出了益元气与泻阴火的施治规律。

【原文】

《刺志论》云：气虚身热，得之伤暑，热伤气故也。《痿论》云：有所远行劳倦，逢大热而渴，渴则阳气内伐，内伐则热舍于肾。肾者，水脏也。今水不能胜火，则骨枯而髓虚，足不任身，发为骨痿。故《下经》[1]曰：骨痿者，生于大热也。此湿热成痿，令人骨乏无力，故治痿独取于阳明[2]。

【注释】

[1]《下经》：古医书名，已佚。

[2] 治痿独取于阳明：阳明属胃，主受纳水谷，化生精微，濡养全身，滋润宗筋。而阳明经脉总汇于宗筋，宗筋起约束骨节而使关节滑利的作用。痿证多因阳明经脉不足使宗筋松弛所致，故有此说法。

【讲解】

《素问·刺志论》说：气虚的人在暑热天发热，病由伤暑所致，是暑热伤气的缘故。《素问·痿论》中又说：旅途中过于劳累，又逢天气炎热而口渴，口渴是因为暑热内侵，体内津液耗伤，气随汗泄，热邪乘虚侵入肾脏；肾为水脏，肾水不胜邪火，精气亏耗而骨髓空虚，两足痿软而不能支撑身躯，发展为骨痿证。所以，《下经》

《脾胃论》白话讲解

说：骨痿产生于大热耗伤精气，湿热壅蒸，宗筋失润，使人骨枯无力，故治疗痿证应该独取阳明。

东垣先生在上文中，主要阐述了两方面的内容，一是伤暑的病因和临床表现；二是骨痿的病因病机、临床表现、治则治法。文中的骨痿又称肾痿，是由于肾受邪热所扰，导致阴精损耗，肾主骨生髓，肾精不足则骨失其用，临证可见足不任身，骨软无力。治疗时应独取阳明。

【原文】

时当长夏，湿热大胜，蒸蒸而炽，人感之多四肢困倦，精神短少，懒于动作，胸满气促，肢节沉疼；或气高而喘，身热而烦，心下膨痞，小便黄而数，大便溏而频，或痢出黄如糜，或如泔色[1]；或渴或不渴，不思饮食，自汗体重；或汗少者，血先病而气不病也。其脉中得洪缓，若湿气相搏，必加之以迟。迟，病虽互换少差[2]，其天暑湿令则一也。宜以清燥之剂治之。

【注释】

[1] 泔色：淘米水色。

[2] 互换少差：病情的转变稍有差异。

【讲解】

正当长夏季节，湿热旺盛，热气蒸蒸似火烤状，人体感受这种邪气多表现为四肢困倦，精神不振，懒于动作，胸部满闷，呼吸气促，肢体关节沉重酸痛。或是气逆而喘，身热烦躁，心下痞胀、膨隆，小便色黄而频数，大便溏薄而次数多，或是下痢色黄如米粥样，或者像淘米水；口渴或不渴，不欲饮食，自汗出，身体沉重；或汗出较少，这是血先受病而气没有受病的表现。脉象可见洪大而缓，如果血气相搏，必然兼见迟脉。虽然病情转变稍有差异，但其天气属实当令的致病因素是一致的。治疗应选用清暑燥湿之剂。

【原文】

《内经》曰：阳气者，卫外而为固也，炅[1]则气泄。今暑邪干卫，

134

故身热自汗，以黄芪甘温补之为君；人参、橘皮、当归、甘草，甘微温，补中益气为臣；苍术、白术、泽泻，渗利而除湿；升麻、葛根，甘苦平，善解肌热，又以风胜湿也。湿胜则食不消而作痞满，故炒曲甘辛，青皮辛温，消食快气；肾恶燥，急食辛以润之，故以黄柏苦辛寒，借甘味泻热补水；虚者滋其化源，以人参、五味子、麦门冬，酸甘微寒，救天暑之伤于庚金为佐。名曰清暑益气汤。

【注释】

[1] 炅：日光。文中为天热之意。

【讲解】

《素问·生气通天论》中说：阳气有抵御外邪，坚固肌表的生理作用；《素问·举痛论》中提到：热则卫气外泄。现在暑邪侵犯卫表，使卫外不固，所以出现身热、自汗，以黄芪甘温补气为君药；人参、陈皮、当归身、甘草，味甘性微温，补中益气为臣药；苍术、白术、泽泻，淡渗利湿；升麻、葛根，甘辛平，善于解肌清热，又因祛风可以胜湿；湿胜则脾运失司，进食不化而出现脘腹部痞闷，所以用炒曲甘辛，青皮辛温，消食导滞，舒利气机；肾恶燥，应当急用味辛的药物滋润，所以用辛苦寒的黄柏借助参、芪等甘味药泻火热以补水；肾虚行使补法，应当滋养生化之源，用人参、五味子、麦冬，酸甘微寒，以救治暑热伤犯庚金大肠。上药组方，名为清暑益气汤。

【原文】

清暑益气汤

黄芪汗少减五分 苍术泔浸[1]，去皮 升麻以上各一钱 人参去芦 泽泻 神曲炒黄 橘皮 白术以上各五分 麦门冬去心 当归身 炙甘草以上各三分 青皮去白，二分半 黄柏酒洗，去皮，二分或三分 葛根二分 五味子九枚

上件同㕮咀，都作一服，水二大盏，煎至一盏，去粗，大温服，食远。剂之多少，临病斟酌。此病皆由饮食劳倦，损其脾胃，乘天暑而病作也，但药中犯泽泻、猪苓、茯苓、灯心、通草、木通，淡[2]渗利小便之类，皆从时令之旺气，以泻脾胃之客

邪 [3]，而补金水之不及也。此正方已是从权而立之，若于无时病湿热脾旺之证，或小便已数，肾肝不受邪者误用之，必大泻真阴，竭绝肾水，先损其两目也，复立变证加减法于后。

【注释】

[1] 泔浸：泡在淘米水中。

[2] 淡：原作"澹"，据《济生拔萃》本改。

[3] 客邪：指湿热病邪。

【讲解】

清暑益气汤方中诸药切碎混匀，为一服，加水两盏，煎煮至一盏，去除药渣，空腹热服，饭后较长时间再服用。剂量多少，临证根据具体病情灵活决定。

这种病都是由于饮食不节、劳倦过度，损伤脾胃，又遇天暑乘袭而发作。暑伤元气，卫外不固，处方中不宜犯泽泻、猪苓、茯苓、灯心草、通草、木通淡渗利小便重伤津液的药禁。之所以使用这类淡渗利湿药是顺从暑湿时令，以泻脾胃客邪，使湿热去，脾运化正常，从而达到补肺益肾之效。清暑益气汤已经是权衡各方面情况而制定的方剂，若是未感受时令湿热，且脾运及胃纳均正常之人，或者小便次数虽多，但湿热没有侵犯肝肾之人误用了上述淡渗利湿药物，必然大伤肝肾真阴，使肾精耗竭，进而影响双目视物功能。所以再次订立变证的加减方法在后。

此节名曰"长夏湿热胃困尤甚用清暑益气汤"，可看出"长夏湿热"为清暑益气汤之病因，胃困尤甚为清暑益气汤之病本，病本遇病因，致使病本愈加不足，两害相犯，人即发病，东垣先生针对这种情形制定了清暑益气汤来治疗。前文提起"伤暑""骨痿"，其病多因湿热伤气，后所述种种症状，虽其表现各不一致，诸如：四肢困倦，神疲乏力，胸满气促，肢节沉重，心烦身热，不欲饮食，小便黄数，大便稀溏，甚则色如米泔等之症，然究其病因，不过脾胃元气先虚，暑湿之邪乘虚而入，耗气伤津之故，东垣先生综合舌脉，顾全虚实两端，针对元气本虚、伤于暑湿两方面的矛盾，定清暑益气汤。《素问·标本病传论》有云"间者并行",强调在扶正的同时,不能忽略祛邪,故东垣先生方中以黄芪、人参、甘草甘温益气,补足中焦元气;湿热外入,选用白术、苍术、泽泻之类健脾燥湿,淡渗消暑;其中,黄芪、苍术各用一钱,共为主药,体现了扶正与祛邪并重的特点;气虚湿热致升降失常,用升麻、葛根、炒神曲、青皮升清降浊畅中,此外,葛根尚有生津之效;黄柏配合二术及泽泻,祛湿热,泻阴火;且暑气易于耗气伤阴,用五味子、麦冬配合人参益气养阴敛汗,取"生脉散"之方义。益气阴,祛湿热,复升降,共奏益气生津,除湿清热之效。

此外,在清暑益气汤基础上,又有因时、因地加减用药,各有变法,反映了东垣先生用药的灵活性,也着重提出益元气与泻阴火的施治原则。"泻火益肺气,助秋损也"一则,也体现了未病先防,已病防变的思想,对临床施治有重要的指导意义。

清代温病学派著名医家王孟英在其著作《温热经纬》中亦记载一传世名方:清暑益气汤,此方由两部分组成。一是以西瓜翠衣、荷叶梗、黄连、知母、竹叶清热祛暑,二是以西洋参、麦冬、石斛、粳米、甘草益气生津;功用清暑益气、养阴生津;主治外感暑热、气津两伤证;以身热汗多、心烦口渴、体倦少气、脉象虚数为辨证要点。东垣先生在《脾胃论》中所记载的清暑益气汤与王氏之方同名异物,方用白术、苍术健脾燥湿,黄芪、当归益气养血,人参、麦冬益气生津,陈皮、青皮行气化湿,黄柏清热燥湿,升麻解表透热、升举脾阳,神曲消食和胃,炙甘草益气和中;功用清暑益气、健脾燥湿;主治素体气虚,感受暑湿证;以身热自汗、四肢困倦、食少便溏、苔腻脉虚为辨证要点。二方均治暑病兼气虚之证。但王氏清暑益气汤为外感暑热,气津两伤证;李氏清暑益气汤为素体气虚,感受暑湿证。王氏所创立的清暑益气汤主要用于治疗外感病,李氏所创立的清暑益气汤主要用于治疗内伤病,临证选方时切记不可混淆。

【原文】

心火乘脾，乃血受火邪，而不能升发，阳气伏[1]于地中[2]；地者，人之脾也。必用当归和血，少用黄柏以益真阴。

脾胃不足之证，须少用升麻，乃足阳明、太阴引经之药也。使行阳道，自脾胃中右迁[3]，少阳行春令，生万化之根蒂也。更少加柴胡，使诸经右迁，生发阴阳之气，以滋春之和气也。

【注释】

[1] 伏：原作"复"，据《济生拔萃》本改。

[2] 地中：指脾。脾为土藏。

[3] 右迁：从阴引阳地使脾胃下陷的清阳之气右升上注于肺。

【讲解】

心火乘脾，属母病及子。脾受侵侮，灼伤阴血，运化失职，清阳之气伏于脾土之中，不能升发。五行中，脾属土，地指人体的脾脏。必须用当归养血和血，并用少许黄柏清湿热、泻火毒以存真阴。

脾胃虚弱不足证，必须用少许升麻为足阳明、足太阴两经的引经药，使脾虚下陷之阳气归于阳道，使阳气右升上注于肺中，少阳主行春令升发阳气，是生化万物的根本，再稍加柴胡，引少阳脉气上行，以协助脾胃等经升发阳气。清阳升，浊阴降，整个过程就像滋生春令温和之气，万物生机勃然。

东垣先生在上文中主要阐述了脾胃内伤，升降浮沉异常，气机斡旋失司，一方面气盛伤阴，可导致血少，故血病；另一方面气盛可化生阴火，灼伤阴液。故东垣先生使用当归养血活血，使用黄柏清泻阴火，二药并用以治其标；同时使用升麻、柴胡以升发清阳，恢复脾胃升降之性以治其本。

【原文】

脾虚，缘心火亢甚而乘其土也；其次肺气受邪，为热所伤，必须用黄芪最多，甘草次之，人参又次之，三者皆甘温之阳药也。脾始虚，肺气先绝，故用黄芪之甘温，以益皮毛之气而闭腠理，不令自汗而损其元气也；上喘、气短、懒语，须用人参以补之；心火乘脾，须用炙甘草以泻火热，而补脾胃中元气，甘草最少，恐资满也。若脾胃之急痛，并脾胃太虚，腹中急缩，腹皮急缩者，却宜多用之。经云：急者缓之。若从权，必加升麻以引之，恐左迁之邪[1]坚盛，卒不肯退，反致项上及臀尻[2]肉消而反行阴道，故使引之以行阳道，使清气之出地，右迁而上行，以和阴阳之气也。若中满者，去甘草；咳甚者，去人参；如口干嗌[3]干者，加干葛[4]。

【注释】

[1] 左迁之邪：正常情况下脾气宜升，胃中浊阴宜降。胃中浊阴不降称左迁之邪。

[2] 尻：指臀部。也有指尾骶部。

[3] 嗌：咽喉。

[4] 干葛：即干燥的葛根。

【讲解】

脾虚，是由于心火亢盛侵侮脾土；或是心火邢金，肺受火灼，肺气受伤，必须重用黄芪，甘草次之，人参又次之，三味药都是甘温补气的阳药。脾虚，不能将水谷精微物质上输于肺，因此肺气先绝，所以用黄芪甘温补益肺卫，补肺气以固护腠理，不让自汗过多而损耗元气。上逆气喘气促，少气懒言，需用人参大补元气，补脾益肺。心火侵侮脾土，需用炙甘草泻火热而补益脾胃元气。甘草用量最少，避免出现甘味过盛而生胀满的副作用。如果素体脾胃虚弱，又发生急性腹痛，腹中拘急挛缩，腹肌紧张，甘草就应多用，以缓急止痛。《素问·至真要大论》说：病急者用药缓解其急迫。如果从权衡辨证施治的角度考虑，必须加升麻从阴引阳，以防胃中浊气坚盛不能降泄，短时间内不易消退，阳气易反下陷于阴道，所以用升麻引导其行于阳道，使阴阳之气和谐。如果脘腹胀满，去掉甘草；咳嗽厉害的，去掉人参；口干、咽干的，加葛根解热生津。

《脾胃论》白话讲解

【原文】

脾胃既虚，不能升浮，为阴火伤其生发之气，营血大亏，营气伏于地中[1]，阴火炽盛，日渐煎熬，血气亏少；且心包与心主血，血减则心无所养，致使心乱而烦，病名曰悗[2]；悗者，心惑而烦闷不安也。是清气不升，浊气不降，清浊相干，乱于胸中，使周身气血逆行而乱。《内经》云：从下上者，引而去之。故当加辛温、甘温之剂生阳，阳生则阴长。已有甘温三味[3]之论。或曰：甘温何能生血，又非血药也？曰：仲景之法，血虚以人参补之，阳旺则能生阴血也，更加当归和血，又宜少加黄柏，以救肾水。盖甘寒泻热火，火减则心气得平而安也。如烦乱犹不能止，少加黄连以去之，盖将补肾水，使肾水旺而心火自降，扶持[4]地中阳气矣。

【注释】

[1] 地中：此处指下焦肝肾。

[2] 悗：烦闷不安。

[3] 甘温三味：指黄芪、人参、炙甘草这三味味甘性温的药物。

[4] 扶持：维护。

【讲解】

脾胃已经虚弱，不能够升发清阳之气，是由于下焦阴火伤到脾胃，致使营气、卫气化源不足，从而导致营血亏虚，营气伏于下焦肝肾，营血愈亏，阴火炽盛，阴火煎熬阴血，血气更亏。且心包与心均主血脉，血亏则心失所养，神无所依而心烦意乱，病名叫做悗；悗指心中惑乱，烦闷不安。这种病是由于脾胃生理功能失常，清阳之气不能上升，浊阴之气不能下降，清浊相互干扰，乱于胸中，使得全身经脉气血运行逆乱。《灵枢·官能》说：病从下而上的，应当引清气上行以祛邪，所以应当加辛温和甘温的药物助阳气升发，阳气的生理功能正常，就能促进阴血的生长。前面已经提出用黄芪、人参、炙甘草甘温益气的说法。或许有人会问，甘温益气的药物怎么能够生血呢？它并不是血分药。张仲景的方法是，血虚用人参来补阳益气，阳气旺就能促使阴血的生长，更要加上当归和血。又可加少量黄柏以泻阴火，补肾水，因为甘寒之药可以清热泻火，火热得泻，心神无扰则心平气和，神自安宁。如果心中烦乱仍不能停止，可以加少量黄连以补肾水，因为泻心火可以采取补肾水的方式，肾水上济于心则心火自然得降，扶持脾胃中的阳气，使阳升阴降，阴阳协调。

东垣先生认为脾胃气虚是导致清阳升发障碍的直接原因，而清阳升发障碍又会促进阴火的产生，阴火炽盛又会反过来耗伤脾胃元气，从而形成一个恶性循环。治疗时东垣先生善用甘温除大热之法。以甘温三味作为基础用药，《汤液本草》载："东垣云：黄芪，人参，甘草三味，退热之圣药也。"后世诸多医家也将此三味药视作甘温除大热之主药。三味药中，黄芪益肺气而止汗，人参补脾胃元气，甘草补中缓急。但甘草令人中满，故中满者去之。《汤液本草》甘草条下："《象》云：生用大泻热火，炙之则温，能补上焦、中焦、下焦元气。和诸药相协而不争，性缓善解诸急，故名国老。"单独使用方中黄芪、人参、甘草这三味药尚不能清泻阴火，必须配合辛升、寒泻的药物方能起到治疗阴火的作用。

【原文】

如气浮心乱，则以朱砂安神丸[1]镇固之，得烦减，勿再服，以防泻阳气之反陷也。

如心下痞，亦少加黄连。气乱于胸，为清浊相干，故以橘皮理之，又能助阳气之升而散滞气，又助诸甘辛为用也。

长夏湿土客邪[2]大旺，可从权加苍术、白术、泽泻，上下分消其湿热之气也。湿气大胜，主食不消化，故食减，不知谷味，加炒曲以消之。复加五味子、麦门冬、人参，泻火益肺气，助秋损也，此三伏中长夏正旺之时药也。

【注释】

[1] 朱砂安神丸：见《内外伤辨惑论》。药物组成：朱砂、甘草、黄连、当归、生地黄。清心镇惊安神之功。

[2] 客邪：外界六淫之邪，此处特指湿邪。

【讲解】

如下焦阴火上浮，扰乱心神，则以朱砂安神丸镇静安神清心火，药后心烦减轻则不宜再服，以免苦寒太过损伤阳气以致阳气下陷。

如果心下脘腹痞满，也要加少量黄连。邪气逆结于胸中，这是由于清浊之气相互干犯，因此用陈皮疏理气机，既可助阳气以升浮，又能疏散气滞，辅助甘辛诸药的功效。

长夏之季，湿邪太盛，易困脾土。根据这一特点，可以加苍术、白术、泽泻等药物以上下分消湿热邪气。湿气大盛，困滞脾胃，主要表现为食不消化，所以饮食减少，食不知味，可以加炒六曲以消食健胃，助脾运化。再加五味子、麦冬、人参泻火以益肺气，以免长夏湿热过盛，损害了肺气，弥补秋令肺气不足。这是长夏三伏天气候湿热正旺的时令药。

东垣先生在上文中，主要通过六种加减用药方法，阐述清暑益气汤治疗暑湿之邪困脾胃伤元气的作用机制和临床加减运用。若心火乘脾，则应该增加当归、黄柏用量以清泻心火；若脾胃虚损，则加升麻、柴胡以升发脾阳；若脾虚导致心火犯脾，则增加黄芪、人参、炙甘草以温补脾气；若元气不足、心失所养而烦闷不安，少加黄连；若气浮心乱，加朱砂安神丸，或气乱于胸，增加陈皮用量；若长夏湿土客邪大旺，增加白术、苍术、泽泻、六曲用量健脾除湿，增加五味子、麦冬、人参用量以滋阴泻火。

随时加减用药法

【提要】

本论主要分析了四时加减用药的法则。本论承接上文，以心下痞、食不下、腹胁痛、头痛和脚膝痿弱为例，结合时令特点等，阐述了清暑益气汤加减用药的辨证法则，表明了清暑益气汤并非专用于夏令，只要病人是饮食劳倦损伤脾胃并湿热受病，均可选用本方灵活变通，随时加减用药治疗。

【原文】

浊气在阳，乱于胸中，则䐜满[1]闭塞，大便不通。夏月宜少加酒洗黄柏大苦寒之味，冬月宜加吴茱萸大辛苦热之药以从权，乃随时用药，以泄浊气之不降也。借用大寒之气于甘味中，故曰甘寒泻热火也。亦须用发散寒气，辛温之剂多，黄柏少也。

清气在阴者，乃人之脾胃气衰，不能升发阳气，故用升麻、柴胡助辛甘之味，以引元气之升，不令飧泄也。

【注释】

[1] 䐜满：胀满的意思。

【讲解】

浊气当降，今逆于阳位，扰乱于胸中就会出现胸腹胀满、气机闭塞，腑气不通则大便不通。在炎热的夏季应加少量大苦寒的酒洗黄柏，以引火下行；在寒冷的冬季应加辛苦热的吴茱萸以温中和胃，这是根据不同的时令季节采取不同的用药方法，以使浊气降泄于下。借助黄柏这种大寒药物，与甘味药物同用，叫作甘寒泻火法；相反的情况也是一样，需要用发散寒气的辛温药物多一些，黄柏量少一点。

一般来说，脾胃清气升，浊气降。而今清阳之气陷于阴位，是因为人体脾胃虚衰，不能升发阳气，所以用升麻、柴胡来协助人参、黄芪等甘辛味药物，引导下陷的元气上升，从而避免产生完谷不化的泄泻。

东垣先生认为脾胃是气机升降之枢纽，若脾胃损伤，则气机升降逆乱，清阳浊阴混于中焦，故东垣先生用升麻、柴胡二药以升发清阳，从而起到治疗飧泄的目的；以酒黄柏、吴茱萸降泄浊气，从而起到治疗䐜胀的目的。

【原文】

堵塞咽喉，阳气不得出者曰塞，阴气不得下降者曰噎。夫噎塞[1]，迎逆于咽喉胸膈之间，令诸经不行，则口开、目瞪、气欲绝。当先用辛甘气味俱阳之药，引胃气以治其本，加堵塞之药以泻其标也。寒月阴气大助阴邪于外，于正药[2]内加吴茱萸大热大辛苦之味，以泻阴寒之气。暑月[3]阳盛，则于正药中加青皮、陈皮、益智、黄柏，散寒气，泻阴火之上逆；或以消痞丸[4]合滋肾丸，滋肾丸者，黄柏、知母，微加肉桂，三味是也；或更以黄连别作丸，二药[5]七八十丸，空心约宿食消尽服之，待少时，以美食压之，不令胃中停留也。

【注释】

[1]噎塞：病名，又叫"噎膈"。噎是吞咽之时，哽噎不顺；膈是胸膈阻塞。食入阻隔，未曾入胃，即吐出者。

[2]正药：指主方清暑益气汤。

[3]月：原作"于"，据《云林阁》本改。

[4]消痞丸：见《医学发明》。药物组成：干姜、炒六曲、炙甘草、炒枳实、缩砂仁、半夏、陈皮、人参、白术、姜黄、黄芩、黄连。辛开苦降，消痞散结。

[5]二药：《济生拔萃》本下有"各"字。二药是指消痞丸及滋肾丸。

【讲解】

如果咽喉堵塞，清阳之气不能升浮上出叫塞；浊阴之气不得沉降叫噎。噎膈就是浊阴之气逆上，清阳之气被遏于咽喉胸膈之间，诸经经气不行，气血运行不畅，表现出口唇张开，双目圆睁，气息欲绝。应当先用气味均属阳的辛甘之药，因脾胃清阳之气上行以治其气乱之本。此外再加行气导滞，消痞散结的药物以治其堵塞之标。冬季气候寒冷，寒邪外盛，侵袭人体而助长体内阴邪，应在主方中加入吴茱萸，用其大热辛苦之味以温散阴寒邪气。暑热季节，阳热盛，应在主方中加入青皮、陈皮、益智仁以温散寒邪（因夏季炎热，人们多贪凉过食生冷），加入黄柏以清泻上逆的阴火；或者合用消痞丸和滋肾丸，上消痞塞，下泻阴火。滋肾丸的药物组成是黄柏、知母及少量肉桂，仅此三味药。或者另外用黄连做成丸剂。消痞丸合滋肾丸二药,每次各服七十到八十丸,在胃中食物排空后,空腹服用。服药后稍候片刻,用营养美味的食物压住药丸,不使其停留在胃中,以便能更好发挥药效。

东垣先生认为,冬季寒冷的天气和夏季炎热的天气都会损伤脾胃,加重脾胃元气的不足,故冬季应当使用温热的吴茱萸以泻阴寒之气,夏季应当使用黄柏以制约阴火上逆。根据季节气候用药也是东垣学说的重要内容。

【原文】

如食少不饥,加炒曲。

如食已心下痞,别服橘皮枳术丸[1]。

如脉弦,四肢满闭,便难而心下痞,加甘草、黄连、柴胡。

如腹中气上逆者,是冲脉逆也,加黄柏三分、黄连一分半以泄之。

如大便秘燥,心下痞,加黄连、桃仁,少加大黄、当归身。

如心下痞,夯闷[2]者,加白芍药、黄连。

如心下痞,腹胀,加五味子、白芍药、缩砂仁。

如天寒,少加干姜或中桂。

如心下痞,中寒者,加附子、黄连。

如心下痞,呕逆者,加黄连、生姜、橘皮。

如冬月,不加黄连,少入丁香、藿香叶。

如口干嗌干,加五味子、葛根。

如胁下急或痛甚,俱加柴胡、甘草。

如胸中满闷郁郁然,加橘红、青皮,木香少许。

如头痛有痰,沉重懒倦者,乃太阴痰厥头痛,加半夏五分、生姜二分或三分。

如腹中或周身间有刺痛,皆血涩不足,加当归身。

如哕,加五味子多,益智少。

如食不下,乃胸中胃上有寒,或气涩滞,加青皮、陈皮、木香,此三味为定法。

《脾胃论》白话讲解

【注释】

[1] 橘皮枳术丸：见《内外伤辨惑论》。药物组成：枳实、陈皮、白术。主治老幼元气虚弱，饮食不消，心下痞闷。

[2] 夯闷：痞闷且有重压的感觉。

【讲解】

如果进食减少，没有饥饿感，加炒曲消食健脾。

如果进食后心下痞闷不舒，另服橘皮枳术丸行气导滞。

如果脉弦，四肢胀满，大便艰难而胃脘痞闷，加柴胡、黄连、甘草疏肝解郁。

如果腹中有气上逆，这是冲脉阴火挟脾胃之气上冲的表现，加三分黄柏、一分半黄连以泻阴火。

如果大便干燥秘结难下，心下胃脘部堵塞不舒，加黄连、桃仁，及少量大黄和当归身，攻积导滞，润肠通便。

如果心下胃脘部胀满痞塞犹如重石压胸，则加白芍、黄连以泻热消痞。

如果胃脘部痞闷胀满，加五味子、白芍、缩砂仁以酸敛柔肝。

如果天气寒冷而心下痞，稍加干姜或者桂心以温中散寒。

如果胃脘痞闷，胃中有寒邪者，加附子温阳，黄连散结。

如果胃脘痞闷，伴呕吐者，加黄连、生姜、陈皮以降逆止呕。

如果冬天时心下痞，则不加黄连，稍加丁香、藿香叶以芳香化湿。

如果口干咽干，加五味子、葛根以益气生津。

如果胁下拘急疼痛或疼痛剧烈，都要加柴胡、甘草以疏肝缓急止痛。

如果胸中满闷，情绪抑郁，加橘红、青皮，少量木香以行气开郁。

如果头痛，伴有痰涎吐出，身体沉重，精神倦怠者，属痰湿困脾之太阴痰厥头痛，加半夏五分、生姜二分或三分以降逆化痰。

如果腹中或者周身肌肉间有针刺样痛感，都是血虚血行不畅导致的，应加当归身以活血通脉。

如果干哕，多加五味子安胃，稍加益智仁温脾。

146

如果食停不下，是因为胸中、胃上被寒邪凝滞不通，或者是气机阻滞不畅，加青皮、陈皮、木香行气导滞，这三味药是治疗寒凝气滞的定法。

【原文】

如冬天，加益智仁、草豆蔻仁。

如夏月，少用，更加黄连。

如秋月，气涩滞，食不下，更加槟榔、草豆蔻仁、缩砂仁，或少加白豆蔻仁。

如三春之月，食不下，亦用青皮少，陈皮多，更加风药，以退其寒覆其上。

如初春犹寒，更少加辛热，以补春气之不足，以为风药之佐，益智、草豆蔻皆可也。

如脉弦者，见风动之证，以风药通之。

如脉涩，觉气涩滞者，加当归身、天冬、木香、青皮、陈皮；有寒者，加桂枝、黄芪。

如胸中窒塞，或气闭闷乱者，肺气涩滞而不行，宜破滞气，青皮、陈皮，少加木香、槟榔。如冬月，加吴茱萸、人参。或胸中窒塞、闭闷不通者，为外寒所遏，使呼出之气不得伸故也，必寸口脉弦，或微紧，乃胸中大寒也，若加之以舌上有白苔滑者，乃丹田[1]有热，胸中有寒明矣。丹田有热者，必尻臀冷，前阴间冷汗，两丸[2]冷，是邪气乘其本，而正气走于经脉中也。遇寒则必作阴阴[3]而痛，以此辨丹田中伏火也，加黄柏、生地黄，勿误作寒证治之。如秋冬天气寒凉而腹痛者，加半夏，或益智，或草豆蔻之类。

【注释】

[1] 丹田：脐下三寸，为精气汇聚的部位，又叫气海。

[2] 两丸：指睾丸。

[3] 阴阴：隐隐之意。

《脾胃论》白话讲解

【讲解】

如果在冬季天寒气冷，加益智仁、草豆蔻仁温中散寒。

如果在炎热的夏季，少用益智仁及草豆蔻仁，加黄连以清热燥湿。

如果在气候凉爽的秋天，气机阻滞不行，使饮食不下，要加槟榔、草豆蔻仁、缩砂仁以理气健胃，或者加少量白豆蔻仁以化湿行气。

如果是在三春季节，饮食不下。也可用陈皮、少量青皮健脾理气；更要加升麻、葛根等风药以祛除覆盖在胃上的寒邪。

如在初春季节，天尚寒冷，应加少量的辛热药物去除寒气来弥补春气的不足，作为风药的佐助药以升发清阳之气，可加的药物有益智仁、草豆蔻。

如果脉弦，伴见动风证候，应用平肝息风药。

如果脉象滞涩，且有气机不利的证候，加当归身、天冬养阴润燥，加木香、青皮、陈皮行气散滞；表寒气虚者，加黄芪、桂枝益气固表。如果胸中窒涩，气机郁滞闷乱者，是由于肺气滞涩不利，应当行气破滞，用青皮、陈皮，并加少量木香及槟榔。

如果冬天天气寒凉，加吴茱萸、人参温中益气。或见胸中滞涩，气机郁闷不畅者，是由于外寒郁遏气机，使呼出的气不能舒展。必见寸口脉弦或微紧，这是胸中有寒之证。再加审察舌象时苔白滑腻，这是下焦丹田有热，上焦胸中有寒的特征表现。丹田有热者，表现为尾骶部及腰部发冷，阴囊部冷汗潮湿，双侧睾丸发冷，是邪气侵犯丹田，使卫气走散于经脉中，又遇寒邪阻遏，表现出小腹隐隐作痛，这些就可以辨明丹田是有伏火。可加黄柏、生地黄以养阴生津、退虚热，不能将其错误的当作寒证治疗。

如果是在秋冬两季因天气寒凉而腹痛的，加半夏，或者是益智仁、草豆蔻之类的药来温中止痛。

【原文】

如发热，或扪之而肌表热者，此表证也，只服补中益气汤一二服[1]，亦能得微汗，则凉矣。

如脚膝痿软，行步乏力，或疼痛，乃肾肝中伏湿热，少加黄柏，空心服之，不愈，更增黄柏，加汉防己（五分），则脚膝中气力如故也。

如多唾，或唾白沫者，胃口上停寒也，加益智仁。

如少气不足以息者，服正药二三服；气犹短促者，为膈上及表间有寒所遏，当引阳气上伸，加羌活、独活，藁本最少，升麻多，柴胡次之，黄芪加倍。

【注释】

[1] 一二服：一两剂之意。

【讲解】

若存在发热，或者用手扪肌肤感受到发热的，属于表证，多由肺脾气虚，感受风寒之邪所致。只要服补中益气汤一两剂，就可让患者微微汗出，从而使热退身凉。

如果腰膝痿软疲乏，行走无力，或伴有疼痛，这是下焦肝肾蕴伏湿热，伤津耗气，筋脉失养，宜稍加黄柏，空腹服用，如果没有效果，增加黄柏的用量，加入汉防己五分，以清利下焦湿热，则脚膝的力气就会恢复到健康时一样。

如果出现唾液多或者唾出白沫的症状，是胃中有寒邪停留，可加益智仁以温脾摄涎止唾。

如果是短气、呼吸困难者，服清暑益气汤两三剂，服药后仍然短气喘促者，是胸膈及肌表有寒邪阻遏，肺气不宣所致，应疏解肌表阳气，加羌活、独活，藁本少量，升麻最多，柴胡量次之，黄芪量加倍，用以升发鼓动阳气。

东垣先生在上文中提出了诸多专病专药以针对兼症，如口干、咽干加用五味子以滋水之上源，《汤液本草》有载五味子"孙真人云：六月常服五味子，以益肺金之气，在上则滋源，在下则补肾，故入手太阴、足少阴也。"胁下急或痛属肝气不舒，用柴胡疏肝，甘草缓急。痰厥头痛属太阴，则用半夏、生姜温中化痰降逆。刺痛属血瘀，加当归身养血活血。哕属中寒气逆，加五味子、益智仁温中敛气。《汤液本草》记载益智仁:"《象》云:治脾胃中受寒邪,和中益气,治多唾,当于补中药内兼用之,勿多服。"若饮食不下,辨证为气机阻滞的,则需以青皮、陈皮、木香三药合用以理气消食,同时在使用上述三味药的基础上按季节加减用药。体现了东垣先生辨证准确、用药灵活的特点。

肠澼下血论

【提要】

本论主要阐述了湿热下注所致的肠澼、下痢等证,并制定了凉血地黄汤、升阳除湿防风汤类方剂,同时列举了相关的辅助方剂及临证加减,虽变化繁多,但不离脾胃元气亏虚之病本。凉血地黄汤证为湿热久困,导致大肠津燥血热的病变;升阳除湿防风汤同样治疗湿热痢,但偏重除湿。

【原文】

《太阴阳明论》云:食饮不节,起居不时者,阴 [1] 受之。阴受之则入五脏 [2],入五脏则膜满闭塞,下为飧泄,久为肠澼。夫肠澼者,为水谷与血另作一派,如唧桶涌出 [3] 也。今时值长夏,湿热大盛,正当客气胜而主气弱也 [4],故肠澼之病甚,以凉血地黄汤主之。

【注释】

[1] 阴:这里指足太阴脾。

[2] 阴受之则入五脏:阴指感受病邪的途径。饮食起居由内而生,内伤五脏为"阴受"之。

[3] 唧桶涌出:喷射液体之意。唧桶涌出意即像唧桶内盛水挤压出来。

[4] 客气胜而主气弱:客气,与主气相对的天气,指邪气,非时而至的六淫邪气。此处指湿热邪气。主气,相对于客气,主司一年

的正常气候。此句是指湿热外邪盛而脾胃元气虚。

【讲解】

《素问·太阴阳明论》指出：饮食不节制，起居失常者，太阴脾脏易受病。脾脏受邪会影响五脏的生理功能，浊气上逆则胸膈胀满痞塞；清阳之气下陷，谷气下流，则大便溏泻，并夹不消化食物，病日久则转变为痢下赤白脓血的肠澼。肠澼这种病，是水谷夹杂脓血下注大肠，像唧桶中的水被挤压出来一样，与飧泻不同。时令正当长夏，湿热大盛，脾胃元气亏虚不能抵御外界湿热的侵袭，导致肠澼病日益严重，用凉血地黄汤治疗。

内伤脾胃，水谷与脓血杂而混下发为痢。又逢长夏，湿热当令，脾胃虚弱不能抵御湿热侵袭，向内伤及营血，使得下痢脓血更甚，东垣先生制定了凉血地黄汤来治疗。

【原文】

凉血地黄汤

黄柏去皮，剉[1]，炒 知母剉，炒，以上各一钱 青皮不去皮，穰[2] 槐子炒 熟地黄 当归以上各五分

上件㕮咀，都作一服，用水一盏，煎至七分，去柤，温服。

【注释】

[1] 剉：同锉，用切割工具使药物粉碎。

[2] 穰：指皮或壳里包着的东西。

【讲解】

凉血地黄汤方中诸药切碎，混匀成一剂，加水一盏，煎煮至七分，去除药渣，温服。

"肠澼"此病，是由于饮食不节，起居不时，致脾胃功能失调，脾失健运，升降失司，浊气上逆，清气下陷，谷气下流，发为完谷不化之泄泻，腹胀泄泻日久，则有脓血夹水谷下注大肠，排便时澼澼有声而痢下不止。遇长夏时节，大肠津燥血热，病则愈重，方用凉血地黄汤。其主治病症：腹痛，里急后重，下痢赤白脓血，稠黏臭秽，

肛门灼热，小便短赤，苔黄腻，脉滑数等，方中用黄柏、知母各一钱，清湿热之邪，兼滋阴润燥为主药；又因久痢脓血致血不足，用熟地黄、当归养血和血；病在肠间，湿热为患，用槐子清大肠血分之热；青皮以通畅腑气。此病重在客气胜，主气弱，故全方合用，清热燥湿抑制客气，补血和血扶助主气。

须注意的是，其后加减用药中提到"如胃虚不能食，而大渴不止者，不可用淡渗之药止之，乃胃中元气少故也，与七味白术散补之"。可见凉血地黄汤当为治标应急之方，并未顾及内伤脾胃之本，如果患者已经不能纳入饮食，并且烦渴不止，说明胃气已虚极，虽有泻下之证，不可用淡渗利湿药物，须得换方，此时用到了"七味白术散"，此方见于《小儿药证直诀》，方中人参、甘草补益脾胃元气；白术、茯苓健脾燥湿；葛根生津，助胃上行津液；木香行气疏导；藿香气味轻灵，芳香化湿，全方健脾和胃，清热生津，主治脾胃虚弱证，合文中之义，故以方对证，病则好转。亦提醒医者临证施治时应分清虚实标本缓急，不可犯虚虚实实之诫。

现今凉血地黄汤临床上用于治疗内痔出血、外痔肿痛、直肠癌、结肠炎、直肠炎、肛裂等热入血分疾病，也可治疗各种血热出血证，如吐血、衄血、便血、尿血等。

【原文】

如小便涩，脐下闷，或大便则后重，调木香、槟榔细末各五分，稍热服，空心或食前。如里急后重，又不去者，当下之。如有传变，随证加减。

如腹中动摇有水声，而小便不调者，停饮也[1]。诊显何脏之脉，以去水饮药泻之；假令脉洪大，用泻火利小便药之类是也。

如胃虚不能食，而大渴不止者，不可用淡渗之药止之，乃胃中元气少故也，与七味白术散[2]补之。

如发热恶热，烦躁，大渴不止，肌热不欲近衣，其脉洪大，按之无力者，或兼目痛鼻干者，非白虎汤证也，此血虚发躁，当以黄芪一两、当归身二钱[3]，㕮咀，水煎服。

【注释】

[1] 停饮：水饮停聚。文中所述为水走肠间，沥沥有声，属于狭义的痰饮证。

[2] 七味白术散：见《小儿药证直诀》。药物组成：白术、白茯苓、人参、甘草、木香、藿香、葛根。功擅健脾和胃，清热生津。

[3] 黄芪一两、当归身二钱：即当归补血汤，用于治疗血虚发热。

【讲解】

如果小便涩而不畅，脐下胀闷，或者大便时肛门坠胀又便不出，用木香、槟榔各五分，研成细末，在空腹或者饭前，热水冲服，行气消积通便。如果服药后，腹内急迫欲大便，但便时肛门坠胀不出者，应当用泻下药治疗。如果有传变，随证变化加减用方。

如果腹中动荡有振水声，而小便不通利者，这是内有水饮停留。诊察时，分析是何脏水饮停留的脉象，用利水泻饮的药物治疗。假如脉见洪大，用泻火利小便的药物治疗。

如果胃虚不欲饮食，而口大渴不止者，属胃阴不足，不可用淡渗利湿药物再伤津液。这是胃中元气不足而津液不生的缘故，当用七味白术散治疗，健脾补气生津。

如全身发热且怕热，心中烦躁，口渴不止，手打时肌肤发热，不欲穿衣，脉象洪大，但沉取无力，或者兼有目痛、鼻干者，这并不是白虎汤证，而是血虚生热致烦躁，治疗应用黄芪一两、当归身二钱，切碎后水煎服，以补气生血。《内外伤辨惑论》云："血虚发热，证像白虎，惟脉不长实为辨耳，误服白虎汤必死。"发热辨证重在辨明病因，白虎汤适用于阳明气分实热，属实证；当归补血汤适用于血虚发热，属虚证。若虚证误用白虎汤，则会造成脾胃更虚，导致病情加重。

七味白术散出自《小儿药证直诀》，治疗脾胃久虚，呕吐泄泻等。暑热之时，如果出现胃虚不能食的表现，急当治脾胃以开食，即使渴饮类如五苓散证，也不能用五苓散等方药治疗，而应该用七味白术散并加大葛根用量以生津止渴。

《脾胃论》白话讲解

【原文】

如大便闭塞，或里急后重，数至圊[1]而不能便，或少有白脓，或少有血，慎勿利之，利之则必致病重，反郁结而不通也，以升阳除湿防风汤举其阳，则阴气自降矣。

升阳除湿防风汤

苍术泔浸，去皮净，四两 防风二钱 白术 白茯苓 白芍药以上各一钱

上件㕮咀，除苍术另作片子，水一碗半，煮至二大盏，纳诸药，同煎至一大盏，去柤，稍热服，空心食前。

如此证飧泄不禁，以此药导其湿；如飧泄及泄不止，以风药升阳，苍术益胃去湿。脉实，膜胀，闭塞不通，从权以苦多甘少药泄之；如得通，复以升阳汤助其阳，或便以升阳汤中加下泄药。

【注释】

[1] 圊：指厕所。《广雅·释宫》曰："圊，厕也。"

【讲解】

如果大便秘涩不通，或里急后重，频繁的临厕而大便不得解，或是大便中带有少量白色脓液，或有少量脓血，有上述症时应慎用通利法治疗，如误用通利法，反而使气机郁闭大便闭结不通，令病情加重，应当用升阳除湿防风汤来升举下陷的阳气，清阳升，浊阴自降，则大便通利。

升阳除湿防风汤方中各药切碎，苍术另外切片，加一碗半水，煎煮至两大盏，加入其他药物同煎到一大盏，去除药渣，空腹或者饭前温服。

如症见泄泻完谷不化不停止，肛门不能收禁，可用升阳除湿防风汤健脾燥湿止泻；如泄泻仍不能停止，可以用升散的风药升阳举陷，用苍术来燥湿健脾益胃。若脉实，脘腹胀满，大便闭塞不通，以从权变，使用苦味多、甘味少的方药泻湿热积滞；如果药后大便通利，再用升阳除湿防风汤除湿升阳，或者在升阳除湿防风汤中加入泻下药治疗。

有关升阳除湿防风汤的主治病症，《噬脾胃论》中提到："大便闭塞或里急后重，数至圊而不能便或少有白脓或少有血。"《明医杂著》："脾胃损伤，阳气下陷，大便泄泻或后重便塞。"《张氏医通》里指出："风湿飧泻及肠风滞下便血。"《证治宝鉴》："泻注诸涩药不效者。"从各个方面都体现出其主治特点。

升阳除湿防风汤方证是在凉血地黄汤方证基础上病机又有变化，凉血地黄汤属湿热为患，下痢赤白相兼，以赤为主，澼澼有声，当大便秘结不爽，里急后重，或见少量脓和血，此时湿邪已重，热象基本不见，可知病机迁移，气虚已极，清气下陷，又被湿阻，一片困重。盖因湿为阴邪，善阻气机，性趋于下，最易损伤阳气；而脾主运化水湿，喜燥恶湿，其人本自脾虚，又兼湿邪侵扰，湿胜则困脾，脾虚更生湿，二者相互为患，困阻本就不足之清阳之气，不仅使其不能行运化、温煦之职，还使清气下陷至阴位，失去其轻性宣上之性，故百病生。升阳除湿防风汤便是东垣先生为升举下陷之清阳所创制，首先方中重用苍术，辅以白术、白茯苓健脾燥湿利水，以除湿为主，湿去，则清气才能不被抑制；配合防风升清化湿，助宣发升阳；白芍药缓急和血；湿去脾运清升，则大便自下。

东垣先生在提出此方后，又提出一些应用之变法。若肛门仍不能收禁，大便溏泻者，用升阳除湿防风汤可以健脾燥湿止泻，是对症的；假若飧泻还不能停止，就要重用升散的风药以升阳举陷，此处不得不提到最常见的用风药治泄泻之"痛泻要方"，方中用陈皮、白术、白芍、防风，治脾虚肝旺之泄泻，此方中的防风与升阳除湿防风汤中的防风效用应是一致的，都取其风药的升散之性。倘若脉证表现为实证，以权从变，用苦味药清泻之。

以上所述种种，均为东垣先生治湿热痢疾，即"肠澼"的常规治法方药，以及出现变证时应怎样变方或者换药，值得我们学习。

脾胃虚不可妄用吐药论

【提要】

本论中引《素问·六元正纪大论》，阐述了"木郁发之"之理，主张治宜吐法。东垣先生使用吐法，特别重视辨别虚实，提出了实证可吐，而脾胃虚弱不可妄用吐药，否则会引起严重的变证，告诫医生，临证施治，应四诊合参，辨别病症虚实盛衰，去伪存真，采取合适的治疗方法，以免犯虚虚实实之戒。

【原文】

《六元正纪论》云：木郁则达之者[1]，盖木性当动荡轩举[2]，是其本体，今乃郁于地中，无所施为，即是风失其性。人身有木郁之证者，当开通之，乃可用吐法，以助风木，是木郁则达之之义也。又说，木郁达之者，盖谓木初失其性，郁于地中，今既开发，行于天上，是发而不郁也，是木复其性也，有余也；有余则兼其所胜[3]，脾土受邪，见之于木郁达之条下，不止此一验也。又厥阴司天[4]，亦风木旺也，厥阴之胜，亦风木旺也，俱是脾胃受邪，见于上条，其说一同。或者不悟"木郁达之"四字之义，反作"木郁治之"[5]，重实其实[6]，脾胃又受木制，又复其木，正谓补有余而损不足也。既脾胃之气先已不足，岂不因此而重绝乎？

【注释】

[1] 木郁则达之：肝气郁结之证，治以疏泄畅达。张景岳："达，畅达也……但使气得通行，皆谓之达。"

[2] 动荡轩举：动荡，起伏，不平静；轩举，高扬飞举。动荡轩举，动摇高举，形容木性条达舒畅，具有生长、升发的作用。

[3] 兼有所胜：兼，兼并之意；所胜，指所克，此处指肝克脾。

[4] 厥阴司天：司天，即司天之气。运气学说中将一年分为六步，司天之气为客气的第三步，统管上半年的气候变化。厥阴司天的气

候特点见于《素问·至真要大论》："厥阴司天，风淫所胜。"

[5] 反作"木郁治之"：脾胃虚弱之证，反而误诊为痰湿滞塞于胸中而用吐法。

[6] 重实其实：重，增、加重；实，补充、充实；其实，指肝气之郁实。此指更加重了其肝气郁结的实证。

【讲解】

《素问·六元正纪大论》指出：肝气郁结不通，治以疏郁通达。因为木的本性为升发条达，这也是木的本体特性。现在木的本性被郁闭在土地中，不能发挥升发的作用，就失去了风木的本质。人体中，五行属木的脏腑为肝，性喜条达，恶抑郁，因此，人体中的木郁证，即肝郁证，应予开通的方法治疗，可采用吐法以疏通郁滞，使之顺应风木特点，这就是"木郁则达之"的意义。又有一种说法，所谓"木郁达之"，是木气开始失去本性被郁遏在土地中，现在经过舒畅条达，使其恢复升发之性，不再郁阻，而使木旺；但在人体五行来说，木旺就会兼并其所克的脾土，使得脾土的转输运化失常，脾土受邪，这一论点见于"木郁达之"条下，但并非仅见于此一论。《素问·至真要大论》中"厥阴司天，风淫所胜"所描述的症状，也是风木太旺，克伐脾土的意思；还有"厥阴之胜"，耳内鸣响，头昏目眩等，也是肝旺克脾的表现。这些情况，都是脾胃被克而发病，病机基本相同。或许有人不能领悟"木郁达之"以论有木旺而脾土受病之意，反用吐法以助肝木疏泄，导致肝木疏泄更旺而脾胃被克更虚，即所谓的"补不足损有余"。脾胃之气本来就虚弱不足，又经误治，岂不因此更加重脾胃之气虚弱而导致其濒危欲绝？

木郁达之，肝，五行属木，木曰曲直，是树木向上，向外周舒展，可理解为具有像树木一样生长、升发、条达舒畅等作用的事物。因此，肝脏的生理特性应与木一样，如遇肝气郁结证，理应疏利肝胆、理气解郁。如张景岳曾注："达，畅达也。凡木郁之病，风之属也，其脏应肝胆，其经在胁肋，其主在筋爪，其伤在脾胃、血分。然木喜条畅，故在表者当疏其经，在里者当疏其脏，但使气得通行，皆谓之达。"体现"达"的方剂，疏肝理气者如柴胡疏肝散、四逆散等，使用柴胡、香附、枳壳、陈皮、郁金等辛散之品；清肝泻火者如龙胆泻肝汤、丹栀逍遥丸等；抑木扶土者如痛泻要方；清热利湿者如茵陈蒿汤等。另外还有张仲景用四逆散治气郁厥逆证，张景岳用柴胡疏肝散治肝气犯胃证，傅菁主用解郁汤治疗胎气上逆证，陈士铎用救肝解郁汤治气塞不语证，《太平惠民和剂局方》中用逍遥散治疗肝郁脾虚证，皆属"木郁达之"之法。

【原文】

再明胸中窒塞当吐，气口三倍大于人迎[1]，是食伤太阴。上部有脉，下部无脉，其人当吐，不吐则死。以其下部无脉，知其木郁在下也，塞道不行，而肝气下绝矣。兼肺金主塞而不降，为物所隔，金能克木，肝木受邪，食塞胸咽，故曰：在上[2]者因而越之。仲景云：实烦以瓜蒂散[3]吐之；如经汗下，谓之虚烦，又名懊憹，烦躁不得眠，知其木郁也，以栀子豉汤[4]吐之。昧者[5]将膈咽不通，上支两胁，腹胀，胃虚不足，乃浊气在上则生䐜胀之病吐之。况胃虚必怒[6]，风木已来乘陵胃中，《内经》以铁落[7]镇坠之，岂可反吐，助其风木之邪？不主吐而吐，其差舛如天地之悬隔。大抵胸中窒塞，烦闷不止者，宜吐之耳。

【注释】

[1] 气口、人迎：这是《内经》气口、人迎切脉法，即通过气口、人迎脉搏动情况的对比来诊病。气口，桡骨内侧动脉的寸脉；人迎，喉结两侧颈总动脉搏动处。

[2] 上：原误作"下"，据《医统正脉》本改。

[3] 瓜蒂散：即《伤寒论》瓜蒂散。瓜蒂一分、赤小豆一分，两药研细末和匀，每次一至三分，用淡豆豉九分煎汤送服。功效为涌吐痰食。

[4] 栀子豉汤：由栀子、豆豉组成，有清热泻火除烦、催吐的功效。

[5] 昧者：不明白的人。

[6] 胃虚必怒：怒为肝志，胃虚肝来乘侮，肝旺则怒。

[7] 铁落：即生铁落，有镇惊下气的作用。

【讲解】

再次阐明，胸中滞塞应当采取吐法的机制。寸口的脉象比人迎的脉象大三倍，说明饮食损伤足太阴脾，伤及手太阴肺。出现上部寸口有脉，下部寸口不应指，当用催吐法祛邪，不吐会有生命危险。因为尺部无脉，可知肝气郁结在下焦，经气阻滞不能畅行，肝失条达而气绝于下。又兼肺气被实邪阻隔，肺气壅滞不降，肺金本能克肝木，肝木反受邪，食物阻塞于胸、咽道。所以，病在胸膈以上者，应因势而散越邪实，具体可采用吐法。张仲景认为，"实邪阻滞引起的胸中烦乱，用瓜蒂散涌吐痰食。"如经汗法、下法之后正气虚弱而引起烦乱，又名懊憹，烦躁不安，难以入眠，这是肝郁证，肝郁化火，用吐法，选择栀子豉汤泻火除烦。不明医理的人，将咽膈不通，上连两胁和腹胀的胃虚不足之证，误认为是浊气在上的胸腹胀满而用吐法。何况胃虚肝旺必发怒，这是肝木侵凌于胃所致，《内经》中用生铁落饮重镇下气，岂能反用吐法助长肝实而损伤胃气？如果不当吐而用吐法，其差错犹如天差地别。大凡胸中有实邪窒塞而烦闷不休的，才适宜用吐法治疗。

吐法，是东垣先生认为"木郁达之"中比较有特点的一法，属"达"之法，但其临床应用却有局限，需确定是脾胃不虚之实证，如食伤太阴，胸中窒塞，清阳被遏，治用吐法，可恢复清阳上行，而若本虚标实之证妄用吐法，则易致危象。王冰也认为："达，谓吐之，令其条达也。"吐法，一方面可以去土壅以达木郁，另一方面可以顺肝性以达木郁。

安养心神调治脾胃论

【提要】

本论主要阐述人的精神活动与脾胃功能的关系。东垣先生指出五志过极及阴火炽盛，均可能导致心神不安，而善于养心安神者，着重在调理脾胃。因为脾胃是人体元气生发的根本，脾胃功能正常，气血化生充盛，营血足，制阴火，心有所养，神有所依，心神则安。同时强调了情志调摄在治疗过程中的重要意义。

【原文】

《灵兰秘典论》云：心者，君主之官，神明[1]出焉。凡怒、忿、悲、思、恐、惧，皆损元气。夫阴火之炽盛，由心生凝滞，七情不安故也。心脉者，神之舍，心君不宁，化而为火，火者，七神[2]之贼也。故曰阴火太盛，经营之气，不能颐养于神，乃脉病也。神无所养，津液不行，不能生血脉也。心之神，真气[3]之别名也，得血则生，血生则脉旺，脉者，神之舍。若心生凝滞，七神离形，而脉中唯有火矣。善治斯疾者，惟在调和脾胃，使心无凝滞，或生欢欣，或逢喜事，或天气暄和[4]，居温和之处，或食滋味，或眼前见欲爱事，则慧然[5]如无病矣，盖胃中元气得舒伸故也。

【注释】

[1] 神明：指精神意识思维活动。

[2] 七神：指魂、魄、精、神、意、智、志等精神活动。

[3] 真气：又叫元气，包括宗气、营气和卫气。

[4] 暄和：温暖，晴和。

[5] 慧然：王冰注："慧然，谓清爽也。"

【讲解】

《素问·灵兰秘典论》说：心像一国主君那样主宰着人体的生命活动，人的精神活动都由此产生。凡愤怒、悲伤、思虑、恐惧等情志过极，均可损伤元气。下焦阴火的炽盛，火气凌心，煎熬心血，心脉凝滞，血不养心则七神不安。心主血脉，是七神所出之所，心神不宁，营血暗耗，也可化火，阴火可以劫伤津液，贼害七神。所以说，阴火太盛，营血不能滋养心神，因此，心主血脉的生理活动失常就会导致血脉受病。如果心神缺失血脉滋养，影响全身津液的运行，进而脏腑受病不能生血养脉。心神，是真气活动的体现，心的功能活动是真气充足与否的反应。真气得到血的滋养而不断化生，血生则脉道旺盛，心脉，是心神产生的根源。如果心神凝滞，脉道不利，形神不和，是脉道中有阴火扰乱所致。而善于治疗此种疾病的医者，重点在调和脾胃，使心的功能活动不至于凝滞，或调动患者的积极情绪，或让患者常遇喜事，或天朗气清，或居处温和适宜，或进食美味有营养的食物，或眼见心爱之事物，那么顿时心情爽朗就像没有生病一样。这是因为脾志为思，心情愉悦，则脾胃中元气得以舒展。

东垣先生在此节中，将安养心神与调治脾胃统一起来，重点在于强调脾胃功能与安养心神的联系。东垣先生认为，心主宰全身，人的精神活动由此出现，喜、怒、忧、思、悲、恐、惊毁伤人体之元气，元气不足，则阴火生，日久阴火炽盛，上扰心神，则心神不宁，使心主血脉功能被削弱，影响营养精微运输至全身，元气不得充养，愈虚，阴火愈盛，此消彼长，不可遏制。要治这种情况，重在调理脾胃，脾胃作为人体升发的根本，元气充足，则阴火得制，心神自安。

在当今社会，随着人们生活水平的提高和精神审美的追求，社会多元化，世界一体化，新事物层出不穷，当不需要再为温饱操心后，情绪问题就成了人们生活中愈发普遍的现象。近年来，抑郁、焦虑状态等社会热点话题关注度甚嚣尘上，各种功能性疾病也被人们所熟知，总结来说，情绪对人体健康的影响是巨大的甚至是决定性的。情绪总伴有相应的生理生化反应，当情绪刺激超出人体能够承受或者能够调节的极限，就会使人体产生持久的负性情绪，进而心理失衡，引起神经功能失调，内分泌紊乱，导致身心疾病的发生。如焦虑、愤怒、恐惧等情绪持续，会导致心血管系统功能紊乱，出现心律不齐、高血压、冠心病等，长期忧伤抑郁会影响胃肠功能，从而导致消化性溃疡或者消化系癌症。

凡治病当问其所便

【提要】

本论举例说明了四诊过程中询问患者喜好的重要意义。这不仅能协助医者辨别病症的寒热虚实，还可以使医者根据病性决定用药的寒热温凉。同时，本节还提出了一些养生、保健的常规常法。对临床诊断和治疗有着重要的指导意义。

【原文】

《黄帝针经》云：中热消瘅[1]则便[2]寒，寒中[3]之属则便热。胃中热则消谷，令人悬心[4]善饥，脐以上皮热；肠中热则出黄如糜，脐以下皮寒。胃中寒则腹胀；肠中寒则肠鸣飧泄。

一说，肠中寒则食已窘迫[5]，肠鸣切痛，大便色白。肠中寒，胃中热，则疾饥[6]，小腹痛胀；肠中热，胃中寒，则胀而且泄。非独肠中热则泄，胃中寒传化亦泄。

胃欲热饮，肠欲寒饮，虽好恶不同，春夏先治标，秋冬先治本。衣服寒无凄怆[7]，暑无出汗；热无灼灼，寒无怆怆，寒温中适，故气将持，乃不致邪僻[8]也。

此规矩法度，乃常道也，正理也，揆度[9]也，当临事制宜，以反常合变也。

【注释】

[1] 消瘅：即消渴病之中消证。

[2] 便：指患者的喜好。

[3] 寒中：即中寒，中伤于寒邪。

[4] 悬心：心神不宁。

[5] 窘迫：急迫。此处指急于大便。

[6] 疾饥：很快饥饿。

[7] 凄怆：本指悲伤凄惨，此处指在寒冷季节穿得过少而振寒战栗。

[8] 邪僻：外邪侵袭人体。

[9] 揆度：估量、揣测。

【讲解】

《灵枢·师传》中指出：中焦有热的消渴证，其人便恶寒喜热；中焦有寒者则喜寒恶热。胃中有热者则消烁谷物，且心不宁，容易饥饿，肚脐以上的皮肤发热；肠中有热者，则大便色黄如糜粥样，肚脐以下的皮肤感凉。胃中有寒者，会脘腹胀满；肠中有寒者，则肠鸣音响亮，泄泻且夹不消化食物。

另有一种说法是，肠中有寒者，饮食稍毕就急于大便，肠鸣音响，腹痛难耐，泻下粪便色白。肠中有寒，而胃中有热者，便会很快感到饥饿，小腹疼痛且胀满；肠中有热，而胃中有寒者，则表现为腹胀且易于泄泻。并不是肠中有热使其容易泄泻，胃中有寒传化到肠腑也能导致泄泻的病症。

胃喜热饮，肠喜寒饮，虽然此二腑秉性喜好不同，但在治疗上却是一致的，春夏阳气趋于体表，凡病先治标、后治本；秋冬阳气潜藏于体内，凡病先治本、后治标。平时还要注意根据天气增减衣物，寒冬穿衣要暖和，不使身体寒栗；暑夏穿衣要单薄，不使身体出汗太多；饮食方面也应有度，进口食物不可热得灼口或是凉得冰胃，要做到寒温适宜，这样可以扶助胃气，不至于外邪侵袭。

这是养生、保健的基本规矩和准则，在临证时还应知常达变，因病制宜。

张景岳在《类经》中也曾提到："便者，相宜也。有居处之宜否，有动静之宜否，有阴阳之宜否，有寒热之宜否，有性情之宜否，有气味之宜否。临病人而失其宜，施治必相左矣，故必问病人之所便，是皆取顺之道也。"在我们临床问诊中，比较重要的也是问患者"其所便"的过程，通过患者的回答，来判断患者的各项状态，同时指导生活起居和药物调治。

胃气下溜五脏气皆乱其为病互相出见论

【提要】

本论中主要阐述了"清气在阴，浊气在阳"所致"五乱"的病机、症状、诊断、治则、治法。东垣先生重点叙述了针刺治疗五乱所选的穴位和方药调整营卫运行的方法，有代表性的"导气同精"、不补不泻的针刺手法，并说明清浊相干，营卫运行逆乱导致五乱发生，认为调整营卫机制是重中之重。

【原文】

黄帝曰：何谓逆而乱？岐伯曰：清气在阴，浊气在阳，营气顺脉，卫气逆行，清浊相干，乱于胸中，是为大悗。故气乱于心，则烦心密嘿[1]，悗首静伏。乱于肺，则悗仰喘喝，按手以呼。乱于肠胃，则为霍乱[2]。乱于臂胫，则为四厥[3]。乱于头，则为厥逆，头重眩仆[4]。

大法云：从下上者，引而去之。又法云：在经者，宜发之。

【注释】

[1] 密嘿：密，寂静、静默；嘿，同"默"，不出声；密嘿，指沉默不语。

[2] 霍乱：指吐泻交作的一种疾病。

[3] 四厥：杨上善《黄帝内经太素》曰："四厥，谓四肢冷，或四肢热也。"

[4] 眩仆：指因眩晕而跌倒。

【讲解】

《灵枢·五乱》中，黄帝问：什么叫作逆而乱呢？岐伯回答：清阳之气下陷于阴位，浊阴之气上逆至阳位，营气顺着血脉循行而卫气运行逆乱，清阳、浊阴相互干犯，逆乱于胸中，就会出现烦闷不安的症状。所以，气逆乱于心则出现心烦郁闷，表现为默默不语，低着头，静静垂首。气逆乱于肺，则喘息气逆，俯仰不安，要用手按着胸部呼吸。气逆乱于肠胃，则发生上吐下泻的病症。气乱于四肢，则使阳气不能达于四末而使手足逆冷。气乱于头部，则厥气上逆，必然导致头重目眩、昏厥仆倒的症状。

《灵枢·官能》中提出的治疗大法：由于清气下陷而使浊气自下逆上者，应当引清气上行于阳位，以祛除上逆的浊阴。大法还提到：病邪在经致使经脉不畅者，应使用发散的方法和药物。

【原文】

黄帝问曰：五乱者，刺之有道[1]乎？岐伯曰：有道以来，有道以去[2]，审知其道，是为身宝[3]。黄帝曰：愿闻其道。岐伯曰：气在于心者，取之手少阴心主之输。神门、大陵。

滋以化源，补以甘温，泻以甘寒，以酸收之，以小苦通之，以微苦辛甘轻剂，同精导气[4]，使复其本位。

【注释】

[1] 道：法则，规律。

[2] 有道以来，有道以去：马莳说："道者，脉路也。邪之来也，必有其道；则邪之去者，也必有其道。"

[3] 宝：治身的正确法宝。

[4] 同精导气：《灵枢·五乱》指出："徐入徐出，谓之导气，补泻无形，谓之同精。"导气法是针对乱气而设，旨在导其邪气，保其精气，与一般的针刺补泻手法有别。同精，通过补泻手法，使经气聚集，调整。

【讲解】

黄帝问：五乱的病症，针刺治疗有一定规律吗？岐伯回答：疾病的发生发展是有规律的，那么它的祛除也有一定的规律可循，探寻疾病发生发展及治疗的规律准则，从而更好地祛除病邪，对于治身来说是宝贵而紧要的。黄帝说：我很愿意听你讲讲其中的道理。岐伯回答：气乱于心者，可以选取手少阴心经的输穴神门，及手厥阴心包经的输穴大陵进行针刺治疗。

药物治疗时用滋养精气的药物以助化源，用甘温的药物补益元气，用甘寒的药物滋阴泻火，用酸味药物收敛精气，用苦味药物通泻心火，用微苦辛甘的平和之剂升发阳气，这和针刺中通过补泻手法引导、调整精气的运行，使其回归本位是一样的。

【原文】

气在于肺者，取之手太阴荥[1]，足少阴输。鱼际并太渊输。

太阴以苦甘寒，乃乱于胸中之气，以分化之味去之；若成痿者，以导湿热；若善多涕，从权治以辛热。仍引胃气前出阳道[2]，不令湿土克肾，其穴在太溪。

气在于肠胃者，取之足太阴、阳明；不下者，取之三里。章门、中脘、三里。

因足太阴虚者，于募穴[3]中导引之于血中。有一说，腑输、去腑病也，胃虚而致太阴无所禀者，于足阳明胃之募穴中引导之。如气逆上而霍乱者，取三里，气下乃止，不下复始。

【注释】

[1] 荥：指五输穴中的荥穴。五输穴是十二经脉分布在肘膝关节以下的井、荥、输、经、合五个穴，它们由四肢末端向肘膝方向排列。

[2] 阳道：此指上部五官七窍。

[3] 募穴：又称腹募穴，指脏腑之气汇聚于胸腹部的一些特定穴位，多用于诊断和治疗本脏疾病。

【讲解】

气乱于肺的，针刺治疗时，应选用手太阴肺经的荥穴鱼际、输穴太渊及足少阴肾经的输穴太溪，以助肺气宣发肃降。

用药时选用苦甘寒味药物以清泻太阴肺中火热。针对胸中逆乱的气，以分化的药味祛除邪气；倘若清浊不分，湿热下注肝肾，形成痿证的，应当导利其湿热；如果鼻流清涕且量多者，应权宜使用辛热类的药物治疗，以引导胃中清阳之气上行濡养上部五官七窍，不使邪热侵犯下焦肝肾，应针刺足少阴肾经的太溪穴以祛除湿邪。

气乱于肠胃的，针刺应选用足太阴脾经和足阳明胃经的穴位，刺后病不退者，可再刺太阴脾经的募穴章门，阳明胃经的募穴中脘及合穴足三里。

因为足太阴脾经虚弱，应在其募穴中引导其经气行于血脉中。还有一种说法，合穴及下合穴是治疗腑病的，如果因为胃虚不能受纳腐熟水谷，从而使足太阴脾无所运化，就应当取足阳明胃的募穴中脘引导精气，胃复正常，则脾自安。如果因气机逆乱而出现上吐下泻的霍乱症状时，应当取阳明胃经的足三里治疗，如果症状减轻，就停止治疗。如果胃气不降，就再针刺足三里。

【原文】

气在于头者，取之天柱、大杼；不知，取足太阳荥、输。通谷深，束骨深。

先取天柱、大杼，不补不泻，以导气而已。取足太阳膀胱经中，不补不泻，深取通谷、束骨。丁心火，己脾土[1]穴中以引导去之。如用药于太阳引经药中，少加苦寒、甘寒以导去之，清凉为之辅佐及使。

气在于臂足，取之先去血脉，后取其阳明、少阳之荥输。二间、三间深取之，内庭、陷谷深取之。

视其足、臂之血络尽取之，后治其痿、厥，皆不补不泻，从阴深取，引而上之。上之者，出也，去也。皆阴火有余，阳气不足，伏匿于地中者。血，营也，当从阴引阳，先于地中升举阳气，次泻阴火，乃导气同精之法。

黄帝曰：补泻奈何？岐伯曰：徐入徐出，谓之导气；补泻无形，谓之同精。是非有余不足也，乱气之相逆也。帝曰：允乎哉道[2]，明乎哉论，请著之玉版[3]，命曰治乱也。

【注释】

[1] 丁心火，己脾土：十天干与五脏相配，丁属心火，己属脾土。

[2] 允乎哉道：《尔雅·释诂》："允，信也。"乎哉，语气助词；道，方法、途径；谓诚实不欺也。

[3] 玉版：古代用以刻字的玉片，亦泛指珍藏的书籍。

【讲解】

气乱于头部的，应选用足太阳膀胱经的天柱及大杼两穴治疗，因为此经循行于巅顶而入里络脑；如果没有痊愈，则再深刺足太阳膀胱经的荥穴通谷及合穴束骨。

先取天柱、大杼两个穴位，不用补法和泻法，而用徐入徐出的导气法。取足太阳膀胱经，也不用补法和泻法，只深刺通谷和束骨两穴。也可取用心经和脾经的相关穴位，引导经气兼去乱气。如果用药治疗，选用太阳经的引经药，加入少量苦寒及甘寒的药物，导去清浊干犯之气。这些清凉药物是作为辅药和佐药的，不能作为主药。

气乱于臂足四肢的，应先在四肢经脉循行部位，取血瘀不通的地方，以三棱针点刺以活血祛瘀，然后取手阳明三焦经的荥穴二间和输穴三间，足阳明胃经的荥穴内庭和输穴陷谷，均深刺之。此外，还要深刺手少阳小肠经的荥穴液门、输穴中渚，及足少阳胆经的荥穴侠溪、输穴足临泣，诸穴合用，调理手足之气。

观察足臂四肢的血脉瘀阻情况，针刺使血脉通行，然后治疗四肢痿软及手足厥逆，均不补不泻，采用深刺从阴引阳，从下部阴位引导阳气上行。引而上之的"上之"含义是使陷于下部的阳气出，使上逆的浊气去。厥和痿都是阴火有余，阳气不足，藏于下焦肝肾。血为营气，行于脉中，现在清浊相干，营卫逆乱。因此，治疗时首先应升举下陷之阳气，再泻去阴火，这就是导气同精之法。

黄帝问：补泻的手法是怎样的呢？岐伯回：徐入徐出，慢进针，慢起针，引导营卫相和，这种手法叫作导气；不使明显的补泻手法，保护精气，叫作同精。上述五乱病症，既不是有余的实证，也不是不足的虚证，而是清浊相干，气机逆乱，所以采用这种手法。黄帝说：这些论述我都清楚明白了，解释得也使人信服，请把它刻成书籍珍藏起来，书名就叫"治乱"吧。

东垣先生此论是解读了《灵枢·五乱》，意在说明内伤脾胃病变与十二经脉病变同理，都是气机逆乱，清浊相干。用药物治疗和针刺治疗也同理，为复其逆乱之气机。具体治法依然是滋以化源，补以甘温，泻以甘寒，在经者发之，导邪外出等诸类。最终目的是"同精导气，使复其本位"。

阴病治阳阳病治阴

【提要】

本论引用《素问·阴阳应象大论》中的一段话开宗明义，通过对"阴病在阳""阳病在阴"的成因、病理机制、症状表现、施治方法的分析，论述了阴阳的矛盾转化，阐述了阳病治阴，阴病治阳，血实宜决之，气虚宜掣引之的治疗大法。

【原文】

《阴阳应象大论》云：审其阴阳，以别柔刚 [1]，阳病治阴，阴病治阳，定其血气，各守其乡 [2]，血实宜决之 [3]，气虚宜掣引之 [4]。

【注释】

[1] 柔刚：为阴阳的互词，阴性柔，阳性刚。

[2] 乡：此指因病的部位。

[3] 决之：《类经·论治类》曰："决，谓泄去其血，如决水之义。"

[4] 气虚宜掣引之：《类经·论治类》曰："气虚者，无气之渐，无气则死矣，故当挽回气而引之使复也。如上气虚者，升而举之；下气虚者，归而纳之；中气虚者，温尔补之，是皆掣引之义。"

【讲解】

《素问·阴阳应象大论》中说：要详细的审查清楚疾病属阴或是属阳，辨别其性质的柔刚，阳病可以治阴，阴病可以治阳，确定疾病在气在血，明辨疾病的部位再施治。血实的，放血以泻之；气虚的，宜导引以升提之。

《脾胃论》白话讲解

【原文】

夫阴病在阳者，是天外风寒之邪乘中而外入，在人之背上腑腧、脏腧[1]，是人之受天外客邪。亦有二说：中于阳则流于经。此病始于外寒，终归外热，故以治风寒之邪，治其各脏之腧；非止风寒而已。六淫湿、暑、燥、火，皆五脏所受，乃筋、骨、血、脉受邪，各有背上五脏腧以除之。伤寒一说从仲景。中八风[2]者，有风论；中暑者，治在背上小肠腧；中湿者，治在胃腧；中燥者，治在大肠腧。此皆六淫客邪有余之病，皆泻在背之腑腧。若病久传变，有虚有实，各随病之传变，补泻不定，只治在背腑腧。

【注释】

[1] 腑腧、脏腧：指足太阳膀胱经上，各脏与腑的背俞穴，这些俞穴是脏腑之气输注于背腰部的穴位。

[2] 八风：即东、南、西、北、东南、西南、东北、西北八方之风，皆指虚风，即从当令相反的方位而来，与季节相抵触的气候，它能够伤人致病，损害万物。

【讲解】

所谓阴病在阳，是指自然界的风寒之邪乘着人体正气亏虚侵袭人体阳气，即背部的足太阳膀胱经的腧穴。但人体被自然界邪气侵袭却有两种说法：一种是风寒袭表，困阻卫阳，由于太阳主表，因此邪犯足太阳经脉。这种病，往往初始感受风寒之邪，终究要入里化热，成为外热，因此，为祛除风寒之邪，要从背部各脏的腧穴下手，行针刺疗法，而不仅仅是用疏散风寒的方法。另一种是六淫中，能侵袭人体的，除风、寒外，还有湿、暑、燥、火等邪气，都能使脏腑受病，表现出相应脏腑或与脏腑对应五体皮肉筋脉骨的病变，治疗时，也应选择背部膀胱经上相应受邪脏腑的背俞穴治疗以祛邪。而伤寒的治疗，应遵从张仲景的《伤寒论》的治则治法。八风之邪侵袭人体，《内经》中有"风论"进行了详述；伤于暑邪，取背部膀胱经上的小肠俞；伤于湿邪，选用背部胃俞穴；伤于燥邪，选背部大肠俞。以上均属六淫外邪侵袭人体，邪气有余的实证，都能用相应背部膀胱经上腧穴针刺治疗。如果病程日久传变，证候有实有虚，应根据疾病传变情况，或补或泻，只要取背部的背俞穴进行相应操作即可。

【原文】

另有上热下寒。经曰：阴病在阳，当从阳引阴，必须先去络脉经隧[1]之血。若阴中火旺，上腾于天[2]，致六阳[3]反不衰而上充者，先去五脏之血络，引而下行，天气降下，则下寒之病自去矣，慎勿独泻其六阳。此病阳亢，乃阴火之邪滋之，只去阴火，只损血络经隧之邪，勿误也。

【注释】

[1] 经隧：经脉循行之路。《灵枢·玉版》曰："经隧者，五脏六腑之大络也。"

[2] 天：指上焦。

[3] 六阳：指手足太阳、阳明、少阳。

【讲解】

另外有一种上焦有热、下焦有寒的病症，《素问·阴阳应象大论》说：阴病在阳位，因阴火侵占阳位，应当在阳位引出阴邪，必须先刺去血络、经脉之瘀血，使经络运行通畅。如果阴分火邪炽盛，火气上腾于上焦部位，影响手足六阳经使其热气上壅，火邪不退的，当先疏决五脏血络，以引五脏血脉中阴火下降，上焦热气消退，下焦寒邪自然会祛除。这种病阳气亢盛，是阴火邪气增长从而助长了六腑热邪，只有疏通经脉、络脉中的血瘀痹阻，才是能恢复脏腑功能的正确治法，不可错误治疗，以免加重病情或损伤人体正气。

【原文】

阳病在阴者，病从阴引阳，是水谷之寒热，感则害人六腑。又曰：饮食失节，及劳役形质，阴火乘于坤土[1]之中，致谷气、营气、清气、胃气、元气不得上升，滋于六腑之阳气，是五阳之气[2]先绝于外，外者天也。下流伏于坤土[3]阴火之中，皆先由喜、怒、悲、忧、恐，为五贼所伤，而后胃气不行，劳役饮食不节继之，则元气乃伤。当从胃合三里穴中推而扬之，以伸元气，故曰从阴引阳。

【注释】

[1] 坤土：坤，八卦之一，代表地。坤土，此处指脾胃。

[2] 五阳之气：五脏的阳气。

[3] 坤土：此处指下焦肝肾。

【讲解】

清阳之气下陷于阴分的，治疗应从下焦阴分引导阳气上行。《内经》中说，入胃之水谷饮食，应温度适宜，过热或过寒，都会损伤人体六腑的功能；再者饮食失节、劳倦过度损伤形体、耗伤胃气，阴火侵犯脾胃，脾胃升降失常，使得水谷之精气、营气、清气、骨气及元气不能上升濡养滋补诸腑。脾胃虚弱，化源不足，五脏之气中上焦心肺之气先受影响而绝。先绝于外，指天，在人体指上部，上焦心肺也。清阳下陷，助长阴火上升之势，病因喜、怒、悲、忧、恐五志过极，劫伤正气；加上劳役过度、饮食失节，进而损伤脾胃元气。应选用足阳明胃经的合穴足三里进行针刺治疗，用推而扬之的手法以升举阳气，伸展元气，所以叫作从阴引阳法。

【原文】

若元气愈不足，治在腹上诸腑之募穴；若传在五脏，为九窍不通，随各窍之病，治其各脏之募穴于腹。故曰五脏不平，乃六腑元气闭塞之所生也。又曰：五脏不和，九窍不通，皆阳气不足，阴气有余，故曰阳不胜其阴。凡治腹之募，皆为元气不足，从阴引阳勿误也。

若错补四末之腧，错泻四末之余[1]，错泻者，差尤甚矣。按岐伯所说，况取穴于天上，天上者，人之背上五脏六腑之腧，岂有生者乎？兴言及此，寒心彻骨！若六淫客邪及上热下寒，筋、骨、皮、肉、血脉之病，错取穴于胃之合，及诸腹之募者必危，亦岐伯之言，下工[2]岂可不慎哉。

【注释】

[1] 四末之余：四肢末端的腧穴。

[2] 下工：艺术不高明的医生。

【讲解】

如果病程日久，导致元气越来越虚弱，应该针刺六腑在腹部的募穴进行治疗。如果病变传到五脏，可以见到眼、鼻、口、耳、前后二阴等九窍不通利的症状，可以根据各官窍的病变对应到相关脏腑在腹部的募穴针刺。如耳病，根据肾开窍于耳，取肾的募穴京门；眼病，肝开窍于目，取肝的募穴期门等，以此类推，不做赘述。所以，五脏的生理功能不和，是由于六腑的气机闭塞不同，升降失常。又有说五脏之气不协调冲和，九窍不通利，都是因为五脏阳气不足，阴火有余，这种情况是阳气不能战胜阴火。综上所述，治疗应选用腹部募穴，因募穴为脏腑之气在胸腹部的汇聚之处，凡用募者，均治元气不足之虚证，用阴部穴位治疗阳气不足之证，即从阴引阳之义，切勿误治。

假设治疗时错误得选择了四肢末端的腧穴进行补法或者泻法，尤其是在四肢末端进行泻法针刺，这种差错是不容忽视的。按照岐伯的说法，选择四肢末端穴位治疗已经是非常错误的方向了，更别说选择在"天上"的穴位。天上即指上焦心肺，此处指在足太阳膀胱经背部的背俞穴。这是与募穴位置、功能都有很大不同的穴位，如果错误的针刺了背部俞穴，本就元气不足，又泻了脏腑之阳气，那么患者还能有依赖生存的阳气吗？这些言论让一个医者仅仅只是听到都觉得愤慨难当、心寒不已！相反的，如果自然界外部六淫之邪侵袭人体所致的病症；或是上有热，下有寒的病症；或是皮肉筋骨血脉部位的病变，此时应泻，但却错误地选择了足阳明胃经的合穴足三里及胸腹部的募穴进行针刺操作，必将助长邪火，使得病情危急。这也就符合岐伯说的话，看到误治后的严重后果，医术不甚高明的医者在临诊治病时，怎能不慎重对待呢？

东垣先生通过阳病在阴，治疗当从阴引阳；阴病在阳，治疗当从阳引阴，强调辨证需分清是外感还是内伤，是虚证还是实证，治疗外感六淫邪气，当祛邪外出，治疗内伤脾胃，当温中补阳。

东垣先生基于自身对阴病治阳，阳病治阴的认识，把用针之道和用药之理合而为一，可大致分为以下几部分。

阴病治阳，是基于阴病在阳。当寒邪及六淫之邪从外侵伤人体，治疗当刺背部脏腧穴，伤于寒用药遵从仲景《伤寒论》的治则治法；当风邪及六淫之邪从外侵伤六腑，治疗当刺背部腑腧穴，根据虚实传变随证治之；当上热下寒，阴火上腾，治当引阴火下行，即去"经脉经隧之血"。

阳病治阴，是基于阳病在阴。饮食、劳逸、七情、内伤致脾胃元气不足，清阳不升，阴火上冲。治疗当刺胃的合穴足三里，推而扬之，使阳气从下自上升浮，即从阴引阳。或随证针刺腹部募穴。

如果阳病在阴，则不可针刺四肢腧穴行补泻之法；不可针刺背部五脏六腑对应腧穴。

如果阴病在阳，不可针刺胃的合穴和腹部募穴。

东垣先生想强调的依然是治疗外感六淫当祛邪外出，治疗内伤脾胃当补中升阳。两种情况不可差错，用药宜慎重。

三焦元气衰旺

【提要】

本论中东垣先生简明扼要地阐述了人体"三焦元气衰旺"的关键是脾胃功能的盛衰。东垣先生认为，外感六淫、饮食、劳倦及七情内伤这些因素均能影响人体脾胃的生理功能，因此临证施治，强调从脾胃入手。

【原文】

《黄帝针经》云：上气不足，脑为之不满，耳为之苦鸣，头为之苦倾，目为之瞑[1]。中气不足，溲便为之变，肠为之苦鸣。下气不足，则为痿厥心悗[2]，补足外踝下[3]留之。

此三元[4]真气衰惫，皆由脾胃先虚，而气不上行之所致也。加之以喜、怒、悲、忧、恐，危亡速矣。

【注释】

[1] 瞑：眼睛昏花。

[2] 痿厥心悗：痿，足痿弱。厥，四肢清冷。悗，即闷。张景岳："下气不足，则升降不交，故心气不舒而为闷。"

[3] 补足外踝下：即足太阳膀胱经昆仑穴。张景岳："此昆仑穴也，为足太阳所行之经。凡于上中下气虚之病，皆可留针补之。"

[4] 三元：指三焦元气。

【讲解】

《灵枢·口问》中提到，诸证凡上气不足者，表现为脑髓不足，有空虚之感，持续耳鸣，头部无力支撑而低垂，视物不清，两目空眩。凡中气不足者，表现为二便不调，泄泻，痢疾，溲数等，肠中鸣响时作。凡下气不足者，表现为下肢痿弱不用而四肢厥冷，阳气不得宣行而心中窒闷。足太阳膀胱经上从头走足，贯络全身，治疗应该选择其上的昆仑穴，针刺补法后留针，以补三焦元气。

以上提到的诸多病症，都是三焦元气衰绝、惫乏，不堪滋养周身所致，而这是因为脾胃之气已先不足虚弱，不能受纳腐熟水谷并将精微物质运送周身，上、中、下三焦之气乏源，不能及时输注相应脏腑经脉，加之喜、怒、悲、忧、恐五志过极，情绪失常后对五脏及其生理功能都有影响，更加速了元气衰微，病情危重，如果不能及时正确的诊断治疗，严重时会导致患者一身之气耗竭而死亡。

元气（又名原气）是人体最根本的气，根源于肾，由先天之精所化，赖后天之精充养，为人体脏腑阴阳之本，生命活动的原动力。

元气通过三焦输布至五脏六腑，充沛于全身，以激发、推动各个脏腑组织的功能活动，所以说，三焦是元气通行的通道，气化运动是生命的基本特征。三焦元气衰旺的根本在于脾胃元气充盛与否，因此要避风寒、调情志、慎起居，避免可能使脾胃元气受损的因素，才能保证三焦元气长盛不衰。

脾胃论卷下

大肠小肠五脏皆属于胃胃虚则俱病论

【提要】

本论主要通过阐述胃与大肠、小肠、五脏在生理和病理上的相互联系与影响，进一步强调了胃在人体生命活动中的重要作用。大肠、小肠、五脏的功能活动，皆要靠胃营运的精气滋养，才能正常发挥。若胃气虚则五脏六腑、十二经、四肢百骸得不到营养，就会发生各种病理变化。

【原文】

《黄帝针经》云：手阳明大肠，手太阳小肠，皆属足阳明胃。小肠之穴，在巨虚下廉[1]，大肠之穴，在巨虚上廉[2]，此二穴，皆在足阳明胃三里穴[3]下也。大肠主津，小肠主液[4]。大肠、小肠受胃之荣气[5]，乃能行津液于上焦[6]，灌溉[7]皮毛，充实腠理[8]。若饮食不节，胃气不及，大肠、小肠无所禀受[9]，故津液涸竭[10]焉。

【注释】

[1] 巨虚下廉：针灸穴名，为足阳明胃经与手太阳小肠经合穴。正坐垂足，在足三里穴直下六寸部位。

[2] 巨虚上廉：针灸穴名，为足阳明胃经与手阳明大肠经合穴。正坐垂足，在足三里穴直下三寸部位。

[3] 三里穴：针灸穴名，为足阳明胃经之合穴。在膝眼下三寸部位。

[4] 大肠主津，小肠主液：津、液，一者泛指一切体液及其代谢产物；二者指饮食精微所化生的营养物质。

[5] 荣气：即营气，指营运于脉中的精气。《灵枢·邪客》曰："营气者，泌其津液，注之于脉，化以为血，以荣四末，内注五脏六腑。"

[6] 上焦：三焦之一，三焦的上部，从咽喉至胸膈部分。《灵枢·营卫生会》曰："上焦出于胃上口，并咽以上，贯膈而布胸中。"

[7] 灌溉：流注润泽。此指上焦的主要功能是敷布水谷精气至全身，以温养肌肤、骨节，通调腠理。

[8] 腠理：泛指皮肤、肌肉、脏腑的纹理及皮肤、肌肉间隙交接处的结缔组织。是渗泄体液、流通气血的门户，有抗御外邪内侵的功能。《金匮要略·脏腑经络先后病脉证》曰："腠者，是三焦通会元真之处，为血气所注；理者，是皮肤脏腑之文理也。"

[9] 禀受：承受。

[10] 涸竭：干枯、枯竭。

【讲解】

《灵枢·本输》指出：人体十二经中手阳明大肠、手太阳小肠都是属于足阳明胃的。小肠的穴位在巨虚下廉，大肠的穴位在巨虚上廉，这两穴都在足阳明胃经的足三里穴下面，均属于足阳明胃经之穴。大肠主津，小肠主液，大肠、小肠承受来自胃所化生的营气，于是能将津液输布于上焦心肺，向外充于皮毛，营养皮毛，充实腠理。如果饮食不能节制，就会损伤胃气，使胃气不能充盛，则大肠、小肠得不到营气的滋养，其所主的津液就会发生枯竭。

【原文】

《内经》云：耳鸣、耳聋，九窍[1]不利，肠胃之所生也。此胃弱不以滋养手太阳小肠、手阳明大肠，故有此证。然亦止从胃弱而得之，故圣人[2]混言肠胃之所生也。或曰：子[3]谓混言肠胃所生，亦有据乎？予[4]应之曰：《玉机真脏论》云：脾不及，令人九窍不通，谓脾为死阴[5]，受胃之阳气，能上升水谷之气于肺，上充皮毛，散入四脏[6]；今脾无所禀[7]，不能行气于脏腑，故有此证，此则脾虚九窍不通之谓也。虽言脾虚，亦胃之不足所致耳。

【注释】

[1] 九窍：指头部七窍及前、后二阴。

[2] 圣人：具有高超医技的人。此处指《内经》中所言的医学理论。

[3] 子：你。

[4] 予：我。

[5] 死阴：脾不主春夏秋冬四时，叫死阴。

[6] 四脏：指心、肺、肝、肾四脏。

[7] 脾无所禀：指脾不能供给精气于肺。

【讲解】

《内经》曰：耳鸣、耳聋、九窍不通利的病症，都是由于肠胃失调不能输布精气所产生的，这是胃虚不能滋养手太阳小肠、手阳明大肠，使肠道吸收和输送的津液不足，故而出现耳鸣、耳聋、二便不通利等病症。这也只能从胃气虚弱的病机来得到证实，所以古代医家将这些病症统称是由肠胃病变所产生的。有人问：你说九窍之病统生于肠胃，这有根据吗？我说：《素问·玉机真脏论》指出脾的运化功能不足，可以导致人的九窍不通利。脾脏属土为至阴，接受胃中转化的阳气（水谷精气），将其向上输布传送至肺，才能使水谷精气向上、向外充于皮毛，向内散布于四脏。现今胃气虚弱不能转化水谷精气，则脾无物可输，不能转输精气至五脏六腑，所以产生九窍不通之类的证候。这里虽然说的是脾虚，但实际上也是胃虚所致。

【原文】

此不言脾，不言肠胃，而言五脏者又何也？予谓：此说与上二说无以异 [1] 也，盖谓脾不受胃之禀命 [2]，致五脏所主九窍不能上通天气 [3]，皆闭塞不利也，故以五脏言之。此三者，止是胃虚所致耳。然亦何止于此，胃虚则五脏、六腑、十二经、十五络[4]、四肢，皆不得营运之气，而百病生焉，岂一端能尽之乎。

【注释】

[1] 无以异：无异议，即没有不同。

[2] 脾不受胃之禀命：脾不运化，不能承受胃供给的营养物质。

[3] 天气：指代上焦，为营养物质运行输布的出发点。

[4] 十五络：又称十五络脉、十五别络。手足太阳、阳明、少阳、太阴、少阴、厥阴十二经脉各有一支别络，加上任脉络、督脉络和脾之大络，共为十五络。有网络全身、沟通表里内外的作用。

【讲解】

有人问有时候不说脾，不说胃肠，只说五脏是为什么呢？我回答，这种说法和上面两种说法并无不同，因为胃虚不能生化水谷精气，脾虚无所转输，则五脏不得滋养，所以五脏所主的九窍不能得到胃所转化的阳气（水谷精气）的滋养，则九窍闭塞而不通利，这是从五脏而论九窍不通的机制。以上三种说法，根本上都是因为胃气虚弱。李东垣引用这三篇经文中的三段话加之对机制的解释，意在强调胃对于脾、大肠、小肠、其余脏腑及九窍的重要性。在此基础上进一步提出了自己的观点：胃虚不但导致九窍不通，还可以使五脏、六腑、十二经、十五络、四肢都得不到水谷转化的营运之气滋养，百病因此而生，这哪里是一个方面的疾病所能穷尽的呢？在李东垣的学说体系中，胃占主导地位而脾从之。

脾胃虚则九窍不通论

【提要】

本论介绍了胃气与人体谷气、荣气、运气、生气、清气、卫气、阳气、三焦之气的关系，认为诸气均为胃气所滋，故均为胃气的别称，重点阐述引起脾胃虚的病因及脾胃虚致脏腑九窍不通的病机。

【原文】

真气[1]，又名元气[2]，乃先身生之精气[3]也，非胃气不能滋[4]之。胃气者，谷气[5]也，荣气也，运气[6]也，生气[7]也，清气[8]也，卫气[9]也，阳气[10]也。又天气、人气、地气，乃三焦之气[11]。分而言之则异，其实一也，不当作异名异论而观之。

【注释】

[1] 真气：同正气，是人体功能的总称，又称原气、元气。

[2] 元气：包括元阴和元阳之气。禀受于先天而赖后天荣养以滋生，由先天之精所化，故名元气。其发源于肾，藏于丹田，经三焦之道，通达全身，推动五脏六腑等一切器官组织的活动，为生化动力的源泉。

[3] 精气：泛指构成和维持生命的精华物质及其功能。此指生殖之精和饮食化生的精微物质。

[4] 滋：滋生长养。

[5] 谷气：又称水谷之气，泛指饮食营养物质。《灵枢·刺节真邪》曰："真气者，所受于天，与谷气并而充身也。"

[6] 运气：指脾胃运化水谷而产生的精气。

[7] 生气：具有升发和增强元气功能的精气。

[8] 清气：水谷精华的轻清部分。《灵枢·动输》曰："胃为五脏六腑之海，其清气上注于肺。"

[9] 卫气：属于阳气的一种。生于水谷，源于脾胃，出于上焦，行于脉外，其性刚悍，运行迅速流利；具有温养内外，护卫肌表，抗御外邪，滋养腠理，开阖毛孔等功能。《灵枢·本脏》曰："卫气者，所以温分肉，充皮肤，肥腠理，司开阖者也。"

[10] 阳气：与阴气相对。泛指事物的两个相反相成的对立面之一。就营卫之气而言，指卫气；就运动的方向和性质而言，行于外表的、向上的、亢盛的、增强的、轻清的为阳气。

[11] 三焦之气：指上、中、下三焦运行的精气。宗气出于上焦；营气出于中焦；卫气出于下焦。天、人、地为上、中、下三焦的代词。

【讲解】

真气又叫元气，是人体禀受于先天而赖后天荣养以滋生的精气，必须依靠后天脾胃化生的水谷精气的荣养。人体的谷气、荣气、运气、生气、清气、卫气、阳气、三焦之气等诸气虽然其名各异，但都依靠胃气的滋养，故实质都是胃气的别称，不应当因为名称不同而把它们作为不同事物对待。

【原文】

饮食劳役[1]所伤，自汗小便数[2]，阴火乘土位[3]，清气不生，阳道不行[4]，乃阴血伏火[5]。况阳明胃土，右燥左热[6]，故化燥火而津液不能停[7]；且小便与汗，皆亡津液。津液至中宫[8]变化为血也。脉者，血之府[9]也，血亡[10]则七神[11]何依，百脉[12]皆从此中变来也。人之百病，莫大于中风[13]，有汗则风邪客[14]之，无汗则阳气固密[15]，腠理闭拒[16]，诸邪不能伤也。

【注释】

[1] 劳役：劳倦用力过度。

[2] 小便数：小便次数增多。

[3] 阴火乘土位：阴火，此指心火。土位，指脾胃。意心火亢盛即侵侮脾胃。

[4] 阳道不行：指阳气不能畅行。

[5] 阴血伏火：血属阴，故称阴血。心主血脉，心火伏于血脉，故为阴血伏火。

[6] 右燥左热：右燥指手阳明大肠，左热指手太阳小肠，二者属足阳明胃。

[7] 停：留聚。

[8] 中宫：指中州脾胃。

[9] 血之府：府，为出纳聚藏之所。此指运行血液的脉。

[10] 血亡：指失血。

[11] 七神：指魂、魄、精、神、意、智、志七种精神活动。

[12] 百脉：指全身的血脉。

[13] 中风：指外感风邪。

[14] 客：指由外而侵入体内的邪气。

[15] 固密：固藏密闭的意思。

[16] 闭拒：闭合而抗拒外邪入侵。

【讲解】

若饮食不节、劳役过度而损伤脾胃，则可见自汗、小便频数的症状，因阴液亏损，心火亢盛，侵侮脾胃，进而清阳之气不得升发，也不能运行于阳道，所以阴火郁于阴血。况且足阳明胃的右位是手阳明大肠，主燥，左位是手太阳小肠，主热，所以化燥化火，灼伤津液，津液不能正常在大肠、小肠中留聚；此外，小便频数及自汗都会消亡津液。津液到达中焦脾胃，经脾胃运化而形成血液，脉是血液运行的地方，血液消亡则精神无所依附，所以全身经脉中的津液和血液都是从脾胃精气变化而来。风为百病之长，所以人的各种病变莫过于外感风邪。体虚自汗的人，汗出时腠理疏松，风邪乘虚侵犯，体质健壮的人，阳气固密，无自汗表现，腠理关闭故而各种外邪不能入侵。

【原文】

或曰：经言[1]阳不胜其阴，则五脏气争[2]，九窍不通；又脾不及[3]则令人九窍不通，名曰重强[4]；又五脏不和，则九窍不通；又头痛耳鸣，九窍不通利，肠胃之所生也。请析[5]而解之？答曰：夫脾者，阴土也，至阴[6]之气，主静而不动；胃者，阳土[7]也，主动而不息。阳气在于地下，乃能生化万物。故五运[8]在上，六气[9]在下。其脾长一尺[10]，掩太仓[11]，太仓者，胃之上口也。脾受胃禀，乃能熏蒸腐熟[12]五谷者也。胃者，十二经之源，水谷之海也，平则万化安，病则万化[13]危。

【注释】

[1] 经言：此指《素问》及《难经》中的篇章内提到的论点。

[2] 五脏气争：指五脏之气的功能发生紊乱。

[3] 脾不及：及，达到。此指脾的功能不足。

[4] 重强：指脾弱胃强，气不调顺出现的病症。

[5] 析：分析。

[6] 至阴：至，到达。脾属太阴，太阴为三阴之始，故称脾为至阴。《素问·金匮真言论》曰："腹为阴，阴中之至阴，脾也。"

[7] 阳土：指足阳明胃。

[8] 五运：即木运、火运、土运、金运、水运的合称。木、火、土、金、水在地为五行，五行之气运化在天，故称五运。此指五脏的功能运动形式。

[9] 六气：指风、火、燥、湿、寒、热六种气化推移。此指五脏功能活动后表现的六种具体现象。

[10] 脾长一尺：指脾在五行中属土，治在中央，不是独主春、夏、秋、冬四季中哪一个季节，而在春、夏、秋、冬四季均长养肝、心、肺、肾四脏。每一季度九十天中，各分季末十八天为脾土寄治，故称"脾长一尺"。

[11] 掩太仓：掩，遮盖。太仓，指胃。《灵枢·胀论》曰："胃者，太仓也。"因其容纳水谷故名。此意为脾的功能形式如六气，向下遮盖着胃；胃的功能形式如五运，向上蒸发水谷精气给脾。

[12] 熏蒸腐熟：蒸，煮的意思。腐熟，糜烂、化为细小的意思。

[13] 万化：万事万物的变化。此专指胃的化生功能正常。

【讲解】

有人提问：《内经》中说阳气弱不能引导阴气，则五脏之气就会相争而紊乱，九窍也会因而不通；又说脾虚会使九窍不通利，称为"重强"；也有说五脏之间不和，则九窍不通；还说头痛、耳鸣之类九窍不通的疾病，大都是肠胃有病而产生的，这些不同的说法，请您分析讲解下。我回答：脾属阴土，主静而不主动；胃属阳土，主动而不息。阳气在地下才能生化万物，所以五运自地而上，六气自天而下，好像脾长可以掩盖胃，胃的上口像储粮的太仓，脾从胃那里承受经过腐熟消化的水谷精微。所以胃是十二经脉气血的生化来源，水谷之气汇合的地方，胃气和平则生化正常，胃气病则生化危竭。

【原文】

　　五脏之气，上通九窍。五脏禀受气于六腑，六腑受气于胃。六腑者，在天为风、寒、暑、湿、燥、火，此无形之气也。胃气和平，荣气上升，始生温热。温热者，春夏也，行阳二十五度[1]。六阳[2]升散之极[3]，下而生阴，阴降则下行为秋冬，行阴道[4]，为寒凉也。胃既受病，不能滋养，故六腑之气已绝，致阳道不行，阴火上行[5]。五脏之气，各受一腑之化，乃能滋养皮肤、血脉、筋骨，故言五脏之气已绝于外，是六腑生气先绝，五脏无所禀受，而气后绝矣。

【注释】

　　[1] 行阳二十五度：阳，白天。度，周次。指阳气白天运行二十五周次。

　　[2] 六阳：指手三阳、足三阳，即六腑阳经。

　　[3] 升散之极：升散，鼓舞、散发。极，顶点。此指阳气活动达到顶点。

　　[4] 阴道：一者与"行阳二十五度"相对而言，即卫气夜行于阴二十五度。一者指一年四季中秋冬的季节。

　　[5] 阴火上行：阴火，指饮食劳倦、喜怒忧思所伤五脏的病理变化。

【讲解】

　　五脏精气上通九窍，禀受来自六腑传化的精气，六腑接受来自胃的水谷之气。六腑属阳，其气化过程像自然界的风、寒、暑、湿、燥、火的变化那样是无形的。胃气和平，营气得以上升，人体才产生温热。春夏阳气旺盛，营气白天循行于阳经二十五周，使人体温热。手足六阳经气升散到极，阳极而生阴。阴气降临人体好像秋冬天气那样寒凉。如果胃气生病则不能产生水谷精气而失去滋养六腑的功能，六腑之气一旦衰竭，则阳气不能向上升散（阳道不行），阴火反上行而占据阳位。五脏各受胃腑化生的精气进而各自接受其相表里的六腑所转化的水谷精气才能滋养所主的皮、肉、筋、脉、骨等组织。所以说"五脏之气已绝于外"，指的是五脏之气表现在外部官窍功能的衰竭，其原因是六腑之气先失去胃的滋养和供应，六腑生气先竭，六腑就不能为五脏提供滋养，五脏得不到六腑化生的精气随后也衰竭。李东垣通过这段经文解析，说明脾胃的重要性，尤其是胃。

【原文】

肺本收下[1]，又主五气[2]，气绝则下流[3]，与脾土叠于下焦，故曰重强。胃气既病则下溜[4]。经云：湿从下受之[5]，脾为至阴，本乎地也，有形之土，下填九窍之源，使不能上通于天[6]，故曰五脏不和，则九窍不通。

【注释】

[1] 肺本收下：肺主收敛下行。

[2] 五气：即臊、焦、香、腥、腐，由鼻而入，鼻为肺之窍，故曰肺主五气。

[3] 下流：浊阴之物向下行。

[4] 下溜：溜，水势下滑。此指胃虚，水湿不化则下注。

[5] 湿从下受之：源于《素问·太阴阳明论》中"伤于湿者下先受之"。

[6] 上通于天：天，指自然界。此指脾胃功能不足，清阳之气不能上达九窍。

【讲解】

肺位于上焦而主收敛、降下，又主五气（臊、焦、香、腥、腐），上焦胸肺摄纳阳气（水谷精气）的功能不足，则阳精（水谷精气）下流，与下陷的脾气所生之湿合并重叠于下焦，叫作"重强"。胃气既病，阳气下流，《素问·太阴阳明论》说"伤于湿者，下先受之"，湿邪从下部侵袭人体，脾为至阴，属于土，是因为脾属土类比于大地，现在有形之湿充塞于下焦，湿邪浸淫，阻塞阳气，填塞了九窍精气的来源，使清阳之气不能向上、向外（天）散布精气，所以说五脏之气不和，则九窍不通。

【原文】

胃者，行清气而上，即地之阳气也，积阳成天[1]，曰清阳出上窍[2]，曰清阳实[3]四肢，曰清阳发[4]腠理者也。脾胃既为阴火所乘，谷气闭塞而下流，即清气不升，九窍为之不利。胃之一腑病，则十二经元气皆不足也。气少则津液不行，津液不行则血亏，故筋骨、皮肉、血脉皆弱，是气血俱羸弱[5]矣。劳役动作，饮食饥饱，可不慎乎。凡有此病者，虽不变易他疾，已损其天年[6]，更加之针灸用药差误，欲不夭枉[7]得乎？

【注释】

[1] 积阳成天：天，此指上焦心肺。积阳成天意为胃所化生的精气，其清轻部分上行与肺所主的呼吸之气，心所主的血气合为宗气、营气。

[2] 上窍：头颅部位的眼、耳、鼻、口等。

[3] 实：实，充实、营养之意。

[4] 发：发，散发、温润之意。

[5] 羸弱：身体瘦弱。

[6] 天年：天，指自然；年，年龄、寿命。天年即自然赋予人类的寿命。

[7] 夭枉：短命而亡，指未成年的人死去。

【讲解】

胃的功能是转化水谷为精气（清气），如同大地的阳气要上升一样，水谷精气要向上焦布散，类比为"积阳成天"。这个过程在人体就是"清阳出上窍""清阳实四肢""清阳发腠理"。如果脾胃被阴火所压制，则水谷之气不得上行而下流，清气不升，九窍自然不得滋养而不通利。胃腑一旦有病，则十二经脉的元气不足，元气不足则津液不能生成、流通，津液不足则血气不得生化而亏虚，所以筋骨、皮肉、血脉无以滋养而皆虚弱，最终气血、形体完全虚赢了。所以说，劳役、运动，饮食、饥饱，这些易于损伤脾胃的行为，怎能不慎重对待呢？但凡有胃病的，即使不转变为其他疾病，也已经损伤了人体的根本，这样，可直接影响其寿命，或可引起其他病变，折伤年寿。如果再加上针灸或用药的治疗失误，要想不短命而亡怎么可能呢？

胃虚脏腑经络皆无所受气而俱病论

【提要】

本论主要阐述胃虚则脏腑经络不能获得充足的营养供应而导致疾病发生的机制。从胃与大肠、小肠、膀胱、胆、三焦在生理上的相互联系和病理上的相互影响，以及从脾与心、肝、肺、肾在病理上的相互影响，说明脾、胃在人体生命活动中的重要性，胃虚则六腑功能俱衰，诸脏病的发生多责之于脾虚。

【原文】

夫脾胃虚，则湿土之气溜[1]于脐下，肾与膀胱受邪。膀胱主寒[2]，肾为阴火[3]，二者俱弱，润泽之气[4]不行。大肠者，庚[5]也，燥气也，主津；小肠者，丙[6]也，热气也，主液。此皆属胃，胃虚则无所受气而亦虚，津液不濡[7]，睡觉口燥咽干，而皮毛不泽也。甲胆，风也[8]，温也，主生化周身之血气；丙小肠，热也，主长养周身之阳气。亦皆禀气于胃，则能浮散[9]也，升发也；胃虚则胆及小肠温热生长之气俱不足，伏留[10]于有形血脉之中，为热病，为中风，其为病不可胜纪[11]，青、赤、黄、白、黑五脏[12]皆滞。三焦者，乃下焦元气生发之根蒂，为火乘之，是六腑之气俱衰也。

【注释】

[1] 溜：水势下滑。此指脾胃虚，水湿下注。

[2] 膀胱主寒：肾与膀胱相表里，肾主水，则膀胱属"太阳寒水之经"，故膀胱主寒。

[3] 肾为阴火：阴，指肾，针对腑阳脏阴而言。火，针对膀胱主寒而言。

[4] 润泽之气：润泽，指气化蒸腾作用。

[5] 庚：天干地支中，庚、卯均指代大肠。

[6] 丙：天干地支中，丙、未均指代小肠。

[7] 津液不濡：濡，润的意思，指不能得到津液的滋润。

[8] 甲胆，风也：肝五行属木，与胆腑互为表里，则胆亦属木，十天干中甲指代胆，故称甲胆，胆属甲木，在天为风，故称甲胆风。

[9] 浮散：如蒸气一样轻浮飘散。

[10] 伏留：潜伏、停留之意。

[11] 不可胜纪：纪，记载、记录。此指不可完全描述得尽。

[12] 五腑：肝、心、脾、肺、肾五脏对应青、赤、黄、白、黑五色，脏与腑互为表里，五脏依次对应胆、小肠、胃、大肠、膀胱五腑。此处以青赤黄白黑五色为五腑的代名词，如青胆、赤小肠、黄胃、白大肠、黑膀胱。

【讲解】

脾胃虚弱，不能运化水湿，则湿气下流于脐下，侵犯下焦的肾和膀胱。在六气中膀胱为太阳主寒，肾为少阴主阴火，两者若因受脾湿而虚弱，则气化水湿、润泽上升的功能减退。大肠，天干为庚，五行为金，主燥，主津液。小肠，天干为丙，五行为火主热，主液。这两者广义上都属胃，胃虚则大小肠不得接受水谷转化之气，则津液不能生成而濡养人体，睡觉就会觉得口燥咽干，皮毛不润而干枯。胆，天干为甲，五行属木主风，主温气，类比于四季的春季，主生化全身的血气。小肠，天干为丙，五行属火主热，功能是长养全身的阳气。两者也都只有禀受于胃气，才能将水谷精气向上升浮布散。胃气盛则胆与小肠之气能浮散、升发。胃气虚则胆与小肠温热、生长之气都不足，阴火下伏、停留于有形的血脉之中，变生热病、中风等病症，不可完全描述得尽，青、赤、黄、白、黑五腑（胆、小肠、胃、大肠、膀胱）者受阻滞，功能都会减退；三焦为下焦元气升发的根本，如被阴火侵袭，为火气所压制，则六腑之气都会衰弱，进而生化气血津液的功能也都会减弱。

脾胃气虚可以引起六腑的病变，包括六腑的虚弱和不畅。一方面，水谷精微的布化滋养不足，可引起睡眠后口燥咽干、皮肤毛发缺少润泽等。另一方面，阳气升浮不足，周身温养不足，同时内生阴火，可进一步引起热病、中风等诸多病症。

【原文】

腑者，府库之府，包含五脏及形质之物而藏焉。且六腑之气，外无所主，内有所受。感天之风气而生甲胆，感暑气而生丙小肠，感湿化而生戊胃[1]，感燥气而生庚大肠，感寒气而生壬膀胱，感天一之气[2]而生三焦，此实父气[3]无形也。风、寒、暑、湿、燥、火，乃温、热、寒、凉之别称也，行阳二十五度，右迁[4]而升浮降沉之化[5]也，其虚也，皆由脾胃之弱。

【注释】

[1] 戊胃：天干地支中，戊、辰均指代胃，己、巳均指代脾。脾为己土，胃为戊土，戊己是脾胃的代名词。

[2] 天一之气：天一，即与天合而为一，天一之气指自然界中产生的雾露之气。

[3] 父气：一指"三焦相火，无状有名"（见《医学发明》）；一指自然界的阳气。

[4] 右迁：右升，指脾胃中清阳之气上升。

[5] 升浮降沉之化：升浮属阳，为温热之气；降沉属阴，为寒凉之气。此指人体内的活动如自然界冷热交替的运动变化规律一样，有着温热寒凉的生理循环。

【讲解】

腑，如同府库，可以包含五脏及有形的水谷精微物质并将其收藏。六腑对人体外部组织没有配属关系，在内禀受于胃气，也就是说，六腑所化生的水谷精微物质虽不直接向外滋养皮毛肌肉筋骨，但在内必须要接受胃气所传化的水谷精微。自然环境对人体的感受即六腑之气与天之六气相应，这实际是无形的六气，如风气生甲胆，暑气生丙小肠，湿气生戊胃，燥气生庚大肠，寒气生壬膀胱，感受统一的天一之气生三焦，"天一之气"，本质上是无形的，如同生化万物的原始的"父气"。风、寒、暑、湿、燥、火六气，其实可与四气之寒、热、温、凉在四季的分布相对应，是四时温热寒凉之气的别称，此六气为阳主外。人身营卫之气白昼行于阳分（外、阳经）二十五周，如同天右旋一样，向右（顺时针）升降浮沉循环运行。右迁至心肺，布行于全身而发生升浮降沉的变化，人体在外的阳气如六腑、六气、营卫之气的虚弱，都因脾胃虚弱不能生化精微所致。

【原文】

以五脏论之，心火亢甚，乘其脾土[1]曰热中[2]，脉洪大而烦闷。《难经》云：脾病，当脐有动气[3]，按之牢若痛[4]。动气，筑筑然[5]坚牢，如有积[6]而硬，若似痛也，甚则亦大痛，有是则脾虚病也，无则非也。更有一辨，食入则困倦，精神昏冒[7]而欲睡者，脾亏弱也。且心火大盛，左迁[8]入于肝木之分，风湿相搏，一身尽痛，其脉洪大而弦，时缓，或为眩运战摇[9]，或为麻木不仁，此皆风也。

【注释】

[1] 乘其脾土：乘，乘虚侵袭之意。此指心火亢盛，则反累及其子而侵侮脾土。

[2] 热中：火热在中。《灵枢·五邪》曰："阳气有余，阴气不足，则热中善饥。"

[3] 动气：经脉搏动应指。

[4] 按之牢若痛：用手按压则局部坚硬而痛。

[5] 筑筑然：形容坚牢的样子。

[6] 积：气积有形。《难经·五十五难》曰："气之所积名曰积……

其痛不离其部。"

[7] 精神昏冒：此指头部昏闷眩晕。

[8] 左迁：左降，此指脾胃中浊阴之气下降。

[9] 眩运战摇：运，运动、转动。战摇，颤动。此指头目眩晕，身体颤动的症状。

【讲解】

前面论述六腑，接下来论述五脏。从五脏五行来看，心火过于旺盛，侵侮脾土则压制脾土阳气的升发，称为"热中"证，症见脉洪大而烦闷。《难经·十六难》说："脾病，当脐有动气，按之牢若痛。"脾病出现动气即脐部经脉搏动应手，按之坚硬似痛，其搏动坚实有力，如有积块而坚硬，似有疼痛，严重的也有大痛，有这个症状则可判断为脾虚，没有这些症状则不是脾虚病。还有一种辨证方法：如果进食后就觉得困倦，精神昏沉欲睡，是脾气亏虚的表现。五脏运行，如同大地一样左旋。如果心火亢盛，向左运行就会使炎热进入肝木，肝木之风与脾土之湿、心火之热相互搏结，则全身疼痛，脉象则为心火之洪大、肝风之弦，有时就是为脾土之缓。或者表现为眩晕、震颤，或为麻木、感觉减退，这些都是肝风为病的特点。

【原文】

脾病，体重节痛，为痛痹 [1]，为寒痹，为诸湿痹，为痿 [2] 软失力，为大疽大痈 [3]。若以辛热助邪，则为热病，为中风，其变不可胜纪。木旺运行，北越 [4] 左迁，入地助其肾水，水得子助 [5]，入脾为痰涎，自入为唾 [6]，入肝为泪，入肺为涕，乘肝木而反克 [7] 脾土明矣。当先于阴分 [8] 补其阳气升腾，行其阳道而走空窍 [9]，次加寒水之药 [10] 降其阴火，黄柏、黄连之类是也。先补其阳，后泻其阴，脾胃俱旺而复于中焦之本位，则阴阳气平矣。

【注释】

[1] 痹：病名，滞塞不通。

[2] 痿：病名，软弱无力。

[3] 大疽大痈：病名，出自《灵枢·痈疽》。疮面浅而大者为痈；疮面深而恶者为疽。均系气血为毒邪所阻滞，发于肌肉筋骨间的疮肿。

[4] 北越：北，指肾；越，超越。此指肝木旺盛，其可通过降泄而损及肾。

[5] 水得子助：指肾水得其子肝木的助益。

[6] 自入为唾：肾主五液，汗、涎、唾、泪、涕皆为水液所化，唾属肾，故称自入。

[7] 反克：脾土本克肾水，今肾水反乘脾土，故称反克。

[8] 阴分：指肝、肾、脾阴脏。

[9] 空窍：指五液所出入的窍道，即汗孔、耳、目、口、鼻。

[10] 寒水之药：指寒凉泻火的药物。

【讲解】

脾病，出现身体沉重、骨节疼痛的，称为痛痹或寒痹，或为各种湿痹，或为肢体痿软无力，或演变为大疽、大痈。如果误用辛热药反助热邪，就会资助心火，发展为热病，或演变为中风，其病理变化不可胜纪。脾虚则五行生克失序。若风木旺盛，则如同大地左旋一样向左运行，下入肾水，肾水得其子肝木的资助则水气旺盛而泛滥，表现为五液，入脾为痰涎，入本脏肾为唾液，入肝为泪，入肺为涕，在脾胃虚弱时，肾水泛滥，乘克肝木、反克脾土，在这里是很明显的。治疗应当从有形的阴分或下焦阴分扶助阳气使其向上升腾，先补脾胃阳气，运行于上焦阳位，阳气升发则津液上行阳道而滋养腠理、九窍。然后，再加寒凉助肾寒的药物以降阴火之亢盛，用黄柏、黄连之类即可。先补脾胃阳气，后泻阴火，脾胃元气旺盛，恢复中气上升、中焦转枢的功能，那么阴阳之气升降就平衡协调了。

【原文】

火曰炎上 [1]，水曰润下 [2]，今言肾主五液 [3]，上至头，出于空窍，俱作泣、涕、汗、涎、唾者何也？曰：病痫 [4] 者，涎沫出于口，冷汗出于身，清涕出于鼻，皆阳跷、阴跷、督、冲 [5]

四脉之邪上行，肾水不任煎熬，沸腾上行为之也。此奇邪 [6] 为病，不系 [7] 五行阴阳十二经所拘 [8]，当从督、冲、二跷四穴 [9] 中奇邪之法治之。

【注释】

[1] 火曰炎上：指火性向上燃烧，故曰炎上。

[2] 水曰润下：指水性向下浸流，故曰润下。

[3] 五液：五脏所化的液体，即汗、涕、泪、涎、唾。《素问·宣明五气》曰："五脏化液，心为汗，肺为涕，肝为泪，脾为涎，肾为唾，是为五液。"

[4] 痫：病名，是一种发作性神志异常的疾病。

[5] 阳跷、阴跷、督、冲：为奇经八脉中的四条脉。

[6] 奇邪：奇经的病邪。

[7] 不系：不属于，无关系。

[8] 拘：拘束。

[9] 四穴：指阳跷脉、阴跷脉、冲脉、督脉四条奇经上的穴位。

【讲解】

火性炎上，水性润下，前面说肾主五液，肾水泛滥上行于头部，出于五官诸窍而为泪、涕、汗、涎、唾五液，既然水性下行，这里又说五液上行于头，这是为什么呢？我回答：如癫痫病发作时，口吐涎沫，身出冷汗，鼻流清涕，这些症状的产生是因为阳跷脉、阴跷脉、督脉、冲脉四条奇经的邪气上行，肾水不耐火邪煎熬，蒸腾五液上行所致。这是奇经的病邪为病，不属于五行、阴阳、十二经所主，治疗不一定受五行、阴阳、十二经脉的一般治法所约束，应当从督脉、冲脉、阴跷脉、阳跷脉这四经穴位中寻找方法治疗，取穴针治，以祛奇经病邪。此处举例说明临床也有不是由脾虚所致的五行生克失序引起的五液病变。

【原文】

五脏外有所主 [1]，内无所受 [2]。谓无所受盛，而外主皮毛、血脉、肌肉、筋骨及各空窍是也；若胃气一虚，脾无所禀受，则四脏经络皆病。况脾全藉 [3] 胃土平和，则有所受而生荣 [4]，周身四脏皆旺，十二神守职 [5]，皮毛固密，筋骨柔和，九窍通利，外邪不能侮也。

【注释】

[1] 外有所主：指五脏与体表、四肢有联属关系。如肺主皮毛，心主血脉，脾主肌肉，肝主筋，肾主骨。

[2] 内无所受：指五脏不直接承受水谷之物，而是要经过胃的腐熟。

[3] 藉：同"借"，借助，依靠。

[4] 生荣：化生气血。

[5] 十二神守职：十二脏腑各自功能发挥正常。

【讲解】

五脏"外有所主，内无所受"，指的是五脏与人体外部组织有表里相合的关系，五脏虽不像六腑一样能盛纳水谷，但是要主持滋养相应的皮毛、血脉、肌肉、筋骨，以及头面诸窍。如果胃气一旦亏虚，在内得不到胃气的滋养，则脾无所禀受，不能转输水谷精气，其余四脏及十二经脉都会空虚而生病，那么五脏及与其相合的皮毛、血脉、肌肉、筋骨和各孔窍都失去营养而发生病变。况且脾全靠胃土平和，方能有所禀受，其水谷精微的营养而荣养人体，全身及其余四脏充盈而旺盛，十二脏腑各尽其职发挥正常功能，皮毛腠理紧密，筋骨柔和，九窍通利，外邪也就不能侵犯了。

胃虚元气不足诸病所生论

【提要】

本论主要阐述了邪气伤人是由于人体虚的缘故，并指出导致体虚的常见病因是饮食劳役损伤脾胃。脾胃元气不足则卫阳不固，风雨寒邪等外邪乘虚侵袭人体而发病。

【原文】

夫饮食劳役皆自汗，乃足阳明化燥火，津液不能停 [1]，故汗出小便数 [2] 也。邪之大者，莫若中风。风者，百病之长 [3]，善行而数变 [4]；虽然，无虚邪 [5]，则风雨寒不能独伤人，必先中虚邪，然后贼邪 [6] 得入矣。至于痿、厥逆 [7]，皆由汗出而得之也。且冬阳气伏藏于水土之下，如非常泄精 [8]，阳气已竭，则春令从何而得，万化俱失所矣。在人则饮食劳役，汗下时出，诸病遂生。予所以谆谆如此者，盖亦欲人知所慎也。

【注释】

[1] 津液不能停：停，停留。此指津液不能保留。

[2] 汗出小便数：数，频繁。指汗出、小便次数多，皆是津液不留的证候。

[3] 百病之长：指风邪是导致多种疾病发生的重要因素，且容易与其他邪气合而致病，故"六淫"邪气把风列为第一位。

[4] 善行而数变：指风邪致病的特点，即发病快，且易像风行走一样不固定，病情变化多种多样。

[5] 虚邪：因邪气是乘虚而侵入，故将"六淫邪气"统称虚邪。

[6] 贼邪：指四时不正常的气候，具有贼害的性质。

[7] 厥逆：指发生昏不知人，四肢逆冷的证候。

[8] 泄精：指阴精不能保存而泄漏。

【讲解】

饮食失节、劳役过度都易于出汗，这是由于足阳明胃化燥生火，燥火内盛，胃中津液不能保留而外泄，所以汗出多而小便频。另外，六淫邪气中，伤人最多最重者，病邪厉害的莫过于中于风邪，风为百病之长，风邪是六淫之首，百病中首位的致病因素，善行而数变。只有在汗出表虚时，风雨寒诸邪方能入中，由于正气不虚则风雨寒等外邪不能单独伤人致病，因此必定正气先虚，然后有外伤乘虚而入。至于像痿证、厥逆等病，也都因汗出时腠理开张伤于邪气而得病。况且冬天阳气要潜伏收藏于水土之下。如果冬令应寒反温，如果阳气不藏，反而向外发散，精气外泄，则会损耗阳气，使阳气先竭，那么至来年春季从哪里获得升发呢？春季时无阳气可以升发，则万物的生化就不能正常进行了，这样万物都不能生化。在人体，由饮食劳役过度，损伤脾胃，时时汗出，阳明燥火盛则令人汗出、小便数，阳气不能收藏，亦不能升发，外邪侵侮，诸病发生。我之所以反复这样讲，只是为了让人明白饮食、劳作要有所慎重，想让人们晓得谨慎从事。

东垣先生认为，饮食劳役损伤脾胃，导致脾胃元气不足而卫阳不固，风雨寒等外邪乘虚侵入人体，就会发生疾病；相反，如果脾胃元气盛，即使大风苛毒也不能伤人。

忽肥忽瘦论

【提要】

本论主要从脾胃的病理变化来阐述人体忽肥忽瘦的原因、调治法则，着重以气、血、寒、热、阴、阳来说明脾胃的生理病理。忽肥忽瘦与胃虚有关，治宜调理脾胃，使胃气平而上行。

【原文】

《黄帝针经》云：寒热少气[1]，血上下行[2]。夫气虚不能寒[3]，血虚不能热，血气俱虚，不能寒热。而胃虚不能上行，则肺气无所养[4]，故少气；卫气既虚，不能寒也。下行乘肾肝，助火为毒，则阴分气衰血亏[5]，故寒热少气。血上下行者，足阳明胃之脉衰，则冲脉并阳明之脉[6]，上行于阳分，逆行七十二度[7]，脉之火大旺，逆阳明脉中，血上行，其血冲满于上；若火时退伏于下，则血下行，故言血上下行，俗谓之忽肥忽瘦者是也。

【注释】

[1] 寒热少气：指营分有病，可见寒热发作，呼吸急促。张景岳曰：

"营主血，阴气也，病在阳分则阳胜之，故为寒热往来，阴病则阴虚，阴虚则无气，故为少气。"

[2] 血上下行：指营病时，邪在血分，迫使血液上下妄行。

[3] 不能寒：能，读 nài，作耐字解。古与耐字通用。

[4] 无所养：无所供养。

[5] 阴分气衰血亏：阴分，指营分。意为阴血亏虚而气衰少。

[6] 冲脉并阳明之脉：冲脉，奇经八脉之一，主血海。《难经·二十八难》曰："冲脉者起于气冲，并足阳明（胃）之经，夹脐上行，至胸中而散。"

[7] 七十二度：度指周次。

【讲解】

《灵枢·寿夭刚柔》说："寒热少气，血上下行。""寒热少气"的意思是，大凡气虚的人不耐寒，血虚的人不耐热，血气均虚的人不耐寒热。这是因为胃虚水谷精气不能上输于肺，肺气失养，所以少气不足以息。水谷不能化为卫气则卫气虚，卫气虚则不能充养皮毛故不能耐受寒冷。脾气不升则胃气不能上行而下陷于肝肾，助长阴火，则内热旺盛，内热旺则伤阴分气血，气衰血亏，所以会出现不耐寒热且少气亏乏。"血上下行"指的是足阳明胃脉本为下行之脉，血之所以上下妄行，是由于足阳明胃脉虚衰，冲脉之火从下焦并入足阳明之脉上行于阳分，逆行于阳分七十二周次，旺盛的冲脉之火逆行于阳明脉中，血上冲于上部，如阴火一旦退伏于下焦则血下行，所以出现血上下妄行。对这种病理现象俗称忽肥（血充满于上）忽瘦（血从上部下行）。忽肥忽瘦，当指阴火上冲和消退时病人的一种自我感觉。

【原文】

经曰：热伤气[1]。又曰：壮火食气[2]。故脾胃虚而火胜，则必少气，不能卫护皮毛，通贯上焦之气而短少也。阴分血亏，阳分气削，阴阳之分，周身血气俱少，不能寒热，故言寒热也。《灵枢经》云：上焦开发，宣五谷味[3]，熏肤充身泽毛，若雾露之溉，此则胃气平而上行[4]也。

【注释】

[1] 热伤气：《素问·阴阳应象大论》曰："热伤气，气伤痛。"意为热太过则伤气分，气分受伤可以产生疼痛。

[2] 壮火食气：《素问·阴阳应象大论》曰："壮火食气……壮火散气。"壮火，指过度亢奋的阳气；食，与蚀通，作侵蚀消耗讲。意为过度亢奋的阳气能损害、耗散元气。

[3] 宣五谷味：宣，布散。意为布散水谷精气。

[4] 胃气平而上行：上行，指水谷精微所化生的卫气，由脾胃向上转输至上焦肺。

【讲解】

《素问·阴阳应象大论》说"热伤气"；又说，"壮火食气"，即亢盛的阳火销蚀元气。所以脾胃虚而阴火盛的，火盛则必然出现少气，卫气不能护卫皮毛，不能上行于心肺贯通上焦之气，而气短少不足以息，所以称"少气"。阴分的血受火而虚，阴分血亏，阳分的气受火亦虚，阴阳周行的血气都衰少，不耐寒热而出现寒热症状，所以称"寒热"。《灵枢·决气》说：上焦开通发散，以布散五谷精气，充养周身，温暖肌肤，润泽皮毛，这个过程如同天上的雾露灌溉、滋养万物一样。这里描述的就是胃气平和正常时水谷精气上行输布的过程，是由于胃气调和而上行的结果。

东垣先生所言之"忽肥忽瘦"，并非是讨论人体的胖瘦情况，而是以出现"寒热少气"的症状以及"血上下行"的病机来说明气、血发生的病理变化。究其根源是脾胃虚，并特别提出"足阳明胃之脉衰"可引起冲脉血热妄行之病变，也就是俗称的忽肥忽瘦。最后东垣先生又以《内经》中所言卫气的功能发挥是"胃气平而上行"的结果。由此证明脾胃的生理、病理与气血、阴阳的生理、病理有着密切关系，告诫人们调理脾胃的重要性。

天地阴阳生杀之理在升降浮沉之间论

【提要】

本论主要阐述人与自然的关系，自然界有天地阴阳升降浮沉的生杀规律以及四时寒热温凉的气候变化次序，人的生理活动与天地自然变化相应，若违背此变化规律，人体则会发生病变。

【原文】

《阴阳应象论》云：天以阳生阴长，地以阳杀阴藏[1]。然岁以春为首，正[2]，正也；寅[3]，引也。少阳之气[4]始于泉下[5]，引阴升而在天地人之上，即天之分，百谷草木[6]皆甲坼[7]于此时也。至立夏，少阴之火[8]炽于太虚[9]，则草木盛茂，垂枝布叶[10]。乃阳之用，阴之体[11]，此所谓天以阳生阴长。经言岁半以前，天气主之[12]，在乎升浮[13]也。

【注释】

[1] 阳生阴长，阳杀阴藏：指阴阳趋向于旺盛之时，则阳气生发，阴气成长，说明万物生长的一个方面；阴阳趋向于衰退之时，则阳气收敛，阴气潜藏，说明万物收藏的一个方面。张志聪曰："春夏者，天之阴阳也，故主阳生阴长；秋冬者，地之阴阳也，故主阳杀阴藏。"

[2] 正：农历一月为"正"月，即岁的开头。

[3] 寅：十二地支的第三位。正月建寅，即天气由寒转温的开始。

[4] 少阳之气：六气（三阴三阳）的代名词之一。此意为阳气初生，天气由寒转温和。《金匮要略》曰："少阳之时，阳始生，天得温和。"

[5] 泉下：水发源于地下名为泉。

[6] 百谷草木：指五谷及各种植物。

[7] 甲坼：坼，裂开，此指百果草木发芽裂壳为甲坼。

[8] 少阴之火：少阴是六气的代名词之一，少阴之气为天气暄热的意思。

[9] 太虚：指天空。

[10] 垂枝布叶：指树枝茂密，各种蔬菜生长旺盛的样子。

[11] 阳之用，阴之体：用，指功能；体，指形质。意思是说阳可以化生出能力，阴可以构成有形的物质。

[12] 岁半以前，天气主之：指一年中上半年为天气主令，即阳气以升浮为主。农历大寒至小暑节为岁半以前。

[13] 升浮：天为阳，以温以热为主令，故阳气主升主浮。

【讲解】

《素问·阴阳应象大论》说："天以阳生阴长，地以阳杀阴藏。"自然界中阴阳相辅为用，才有万物的生、长、收、藏。一年以春季为首，正月建寅，即正月在十二地支的时空分布中为"寅"位。"正月"之"正"，有平正、校正之义，寅即牵引舒展。春季为少阳，始于地泉之下，引阳气从阴分上升于地，直达于天，此时天气温和，万物都破壳发芽于这一季节，百谷、草木裂甲破土而出。到了立夏时，少阴君火炽盛于天空，则草木盛茂，枝垂叶布。这是阳气的作用和阴气的形质滋生，即阳生阴亦生，阳长阴亦长，春夏阳气从阴而上升，此时阳气为用，阴分为体，正所谓"天以阳生阴长"之义。《素问·六元正纪大论》说上半年由司天之气主管天气变化，指的也是春夏以阳气升浮为主。

【原文】

至秋而太阴之运 [1]，初自天而下逐 [2]，阴降而彻地 [3]，则金振燥令 [4]，风厉霜飞 [5]，品物咸殒 [6]，其枝独存，若乎毫毛。至冬则少阴之气复伏于泉下，水冰地坼 [7]，万类周密。阴之用，阳之体也，此所谓地以阳杀阴藏。经言岁半以后，地气主之 [8]，在乎降沉也。至于春气温和，夏气暑热，秋气清凉，冬气冷冽，此则正气之序 [9] 也。故曰：履端于始 [10]，序则不愆 [11]。升已而降，降已而升 [12]，如环无端，运化万物，其实一气也。

【注释】

[1] 太阴之运：太阴是六气代名词之一，运是转动。太阴之运为

长夏，在农历六月，正当雨湿润泽化育的时候。

[2] 下逐：指自然界中清肃之气下降。

[3] 彻地：彻，到达；地，地下。此意为到达地下。

[4] 金振燥令：秋天在五行属金、在六气属燥。《素问·五运行大论》曰："西方生燥，燥生金。"

[5] 风厉霜飞：厉，猛烈的意思。指秋令到时，自然界以阴气下降开始，出现刮风降霜的气候变化。

[6] 品物咸殒：品，众多；咸，皆；殒，灭。指各种植物都出现枝叶凋枯的状态。

[7] 水冰地坼：指冬天气候寒冷，水结成冰，地裂开口。

[8] 岁半以后，地气主之：指一年中的下半年为地气主令，即阴气以降沉为主。农历大暑至小寒节皆为岁半以后。

[9] 正气之序：春温、夏热、秋凉、冬寒为四时的正气；序，指次序。

[10] 履端于始：履，步也；端，正也；始，指春正月一日起。即推步历法从开始要正确，以便掌握正常四时气候。

[11] 序则不愆：愆，错过。指四时气候顺序运转不错。

[12] 升已而降，降已而升：指四时之气升降浮沉。《素问·六微旨大论》曰："春夏主升浮，秋冬主降沉，有升必有降，有降必有升，天无地之升，则不能降，地无天之降，则不升。"

【讲解】

到了秋季，太阴肺金主令，天气开始逐渐下降，太阴之气转化为清肃之气下降到地下，此时金令旺而燥气盛，风厉霜飞，万物陨落，树木只有枝干留存，树叶如同毫毛为风霜打落。到了冬季，少阴肾气主令而气机偏于沉伏于下焦水分（泉下），少阴之气退伏于地下，自然界水冻为冰，大地冻裂，万物固护周密，这是阴气的作用，阳气潜藏于形质，所谓阳杀阴亦杀，阳藏阴亦藏。秋冬季节的特点是以大地的阴寒为主，但却以天之阳气为根本。《内经》说的"岁半以后，地气主之"，指的就是下半年天地之气的变化由在泉之气主管，由于阴气是主降沉的，故在秋冬两季以沉降为主。对"阳生阴长，阳杀阴藏"，注家多从阴、阳的特性来解读。李东垣仅从升浮降沉来解读。升浮为阳生阴长，降沉为阳杀阴藏。春夏为阳生阴长，秋冬为阳杀阴藏。升浮为天，降沉为地。春气温和，夏气炎热，秋气清凉，冬气冷冽，这是正常的四季气机运转的顺序。因此《左传》说：年历的推算以冬至作为开始，四季的次序就不会错乱，不会愆期。一年中气的消长升降变化，天地之气升而后降，降而复升，运化万物，如此循环没有始终，其本质上只是气的运动规律而已。

【原文】

设或阴阳错综[1]，胜复之变[2]，自此而起。万物之中，人一也，呼吸升降[3]，效象天地，准绳阴阳。盖胃为水谷之海，饮食入胃，而精气先输脾归肺，上行春夏之令，以滋养周身，乃清气为天[4]者也；升已而下输膀胱，行秋冬之令，为传化糟粕，转味而出[5]，乃浊阴为地[6]者也。

【注释】

[1] 阴阳错综：指自然界的变化是由阴阳交错而形成的。

[2] 胜复之变：即指阴阳循环往复的变化。有胜必有复，如寒极生热，热极生寒，阴胜则阳，阳胜则阴等。

[3] 呼吸升降：呼则气升，吸则气降。

[4] 清气为天：指人体吸收的自然界中清阳之气和脾胃化生的精气。

[5] 转味而出：转味，指人体吸收利用后所剩的代谢产物，属糟粕，应当排泄而出。

[6] 浊阴为地：指人体利用后的糟粕之物。此具下降排泄的意思。

【讲解】

假设自然界中阴阳的交错、更替变化，即主气客气阴阳多少不同，相互加临，六气强者胜而弱者复的变化，就是从这样开始的。人为万物之一，其呼吸升降，也要效法天地，并以阴阳的变化为准绳。对人体而言，胃为水谷之海，饮食入胃后，产生的精气先要通过脾的运化，上输于肺，肺气将精气宣布，以滋养全身，此过程效法春夏阳气的升浮，即《内经》所论"清气上升为天"的意思。上升之后，浊气下降，又要下输于膀胱，转化糟粕，排出体外，此过程效法秋冬气机的沉降，即《内经》所论"浊阴下降为地"的意思。春升、夏浮、秋降、冬沉，次第有序，如环无端。天人合一，体内气机升已而降，降已而升，一如四时之气。

【原文】

若夫顺四时之气，起居有时，以避寒暑，饮食有节，及不暴喜怒[1]，以颐神志[2]，常欲四时均平[3]，而无偏胜则安。不然，损伤脾胃，真气下溜[4]，或下泄而久不能升，是有秋冬而无春夏，乃生长之用，陷于殒杀之气，而百病皆起；或久升而不降亦病焉。于此求之[5]，则知履端之义矣。

【注释】

[1] 不暴喜怒：指人的情志不可暴喜暴怒。《素问·阴阳应象大论》曰："暴怒伤阴，暴喜伤阳。"

[2] 颐神志：颐，养。此指人体应保持心气平和。

[3] 四时均平：指四时要注意调节均衡。

[4] 真气下溜：真气即清阳之气。下溜，即下流、下注。

[5] 求之：求，研究，探求。

【讲解】

如果能够顺应四时之气的变化，起居有一定的规律，以避寒暑二气；饮食能有所节制，情绪上不暴喜暴怒，以颐养精神，常常令人体的"四时"保持平衡，经常保持心平气和，不偏胜，则必然健康无病。否则损伤脾胃，真气下陷，水谷精气不能上输反而下溜，长期下利腹泻而清气不能上升，就如同天地只有秋冬而无春夏，所以向上的生长之气陷于下降的殒杀之气中，百病因此而起。反过来，如果人体气机长期上升而不下降，也会致病。在脾胃气机升降浮沉的道理中仔细推求，就会明白古人所说"履端于始，序则不愆"的深刻含意了。东垣先生在此强调,人当顺应四时升浮降沉,饮食有节,起居有时,外避寒暑入侵,内避七情所伤。否则,内伤脾胃,升浮降沉失序,百病纷起。

阴阳寿夭论

【提要】

本论阐述自然界的阴阳升降与人体生命长短之间的关系,人体生命活动的关键在于脾胃,并指出人与自然息息相关,认为人体适应自然规律,就能延长寿命,违背自然规律就会导致疾病的发生,甚至失去生命。

【原文】

《五常政大论》云:阴精[1] 所奉其人寿,阳精[2] 所降其人夭[3]。夫阴精所奉者,上奉于阳,谓春夏生长之气也;阳精所降者,下降于阴,谓秋冬收藏之气也。且如地之伏阴[4],其精遇春而变动,升腾于上,即曰生发之气;升极而浮,即曰蕃秀[5]之气,此六气[6]右迁[7]于天,乃天之清阳也。阳主生,故寿。天之元阳[8],其精遇秋而退,降坠于下,乃为收敛殒杀之气;降极而沉,是为闭藏之气,此五运[9]左迁[10]入地,乃地之浊阴也。阴主杀,故夭。

【注释】

[1] 阴精:此指地下精气。

[2] 阳精:此指天上风、雨、雷、电、霜、雪等阳气。

[3] 夭:夭折。阴精所奉其人寿,阳精所降其人夭,王冰注:"阴精所奉,高之地也;阳精所降,下之地也。阴方之地,阳不妄泄,寒气外持,邪不数中,而正气坚守,故寿延。阳方之地,阳气耗散,发泄无度,风湿数中,真气倾竭,故夭折。"

[4] 伏阴:阴气伏藏之意。

[5] 蕃秀:指茂盛繁多、秀美华丽的样子。

[6] 六气：指风、寒、暑、湿、燥、火。

[7] 右迁：迁，移；右迁为上升。

[8] 天之元阳：即天之阳气。

[9] 五运：指木、火、土、金、水。

[10] 左迁：左迁为下降。

【讲解】

《素问·五常政大论》说，西北地高气寒，得地阴之气奉养，气不妄泄而人易长寿，东南地低气热，承天阳之气下降，气常耗散而人易夭折。阴精所奉，指的是水谷精气向上输送、滋养于阳分，即春夏阳生阴长的气象；阳精所降，是天上阳气下降于地下，指的是水谷精气向下沉降于阴分，即秋冬阳杀阴藏的气象。又比如大地之中伏藏的阴气，其精气遇到春天就会产生变化而运动，向上升腾，可以被称之为"生发"之气。这是六气依时令右迁升于天上，上升到了极点就会外浮，就是《素问·四气调神大论》所谓的"蕃秀"之气。这六气向上运行，如同天气右旋，乃是天所统帅的清阳之气。阳气主生发，所以当地的人多长寿。这种情况就可以称为"阴精所奉其人寿"。天之阳精即上天的元阳之气，其精气遇到秋天就不再继续向上运行，反而向下降坠，也就是收敛殒杀之气。下降到了极点就是下沉的状态，成为冬天闭藏之气，这是五运依时令下降于地下，成为地之浊阴之气，阴气主肃杀，所以当地的人多夭折，这种情况就是"阳精所降其人夭"。

【原文】

根于外[1]者，名曰气立[2]，气止[3]则化绝[4]。根于内[5]者，名曰神机[6]，神去则机息[7]。皆不升而降也。地气[8]者，人之脾胃也，脾主五脏之气，肾主五脏之精，皆上奉于天。二者俱主生化，以奉升浮，是知春生夏长，皆从胃中出也。故动止[9]饮食，各得其所，必清必净[10]，不令损胃之元气，下乘肾肝，及行秋冬殒杀之令[11]，则亦合于天数[12]耳。

【注释】

[1] 根于外：根，依据、依靠的意思；外，指自然界。

[2] 气立：指人与自然界的气体交换，使体内生化新的各种气。

[3] 气止：气体交换停止。

[4] 化绝：生化过程断绝。

[5] 根于内：内，指人体内，主指脾胃所化的水谷精气。

[6] 神机：精神生命活动的功能。

[7] 机息：功能活动停息。

[8] 地气：此指脾胃如自然界的地气一样。

[9] 动止：活动休息。

[10] 必清必净：吸收生化的是清净的精气。

[11] 殒杀之令：使生命枯萎死亡的时令。

[12] 天数：符合自然规律的寿命。

【讲解】

《素问·阴阳寿夭论》说，根源于事物的外部因素，人体内部气机运动因外界四时而变化的，有如气化之所立，名曰气立，因而停止人体的气化就会绝止（化绝）；根源于事物的内部因素，人体内部气机自身的运动，有如神之发机，就叫"神机"，神机停止气机就会息灭（机息）。"化绝"和"机息"，都是因为阳气不升只降。天之地气，在人可以类比为人的脾胃之气，脾主养五脏之气，肾主藏五脏之精，阳气、阴精都上奉于心肺，这两者都主人体的生化，生理状态下要升浮、上奉于上焦阳分（天），由此可知春生、夏长都从胃气生化而出。所以人的活动、休息、饮食要适宜，不能过度，应顺应天时，保持清净安宁，不能因此而损伤胃中元气，致使湿土下乘肾肝，或气机下沉如同秋冬之殒杀那样，如果能善养脾胃，也能顺应自然规律，活到天赋的寿数。

东垣先生在此强调，天地之间有春夏秋冬四时的变化，自然界的气机也随之升、浮、降、沉，用此现象类比于人体，就是脾胃中水谷精气的升浮与降沉。如果脾胃受损，不能升浮而滋养人体，反而只有沉降，那么必然损伤生机。这就是人体阴阳升降对寿命的影响，因此，此论为"阴阳寿夭论"。

五脏之气交变论

【提要】

本论主要阐述五脏之气的交错变化对五官九窍的反应，以及五脏与九窍的直接、间接关系。五脏之气交变的关键在于若心劳胃损，则胃之清阳之气不能散于五脏，藏于肾，通于脑，即可使五官九窍受邪发病。

【原文】

《五脏别论》云：五气[1] 入鼻，藏于心肺。《难经》云：肺主鼻[2]，鼻和则知香臭。洁古[3] 云：视听明而清凉，香臭辨而温暖。此内受天之气，而外利于九窍也。夫三焦之窍开于喉[4]，出于鼻。鼻乃肺之窍，此体也；其闻香臭者，用也。心主五臭[5]，舍于鼻。盖九窍之用，皆禀长生[6] 为近。心，长生于酉[7]，酉者肺，故知臭为心之所用，而闻香臭也。耳者，上通天气，肾之窍也，乃肾之体，而为肺之用，盖肺长生于子，子乃肾之舍，而肺居其中，而能听音声也。

【注释】

[1] 五气：指臊、焦、香、腥、腐五种气味。

[2] 肺主鼻：出自《素问·阴阳应象大论》。《灵枢·脉度》："肺气通于鼻，肺和则鼻能知臭香矣。"《难经·三十七难》："肺气通于鼻，鼻和则知香臭。"

[3] 洁古：即张洁古，为东垣先生的老师。

[4] 三焦之窍开于喉：三焦为水液出入的通道，上焦如雾，故言开窍于喉。

[5] 五臭：即五气之臭，指臊臭、焦臭、香臭、腥臭、腐臭五种气味。

[6] 长生：相互为用的意思，包括相生相克的关系。

[7] 酉：十二地支的第十位，肾的代名词。此指五运的时令。

【讲解】

《素问·五脏别论》说：五气呼吸进入鼻中，藏于上焦心肺之间。《难经·三十七难》说：肺主鼻，肺气和则鼻能知香臭。老师张洁古说："视听明晰，是耳目气机清凉的表现，香臭明辨，是鼻窍气机畅通温和的表现。"这是人体内部的上焦禀受天气（阳气，喻水谷清阳），九窍才得通利滋养的缘故。三焦之气上通于喉，出于鼻，鼻为肺之窍，属体，鼻能辨香臭，属用。心能主五臭，通过鼻的功用来体现。大体而言，九窍的生理功能禀受于五脏之间的相生关系，要以长生之气为关键，如火生金，心能生肺，心长生于酉位，酉位为肺所处，所以鼻闻香臭为心之生理功能的体现（心主五臭）。耳为肾之开窍，上通于天气，其体为肾，其用为肺，因为肺长生于子位，子位为肾所处，故听觉乃肾为体而肺为功用。

【原文】

一说，声者天之阳，音者天之阴。在地为五律[1]，在人为喉之窍[2]，在口乃三焦之用[3]。肺与心合而为言出于口也，此口心之窍开于舌[4]为体，三焦于肺为用，又不可不知也。肝之窍通于目[5]，离为火[6]，能耀光而见物，故分别五色也，肝为之舍。肾主五精[7]，鼻藏气于心肺，故曰主百脉而行阳道[8]。经云：脱气者目盲，脱精者耳聋[9]，心肺有病，而鼻为之不利。此明耳、目、口、鼻为清气所奉于天，而心劳胃损则受邪也。

【注释】

[1] 五律：律，音律；五律，此指取用自然界中的材料制成的能发出不同音律的各种乐器。

[2] 喉之窍：指喉管，能发声，故也称窍。

[3] 口乃三焦之用：指口是上焦的门户，故为三焦之用。

[4] 口心之窍开于舌：舌位于口腔，内应于心，与舌咽、发音有

密切关系。《灵枢·五阅五使》曰："舌者，心之官也。"《灵枢·忧患无言》曰："舌者，音声之机也。"舌运动有助发声，故称舌为窍。

[5] 肝之窍通于目：《素问·金匮真言论》曰："肝，开窍于目。"《灵枢·脉度》曰："肝气通于目，肝和则目能辨五色矣。"意思为肝的精气是通于眼睛的，眼睛功能正常，则能分辨出各种颜色。

[6] 离为火：离，八廓之一，又称火廓，是中医眼科外眼划分的八个部位之一。

[7] 肾主五精：五精，指五脏所藏的精气。《素问·六节藏象论》曰："肾者主蛰，封藏之本，精之处也。"《素问·上古天真论》曰："肾者主水，受五脏六腑之精而藏之。"意思是肾为五脏六腑精气之储藏所在。

[8] 主百脉而行阳道：百脉，全身经脉；指全身经脉的血液都要流经于肺。《素问·经脉别论》曰："脉气流经，经气归于肺，脉朝百脉。"肺主气，心主血，由于肺气的贯通百脉，故能协助心脏主持血液循环。

[9] 目盲、耳聋：《灵枢·决气》曰："精脱者耳聋，气脱者目不明。"意思是精虚的会发生耳聋，气虚的眼睛会看不清东西。

【讲解】

还有一种说法，声属自然界之阳气，音属自然界之阴气，取材于地制成五律乐器，通过人之喉窍发声，在人之口体现三焦之生理功能。肺与心的功能相合成为言语，心、肺共同作用而发出声音，出于口中，舌为心之苗窍，三焦之气通过肺的功用，这些生理联系不可不知。肝开窍于目，目在八卦为离为火，能光耀而洞见万物，因此能分辨五色，目赖肝所藏之血而能视物，故肝是其根本。肾主藏五脏精气，鼻吸纳之清气藏于心肺之间，因此心肺能主百脉而行于阳道（上焦）。《灵枢·决气》说，气脱出现目盲，精脱出现耳聋，心肺有病可致鼻息不利，这表明耳、目、口、鼻等九窍的功能是由清阳之气奉养于上而滋养的，如心劳胃损则清阳不升，胃气受损则会受到外邪侵犯，九窍就会生病。

东垣先生在此强调，五官九窍为五脏之外窍。五脏之气平和，九窍清空；五脏之气交变，九窍失和。文中引用《内经》《难经》及张元素有关论述，旨在强调：清阳上走，则九窍通利；内伤脾胃，清阳不升，则九窍病变。

阴阳升降论

【提要】

本论主要阐述自然界中正常的新陈代谢规律，即"清阳为天，浊阴为地；清阳之气升，浊阴之气降"，说明人体内部的生理变化亦是清升浊降的过程。机体升降失调，就会发生疾病，疾病的内在原因是损伤了脾胃元气。

【原文】

《易》曰：两仪[1]生四象[2]，乃天地气交，八卦[3]是也。在人则清浊之气[4]皆从脾胃出，荣气[5]荣养周身，乃水谷之气味化之也。

【注释】

[1] 两仪：一者指天和地；一者指阴和阳。

[2] 四象：一者指金、木、水、火四种物质；一者指八卦中老阴、老阳、少阴、少阳四种形象。

[3] 八卦：相传是伏羲氏所创，用来占卜预测。乾、坤、震、巽、坎、离、艮、兑，类比各种事物的形象。

[4] 清浊之气：泛指人体内的一切精气，包括营、卫之气。

[5] 荣气：又称营气，是营运于脉中的精气。生于水谷，源于脾胃，出于中焦，有化生血液和营养周身的作用。

【讲解】

《周易》说：阴阳两仪生太阳、少阳、太阴、少阴四象，即天地阴阳演变为春夏秋冬四时，指的是天地阴阳之气互交，产生四象并演变为八卦的意思。在人体，则类比为脾胃从水谷中产生清、浊二气，由水谷气味化生而成的，用以荣养全身。

【原文】

清阳为天清阳成天。地气上为云，天气下为雨。水谷之精气也，气海[1]也，七神[2]也，元气也，父[3]也，清中清者，清肺以助天真[4]。清阳出上窍耳、目、鼻、口之七窍是也，清中浊者，荣华腠理。清阳发腠理毛窍也，清阳实四肢真气充实四肢。

【注释】

[1] 气海：此指胃，胃为水谷之海。《灵枢·玉版》曰："胃者，水谷气血之海也。海之所行云气者，天下也。"

[2] 七神：指魂、魄、精、神、意、智、志等精神活动。

[3] 父：此指元气。

[4] 天真：指先天的精气和后天的谷气合而成真气。《灵枢·刺节真邪》曰："真气者，所受于天，与谷气并而充身者也。"

【讲解】

"清阳为天"指清阳之气向上聚积而成天，《素问·阴阳应象大论》说，地气向上蒸腾而为天上的云，天气下降而成为地面上的雨。天，可指为水谷之精气、气海、七神（精、神、魂、魄、意、志）、元气，又可称为乾气、父气。意指脾胃为水谷之精气汇合之处，七神赖以活动之基础。清阳中更清纯的一部分阳气，清润上焦肺金，养肺气以助先天真元之气，即《内经》所云"清阳出上窍"，清阳之气上养头面滋养七窍（耳目口鼻上七窍）之意。清阳中相对厚浊的一部分，可以荣养润泽腠理毛窍，即《内经》所云"清阳发腠理"，清阳之气能宣发腠理（毛窍），而"清阳实四肢"指的则是清阳之气可充养四肢（真气充实四肢）肌肉之意。

【原文】

浊阴为地垒阴成地。云出天气，雨出地气。五谷五味之精，是五味之化也。血荣也，维持神明[1]也，血之府会[2]也，母[3]

也，浊中清者，荣养于神降至中脘而为血，故曰心主血，心藏神。浊阴出下窍[4]前阴膀胱之窍也，浊中浊者，坚强骨髓。浊阴走五脏[5]散于五脏之血也，养血脉，润皮肤、肌肉、筋者是也，血生肉者此也，浊阴归六腑[6]谓毛脉合精[7]，经气归于腑者是也。

【注释】

[1] 神明：一指心主的精神活动。《素问·灵兰秘典论》曰："心者，君主之官，神明出焉。"一指脏腑功能活动，即此所指。

[2] 会：同汇，意指全身之血相汇，注入血脉。

[3] 母：此指营血。

[4] 浊阴出下窍：浊阴，指糟粕及过剩的水液。

[5] 浊阴走五脏：浊阴，指浓稠的精微物质，如血液等。

[6] 浊阴归六腑：浊阴，指体内各种物质，由六腑分泌清浊。

[7] 毛脉合精：指肺和心共同协调作用，使气血精气流通布散。

【讲解】

"浊阴为地"，即浊阴之气凝聚成大地。《素问·阴阳应象大论》说，云出于天气，雨出于地气，五谷五味之精气是五味生化而成，还有营血，血有荣养神明之功，而心为血之聚会之所。血属元阴，所以又可以称之为坤气、母气。浊阴中相对清纯的物质，能荣养精神，在中焦化而为血，可以滋养上焦心神，如果下降到中脘部位，就形成了血，所以说心主血，心藏神。《内经》说的"浊阴出下窍"，指的是代谢过程中产生的浊物通过前阴小便排出体外（前阴膀胱之窍）。浊气中浊的，即浊阴中浓厚的营养成分则具有补益、坚强骨髓和脑髓的作用。"浊阴走五脏"指的是浊阴之气布散于五脏，化为血荣养五脏，可以养血脉，滋养皮肤，肌肉、筋等，脉赖血生成，也就是《内经》所说"血生肉"。"浊阴归六腑"与《素问·经脉别论》中的"脉气流经，经气归于肺""毛脉合精，行气于腑"意思一致。浊阴之气归于六腑，所谓气血相合成精，经气归于脉腑。

《脾胃论》白话讲解

【原文】

天气清静光明者也，藏德不止[1]，故不下也。天明则日月不明，邪害空窍[2]，阳气者闭塞，地气者冒明[3]。云雾不精[4]，则上应白露不下[5]；交通不表[6]，万物命故不施[7]，不施则名木[8]多死。恶气不发[9]，风雨不节，白露不下，则菀藁[10]不荣；贼风数[11]至，暴雨数起，天地四时不相保[12]，与道[13]相失，则未央[14]绝灭。唯圣人从之，故身无奇病[15]，万物不失，生气不竭。

【注释】

[1] 藏德不止：德，指自然界中促进万物与人类生化作用的力量；藏，隐藏而不显露。张景岳曰："天德不露，故曰藏德；健运不息，故曰不止。"

[2] 空窍：孔窍。

[3] 冒明：昏暗。

[4] 云雾不精：指云雾迷漫而不能上升。

[5] 白露不下：指清凉雨露不能下降。

[6] 交通不表：交通，指天地之气交流；不表，不畅。

[7] 不施：施，施展、施行；此为生化、生长之意。

[8] 名木：名贵草木。

[9] 恶气不发：指浊气不散。

[10] 菀藁：菀，郁也；藁，枯也。此指四时之气不行，草木枯槁而不荣。

[11] 数：屡次的意思。

[12] 相保：保，适应。

[13] 道：自然规律。

[14] 未央：央，中也，半也。未央，没有到一半的意思。

[15] 奇病：奇，《黄帝内经素问校义》曰："奇当作苛，字形相近而误。"苛病，此指严重的大病。

【讲解】

《素问·四气调神大论》说：上天阳气具有清净光明的特质，天

214

德隐藏不露，永不止息的藏纳阳气，由于天不暴露自己的光明德泽，所以永远保持它内蕴的力量而不会下降。天气蒙昧则日月不明，如果天德暴露，就会出现日月昏暗，阴浊之邪气侵害天地，故孔窍害病。阳气闭塞不通，大地昏蒙不明，大地之浊阴反而向上侵犯天上的阳气。云雾弥漫，日色无光，天上的云雾不够精纯，相应的雨露不能下降以滋养万物；天地之气不交，阴阳二气不能正常升降，自然界万物就不能正常生长，生命不能延续，可以见到自然界高大的树木因此而死亡，浊气不散，大地下郁伏的恶气因此不能发越，风雨无时，不能因时而至，雨露当降而不降，草木不得滋润，生机郁塞，茂盛的禾苗也会不荣，万物因此郁结、枯槁。非时之贼风不当至却频频而至，暴雨频发，不时而作，天地四时的节律失去了秩序，发生错乱，违背了正常的规律，不能与常道相符，致使万物的生命未及一半就夭折了。只有圣人能顺应保持天地四时的正常节律，注重养生之道，所以身无大病。若万物也能保持不背离自然万物的发展规律，则生机就不会竭绝。

【原文】

此说人之不避大寒伤形[1]，大热伤气[2]，四时节候[3]变更之异气，及饮食失节，妄作劳役，心生好恶[4]，皆令元气不行，气化为火[5]，乃失生夭折之由耳。

【注释】

[1] 形：指形体。

[2] 气：指元气。

[3] 节候：五日为一候，三候为一节气，六个节气为一时（季）。

[4] 好恶：好，喜好；恶，厌恶、憎恨。此指内伤病因。

[5] 火：指致病的阴火，邪火。

【讲解】

以上说的是《内经》的一段文字，本段中的"寒伤形，热伤气"出自于《素问·阴阳应象大论》，由此指出人如果不能避开寒邪损伤形体，热邪损耗元气，不能避开四时节气变迁的非时之气，或又饮食失调、劳役过度、心中好恶的杂念，以致产生不良情绪，都可以造成人体元气不行，不能正常运化，反而气化为火，这就是失去健康、成为早夭的原因。

东垣先生在这篇医论中主要说明了天地间有阴阳升降，人体内也有阴阳升降。人体内的阴阳升降主要表现在脾胃所运化的水谷精微在身体内输布、温煦、濡养的过程。其中，清阳上出是生气不竭的关键。在本篇最后指出，养生当顺应四时常道以开降，避开饮食失宜、劳役以及七情所伤，使体内阴阳升降与天地间阴阳升降相应，胃气升浮降沉不滞，则阴火不生，元气不伤。

调理脾胃治验治法用药若不明升降浮沉差互反损论

【提要】

本论主要阐述东垣先生自身体验及临床诊治病例所得用药体会。东垣先生临证用药十分重视人体内阴阳升降的重要枢纽脾胃。人与天地相应，自然界有阴阳升降规律，人体内亦存在阴阳升降规律，当患病用药时，若不了解自然界、人体、药物所主升降浮沉之理，违反了阴阳升降规律，就会造成治疗上的错误。

【原文】

予病脾胃久衰，视听半失[1]，此阴盛乘阳，加之气短，精神不足，此由弦脉令虚，多言之过，皆阳气衰弱，不得舒伸[2]，伏匿[3]于阴中耳。

【注释】

[1] 视听半失：视力和听力减退一半。

[2] 舒伸：畅达之意。

[3] 伏匿：隐藏之意。

【讲解】

这是李东垣自治案，《内外伤辨惑论》中也载有该案。我长期患脾胃病，日久体衰，导致视力、听力都减退一半，这是因为阴气过盛、上盛侵凌于阳分。加之肝郁脉弦克伐脾土，言语过多耗气，致使气息短少、精神不足，由于脾胃气虚阴火上凌故出现弦脉。其原因是言多伤气，阳气衰弱，不能舒展，被压制于阴分之中导致阴火上凌。

【原文】

癸卯[1]岁六七月间，淫雨[2]阴寒，逾月不止，时人多病泄利，湿多成五泄[3]故也。一日，予体重、肢节疼痛，大便泄并下[4]者三[5]，而小便闭塞。思其治法，按《内经·标本论》：大小便不利，无问标本，先利大小便。又云：在下者，引而竭之[6]，亦是先利小便也。又云：诸泄利，小便不利，先分别之。又云：治湿不利小便，非其治也。皆当利其小便，必用淡味渗泄之剂以利之，是其法也。噫！圣人之法，虽布[7]在方册，其不尽者，可以求责耳。

【注释】

[1] 癸卯：农历用的干支纪年。

[2] 淫雨：久雨不晴，雨水过多。

[3] 五泄：《难经·五十七难》曰："泄凡有五，其名不同，有胃泄（飧泄）、有脾泄（濡泄）、有大肠泄（洞泄）、有小肠泄（血泄）、有大瘕泄（肠澼），名曰后重。"

[4] 并下：食物残渣与液混合而下。

[5] 三："弎"的今字，多次、再三。

[6] 引而竭之：引，疏导；竭，祛除。

[7] 布：公布、宣布。

【讲解】

癸卯岁六七月间，阴寒弥漫，天气阴冷，淫雨连绵，逾月不止，当时人们多病泄利，这就是"湿多成五泄"，湿困脏腑而形成五泄病的原因吧。一天，我出现身体沉重，肢节疼痛，大便接连泻下三次，严重到小便也闭塞不畅，解不下来。考虑此病的治法，按《素问·标本病传论》所说凡大小便不利的，不分标本，当先通利大小便；根据《素问·阴阳应象大论》凡邪在下焦的，采用疏导以祛除病邪，也应当利小便；先贤常说：各种泄泻，如果小便不利的，都应当利小便；又说治湿不利小便，不是正确的治法。总之，都认为应当通利小便，要用淡渗利湿的药物来通利，这才是正确的治法。圣贤治病的法度，都有明确的著述，记载于册，用之不尽，可以考究，其中没有谈到的亦可以探究。

【原文】

今客邪 [1] 寒湿之淫，从外而入里，以暴 [2] 加之，若从 [3] 以上法度，用淡渗之剂以除之，病虽即已，是降之又降，是复益其阴，而重竭其阳气矣，是阳气愈削 [4]，而精神愈短矣，是阴重强 [5] 而阳重衰矣，反助其邪之谓也。故必用升阳风药即差 [6]，以羌活、独活、柴胡、升麻各一钱，防风根截 [7] 半钱，炙甘草根截半钱，同㕮咀 [8]，水四中盏，煎至一盏，去柤，稍热服。大法云：湿寒之胜，助风以平之 [9]。又曰：下者举之 [10]，得阳气升腾而去矣。又法云：客者除之 [11]，是因曲而为之直也。夫圣人之法，可以类推，举一而知百病者，若不达升降浮沉之理，而一概施治，其愈者幸也。

【注释】

[1] 客邪：指从外而入的邪气。

[2] 暴：急骤的意思。

[3] 从：遵从的意思。

[4] 削：削弱的意思。

[5] 阴重强：重，分量大，程度深的意思；此指阴火更盛。

[6] 差：同瘥，病愈。

[7] 截：切断。

[8] 㕮咀：咬细，嚼碎。中药炮制加工中为切碎，锉末的意思。

[9] 风以平之：治疗法则之一，《素问·阴阳应象大论》曰："湿伤肉，风胜湿。"意思为湿气能伤肌肉，但风气可以抑制湿气。

[10] 下者举之：治疗法则之一，《素问·至真要大论》曰："高者抑之，下者举之。"意思为气逆上冲的病采用抑制降下的药，中气下陷的病采用升提举上的药治疗。

[11] 客者除之：客指外来邪气，除是清除。

【讲解】

现今寒湿突然侵犯，从外而入里，发病急骤，如果遵从以上先贤的法度，用淡渗利湿的药物治疗本病，虽然湿邪能解除，疾病可能改善，但泄泻是水液下降的病，再用淡渗下行之法，降之又降，就会增加阴气，重竭阳气，导致阳气削弱而精神更差了。这种治法，会导致阴气更盛，阳气更衰，正气弱反助长了邪气，使邪气更盛。因此，必当用升发阳气的风药，即愈，阳气得以伸展，则寒湿得去。方用羌活、独活、柴胡、升麻各一钱，防风（切去根）半钱，炙甘草（切去根）半钱，同切碎，加水四中盏，煎至一盏，去渣，稍热服。一派风药，辛散条达，升阳散寒，通经逐湿。《内经》论治的大法说：湿寒过盛，要通过助"风"的方法来平定，即用风药以祛寒湿；又说"下者举之"，中气下陷的用补气升提的方法，阳气升腾则湿邪自去。又说"客者除之"，遭受外邪侵袭的用祛邪外出法治疗，这是要把伏而不起的阳气恢复正常的升浮，使郁伏的阳气得到伸展。圣人的法则，可以由此类推，举一而知百病的治法。如果不懂得升降浮沉的道理，固执于一法，一概施治，就是把病治愈了，也只是靠运气。

此类病症在临床中可以用藿香正气散和中化湿散寒，或用平胃散燥湿运脾止泻，或用理中汤温中补中止泻，再或者用参苓白术散健脾渗湿止泻等。以上用方都属于脏腑补泻用药法。可以肯定，上述用方都可以见效，都可以止泄泻。只是见效的速度和预后有所差别。那么李东垣是怎么治疗的呢？通过梳理李东垣的辨治思路可知，其首要的任务是确定本病是属于内伤病基础上的外感病，在治疗时先治外感，顾及内伤，也就是说以祛邪为先，不伤脏腑（正气）。

然后考虑被寒湿外邪侵袭应该用淡渗利湿、苦温燥湿、芳香化湿，还是辛温胜湿等治法。平素脾胃虚弱，阳气不得升浮，使用祛邪药时要考虑到抑遏阳气，会有使阳气升浮不足的情况发生。淡渗利湿、苦温燥湿都有损阳气升浮，故不宜施用。尤其是淡渗利湿、性属降沉之类的药物，会直损阳气升浮，即使在应用后可以使小便利、泄泻止，但会致使视听半失，更会加重精神短少的症状，绝不可取。芳香化湿、辛温胜湿之类都有助于阳气升浮，考虑到寒湿从外而入，治疗时此类药物还可从外祛除寒湿，故首选辛温胜湿之品。寒湿外邪尽去则泄泻止，阳气升浮也不受损。李东垣所用的是升降浮沉补泻用药法。

针对脾胃虚弱之证，李东垣不用人参、黄芪补气之药的原因在于，外感表证应以祛除外邪为先，过早使用补药会使病程延长。一剂药虽然药量小，仅五钱，但是如果加大剂量，疗效并不会随之放大，反而有可能会使寒去湿留，辛散耗气之性过强也会耗伤胃气，加重精神短少等症。李东垣在上述医案中举一反三，生动得列举了临证辨治外感、内伤的意义，以及脏腑补泻用药法和升降浮沉补泻用药法的区别。

通过本案的分析讲解，我们可以知道，在临证中使用不同治法即使都能取效，治疗境界也有所差别。在《医门法律·痢疾论》中，喻嘉言提出了为后世所尊崇的"逆流挽舟之法"："下痢必从汗，先解其外，后调其内。"即邪从外入，使从外出。从这方面来讲，喻嘉言治痢与李东垣治泻有异曲同工之妙，都用逆流挽舟法。只是喻嘉言仅仅提出了祛邪外出，李东垣还顾及到了阳气升浮。徐灵胎对李东垣的升降浮沉补泻用药法有所疑惑，在《医贯砭·湿论》中指出："利湿如何是益阴竭阳，岂湿气是阳耶？""湿而利之，是助何邪？"从本质上来讲，这亦是李东垣将扶正气思想贯穿于治疗过程中的体现。

【原文】

戊申六月初，枢判 [1] 白文举年六十二，素有脾胃虚损病，目疾时作，身面目睛俱黄，小便或黄或白，大便不调，饮食减少，气短上气 [2]，怠惰嗜卧，四肢不收 [3]。至六月中，目疾复作，医以泻肝散 [4] 下数行 [5]，而前疾增剧。予谓大黄、牵牛，虽除湿热，而不能走经络。下咽 [6]，不入肝经，先入胃中。大黄苦寒，重虚其胃；牵牛其味至辛 [7]，能泻气，重虚肺本，嗽大作，盖标实不去，本虚愈甚。加之适当暑雨之际，素有黄证之人，所以增剧也。此当于脾胃肺之本脏，泻外经 [8] 中之湿热，制清神益气汤主之而愈。

【注释】

[1] 枢判：当时的官职名称。

[2] 上气：呼吸急迫。

[3] 四肢不收：四肢无力。

[4] 泻肝散：见《太平圣惠方》。药物组成：甘菊花、决明子、黄芩、升麻、枳壳、防风、山栀、黄连、大黄、犀角屑、炙甘草、芒硝、冰片、麝香。主治：肝实热，心膈壅滞，虚烦。

[5] 下数行：下，泻下；数行，多次腹泻。

[6] 下咽：服下药剂。

[7] 至辛：至，极；指牵牛的药味极辛。

[8] 外经：外经是针对脏腑而言，外而经络，内而脏腑。

【讲解】

戊申年六月初，枢判白文举，六十二岁，平素有脾胃虚损病史，经常犯眼病，此乃清阳不能上走清窍、湿热滞窍的表现。全身及面目发黄，小便时黄时清，大便干稀不调，皆是湿热蕴滞的表现。由于脾胃虚弱，故表现为饮食减少，气上逆，气短而喘，怠惰疲倦，嗜卧嗜睡，四肢无力，难以收持。到了六月中旬，眼病复发，医生用泻肝散治疗，下泻数次后，前面的症状反而加重，脾胃虚损病增剧。《仁斋直指方论·眼目》："泻肝散：治肝热赤眼肿痛。栀子仁、荆芥、大黄、甘草，等分。上锉。每服二钱，水煎食后服。"《汤液本草》中记录大黄，"《象》云：性走而不守，泻诸实热不通，下大便，涤满肠胃间热，专治不大便。"牵牛，"《心》云：泻元气，去气中湿热。"我认为像泻肝散中大黄、牵牛子这类药物，虽然能除湿热，但不能走经络，下咽之后，药物没有进入肝经，先入胃中。大黄苦寒伤胃，使脾胃更虚，牵牛味辛走散，能泻正气，此类药虽能泻实热、泻湿热，但只是泻脏腑的实热、湿热。使肺气更虚，咳嗽大作。这样的话邪气不能被驱逐，因为标实不去，正气反而更虚弱。而本病为目疾，素体湿热，再加上正值暑湿多雨之际，湿热在经而不在脏。用药不辨脏腑、经络，邪在经络反泻脏腑，只能使湿热不去而脏腑更虚，平素有黄疸病的人，就会因这样的气候而使病情更加增剧了。应当注意脾胃肺本脏的虚弱，在治疗中补益脾胃肺，外泻经络中的湿热，特制定清神益气汤治疗，病人服药即可痊愈。

【原文】

清神益气汤

茯苓 升麻以上[1]各二分 泽泻 苍术 防风以上各三分 生姜五分

此药能走经，除湿热而不守，故不泻本脏，补肺与脾胃本中气之虚弱。

青皮一分 橘皮 生甘草 白芍药 白术以上各二分 人参五分

此药皆能守本而不走经。不走经者，不滋经络中邪；守者，能补脏之元气。

黄柏一分 麦门冬 人参以上各二分 五味子三分

此药去时令浮热湿蒸。

上件，剉[2]，如麻豆大，都作一服，水二盏，煎至一盏，去柤[3]，稍热，空心服。

【注释】

[1] 以上：前面或此之前所述内容。

[2] 剉：切割。

[3] 柤：渣。

【讲解】

清神益气汤中用茯苓、升麻、泽泻、苍术、防风和生姜，此类药物能走经络，除湿热而不守，所以不泻本脏之气，可补肺、脾胃的中气虚弱。青皮、陈皮、生甘草、白芍，此四位药均能补本脏而不走经络。所谓不走经络，就是不会滋长经络中的邪气；所谓守本脏，就是能够补本脏的元气。黄柏、麦冬、人参、五味子，此类药物可以祛除暑湿季节的浮热和湿蒸。清神益气汤方中各药切成麻豆大小，和作一剂，加水两盏，煎至一盏，去渣，稍热空腹服用。

【原文】

火炽[1] 之极，金伏[2] 之际，而寒水绝体[3]，于此时也，故急救之以生脉散[4]，除其湿热，以恶[5] 其太甚。肺欲收[6]，心苦缓[7]，皆酸以收之。心火盛则甘以泻之，故人参之甘，佐以五味子之酸。孙思邈云：夏月常服五味子，以补五脏气是也。麦门冬之微苦寒，能滋水之源于金之位，而清肃肺气，又能除火刑[8] 金之嗽，而敛其痰邪。复微加黄柏之苦寒，以为守位，滋水之流，以镇坠其浮气，而除两足之痿[9] 弱也。

【注释】

[1] 火炽：火盛的意思。

[2] 金伏：《史记·秦本纪》曰："古以木火金水四气之运，皆以相生，至立秋金代火，故庚日必伏，称为金伏。"

[3] 绝体：指三伏炎热之季，汗出过多，水分绝离人体。

[4] 生脉散：见《医学启源》。药物组成：人参、麦冬、五味子。主治：气阴两伤，肢体倦怠，气短口渴，汗多脉虚；或久咳肺虚，气阴两亏，干咳少痰，食少消瘦，虚热喘促，气短自汗，口干舌燥，脉细弱。

[5] 恶：厌恶，憎恨。

[6] 肺欲收：《素问·脏气法时论》曰："肺欲收，急食酸以收之，用酸补之。"

[7] 心苦缓：《素问·脏气法时论》曰："心苦缓，急食酸以收之。"

[8] 刑：克制的意思。

[9] 痿：病名。出自《素问·痿论》，指肢体筋脉弛缓，软弱无力。此指足软不能行走。

【讲解】

农历六月，夏季火热亢盛至极，进入立秋"金伏"时，因汗出过多水分脱绝于人体，火热刑金，肺金受刑而不能生水，故肾水之本源衰竭。这时候若不能清湿热则更伤津液，故急以生脉散（人参、麦冬、五味子）补气生津，清肺金而祛湿热、生肾水。《素问·脏气法时论》云"肺欲收""心苦缓"，指出肺气耗散欲收敛，心气弛缓浮越，都可用酸味药收敛，心火盛可用甘味药泻心火，故用生脉散取人参之甘味以泻火，佐以五味子之酸收。唐代医家孙思邈说，夏天要常服用五味子，可以补益五脏之气。麦冬性苦微寒，能滋肺金而生肾水，其凉性又能清肃肺气，可以治疗火热刑金之咳嗽，消除痰邪，敛降痰热。再稍加苦寒的黄柏，用来清湿热而生肾水，以守下焦肾水，镇坠肾中浮热，泻上浮之阴火，借此又能消除两足失养的痿弱无力之证。

【原文】

范天骔之内[1]，素有脾胃之证，时显烦躁，胸中不利，大便不通。初冬出外而晚归，为寒气怫郁[2]，闷乱大作，火不得升故也。医疑有热，治以疏风丸[3]，大便行[4]而病不减。又疑药力小，复加七八十丸，下两行，前证仍不减，复添吐逆，食不能停，痰唾稠粘，涌出不止，眼黑头旋，恶心烦闷，气短促上喘无力，不欲言。心神颠倒，兀兀[5]不止，目不敢开，如在风云中。头苦痛[6]如裂，身重如山，四肢厥冷[7]，不得安卧。余谓前证乃胃气已损，复下两次，则重虚其胃，而痰厥[8]头痛作矣。制半夏白术天麻汤主之而愈。

【注释】

[1] 内：内人，指妻子。

[2] 怫郁：忧郁或忿怒的样子；此指心胸不舒。

[3] 疏风丸：《儒门事亲》中载有疏风丸，由通圣散加天麻、羌活、独活、细辛、甘菊、首乌等组成，主要是辛温疏散和苦寒泻下类药物，治疗的重点在于泻下开闭。

[4] 大便行：指大便泻下。

[5] 兀兀：此指昏沉状态。

[6] 头苦痛：指头痛得很厉害。

[7] 四肢厥冷：指四肢手足冰冷。

[8] 痰厥：病症名，指痰涎上涌，四肢逆冷，甚至昏不知人。

【讲解】

范天骙的妻子，平素脾胃不好，气机升降障碍，时常出现烦躁，胸中不畅，大便不通畅（实即胸、脘、腹气机不畅）。初冬时外出，天很晚了才赶回来，因而被寒气所侵袭，寒邪外束，心中闷乱再次急剧发作，这是因为阳气被郁，火不能升浮所致，患者由时显烦躁加重为烦闷躁扰不宁。实际上，此次发病的关键在于气机的郁阻增剧了阴火，而阴火原本就是"由郁而生"之火。然而医生以为有实热，用疏风丸治疗。用药后大便得通，但病情不减。此时若能够意识到辨证治疗有误，重新辨治，仍不致坏事。但医生再次出现失误，误辨为病重药轻，怀疑药量不足，进而又加量七八十丸服用，又解两次大便，前症仍未减轻，致脾胃进一步损伤而升降逆乱，清浊相混，反又增加了呕吐气逆的症状，食入则吐，大量咯吐黏稠痰而不能止，眼黑目眩，恶心烦闷，气短气促，喘而无力，不想说话，神志颠倒，昏昏沉沉，眼不敢睁开，如在云里雾中。头痛如裂，身重如山，四肢冰冷，不能安卧，诸症纷出。如若患者没有"素有脾胃之证"，医生所见症状都是新发，那么医生辨为热证，治以疏风丸，应该是正治。腑气通降，热郁开散，诸症当随之缓解。但本病是"宿病"，由新感诱发并加重。患者平素脾胃不足，阴火内生，是内伤病。医生的错处在于没有辨证准确，未辨出本病是内伤病，而误把内伤病当作外感病来治疗。我认为病人本来脾胃就虚弱受损，再用疏风丸后连泻两次大便，胃气再次受伤，使胃气重虚，生痰生湿，导致痰气上逆而发为痰厥头痛。制半夏白术天麻汤，病人服药而愈。

【原文】

半夏白术天麻汤

黄柏二分 干姜三分 天麻 苍术 白茯苓 黄芪 泽泻 人参以上各五分 白术 炒曲以上各一钱 半夏汤洗七次 大麦蘖面[1] 橘皮以上各一钱五分

上件㕮咀，每服半两，水二盏，煎至一盏，去楂，带热服，食前。

此头痛苦甚，谓之足太阴痰厥头痛，非半夏不能疗；眼黑头旋，风虚内作，非天麻不能除；其苗为定风草，独不为风所动也。黄芪甘温，泻火补元气；人参甘温，泻火补中益气；二术俱甘苦温，除湿补中益气；泽、苓利小便导湿；橘皮苦温，益气调中升阳；曲消食，荡胃中滞气；大麦蘖面宽中助胃气；干姜辛热，以涤中寒；黄柏苦大寒，酒洗以主冬天少火在泉[2]发躁也。

【注释】

[1] 蘖面：蘖，酒曲；此指用大麦面发酵做成的曲面。

[2] 少火在泉：少火，滋生元气之火；在泉，在下的意思。

【讲解】

将半夏白术天麻汤方中各药，切碎混合，每服半两，加水两盏，煎至一盏，去渣，在饭前趁热服用。上述这个病例，头痛剧烈，属足太阴脾经痰浊上逆而致的头痛，要豁痰降逆非半夏不行；头晕眼花，是虚风内动，非天麻不能消除，天麻的茎杆又叫定风草，意思是不被风所吹动。黄芪甘温，泻虚火补元气；人参也属甘温，更能泻虚火补中益气；白术、苍术二药俱苦甘温，能健脾燥湿，补中益气。泽泻、茯苓淡渗利小便而使湿泻；陈皮苦温，理气调和脾胃而使中阳之气升浮。炒神曲消食且能荡涤胃中滞气；大麦曲面，宽中开胃健脾；干姜辛热，以温散中焦脾胃寒湿。黄柏苦寒，用酒洗后入肾水以降冬季伏郁在下生气的少火。

本方中黄柏仅用二分、干姜仅用三分。黄芪用量仅为半夏用量的三分之一，这是以半夏为方名而不以"补中""益气"为方名的原因。此病人眩晕"如在风云中"，头痛"如裂"，并有水谷不得入（吐逆而"食不能停"），四肢逆冷而"不得安卧"等症，如此判断病症应该是比较重的，这种头痛很痛苦。足太阴脾主运化水湿，为生痰之源，故痰湿上逆头痛而"苦甚"者，属于足太阴痰厥头痛，本案中的患者可理解为痰逆头痛而较甚者。用半夏治疗才能取得切实的疗效，故非用半夏不能除；目黑头眩，肝风内作，只有天麻才能平息。《象》云半夏："治寒痰，及形寒饮冷伤肺而咳，大和胃气，除胃寒，进食。"《心》云："能胜脾胃之湿，所以化痰。"半夏可燥湿化痰湿，和胃降逆，在本方中发挥降痰逆的功用。天麻在《汤液本草》中只言"治头风"，在《本草纲目》中李时珍曰："天麻乃肝经气分之药，《素问》云：诸风掉眩，皆属于木。故天麻入厥阴之经而治诸病。"天麻苗又称定风草，有风时诸草皆摇，只有天麻苗不为所动，风吹不倒，故能定风。半夏为治疗痰厥头痛的专药，天麻为治疗风虚内作眩晕的专药。故本方中的半夏、天麻属于专病专药的用法。

黄芪、人参甘温，肺主一身之气，黄芪通过补肺气可补一身之气。脾胃为气血生化之源，人参通过补益中焦之气，向上可补肺气，向下可补元气。黄芪、人参合用，能发挥治疗气虚阴火病症而补元气的作用。但黄芪、人参没有直接泻火的作用。文中"泻火"当为用药后的结果，而非直接功效。白术、苍术均甘苦温。白术具有健脾除湿、补中之效；苍术除湿补中，兼有益气之功。两药合用具有除湿健脾、补中益气的作用。泽泻、茯苓淡渗祛湿、利小便以达健脾之效。陈皮苦温，具有调中气，开胃健脾益气的作用，能调理中焦气机而升阳气。炒神曲能消食，消除胃中的积滞；大麦芽能宽中养胃而助胃运化。干姜辛热，少佐干姜温中，能散逐胃中寒浊，并有开胃运脾之功。"在泉"为在下之意。"少火在泉"意指在下生发元气之火。黄柏苦寒，入足少阴肾经，其苦寒之性可泻下焦湿热。少火在泉发躁，当指下焦郁火。《汤液本草·用药酒洗曝干》有云："黄柏、知母，下部药也，久弱之人须合用之者，酒浸曝干，恐寒伤胃气也。"黄柏用酒洗后先升而后降，能治疗冬天下焦肾中少火所致的燥热。而干姜与黄柏少量配伍应用，亦可发挥辛开苦降、恢复中焦气机升降的功用。

总体来看，本方以去痰湿、调脾胃为主要治法，补益次之，即治疗以去痰湿、止头晕头痛、健运脾胃为首要任务。善后则当以补中益气为主。通常我们可以这样理解本方组方思路：本案属内伤基础上的痰厥头痛，即气虚痰厥头痛。治疗以二陈汤去甘草加苍术、泽泻化痰去湿，合大麦芽、神曲鼓舞胃气，开胃畅中。合以人参、黄芪、白术补中益气，佐以干姜守住中宫。加天麻息风止晕，加黄柏清泻阴火。干姜、黄柏，少量相伍，有辛开苦降、升降中焦气机作用。

【原文】

戊申有一贫士，七月中病脾胃虚弱，气促憔悴[1]，因与人参芍药汤。

人参芍药汤

麦门冬二分 当归身 人参以上各三分 炙甘草 白芍药 黄芪以上各一钱 五味子五个

上件㕮咀，分作二服，每服用水二盏，煎至一盏，去柤，稍热服。

既愈，继而冬居旷室[2]，卧热炕[3]，而吐血数次。予谓此人久虚弱，附脐有形[4]，而有大热在内，上气不足，阳气外虚，当补表之阳气，泻里之虚热。冬居旷室，衣服复单薄，是重虚其阳。表有大寒，壅遏[5]里热，火邪不得舒伸，故血出于口。因思仲景太阳伤寒，当以麻黄汤[6]发汗，而不与之，遂成衄血，却与之立愈，与此甚同，因与麻黄人参芍药汤。

【注释】

[1] 憔悴：指面黄肌瘦的样子。

[2] 旷室：空阔的房屋。

[3] 热炕：北方用土坯或砖砌成代床的暖炕。

[4] 附脐有形：附，靠近；指靠近脐部有一有形的痞块。

[5] 壅遏：堵塞、阻挡之意。

[6] 麻黄汤：出自《伤寒论》。由麻黄、桂枝、杏仁、炙甘草组成，主治外感风寒，恶寒发热，头痛身疼，无汗而喘，脉浮紧者。

【讲解】

戊申年有一贫苦读书人，食不果腹，加之七月暑热耗伤气阴，中病脾胃虚弱，因脾胃气虚而呼吸急促，脾胃为气血生化之源，脾胃亏虚，阴血亦亏，故见面容憔悴，遂给服人参芍药汤。人参芍药汤方中各药，切碎混合，分作二服，每服加水两盏，煎至一盏，去渣，稍热服。

服药后病愈。随后冬天居住于空旷的房间，因房间大而受凉，睡于热炕而受热，因而发生吐血数次。我认为此人长期虚弱，原有脾胃虚弱证，脐部有有形肿块，肚脐周围痞满跳动，久卧炕上，热收于内，内有大热，上焦气虚，表阳不足，出现上气不足，阳气外虚，治当补在表之阳气，泻在里之虚热。冬居空旷的房间，再加上衣服单薄，则阳气反复受伤，使阳气更虚。表有大寒郁遏里热，在内的火邪不能舒伸外散，因此血为热痹，所以血从口中吐出。由此想到这与张仲景《伤寒论》中的太阳伤寒证，当用麻黄汤发汗解表，而未用之发汗，就形成鼻衄，如用之重复发汗即愈是一个道理。现在此病与仲景所说相同，因而给予麻黄人参芍药汤。

方用人参、黄芪、炙甘草甘温益气而健脾，当归甘温养血通脉；麦冬、五味子合人参为生脉饮补益气阴，加白芍以酸敛清肃，清肺而降湿热，白芍合黄芪、炙甘草、当归身以补益气血。诸药合用，以奏补益肺脾之效。从升降理论的角度分析，在补中益气汤基础上去升清加敛降之药。因此本方也可视作由补中益气汤去升发之升麻、柴胡，去和中之白术、陈皮，加用养阴补血的麦冬、五味子、白芍组方而成。

【原文】

麻黄人参芍药汤

人参益三焦元气不足而实其表也 麦门冬以上各三分 桂枝以补表虚 当归身和血养血，各五分 麻黄去其外寒 炙甘草补其脾 白芍药 黄芪以上各一钱 五味子二个

上件㕮咀，都作一服，水三盏，煮麻黄一味，令沸，去沫，至二盏，入余药，同煎至一盏，去柤，热服，临卧。

【讲解】

麻黄人参芍药汤方中各药，切碎混合，都作一服，加水三盏，先煮麻黄一味，煮沸后去沫，煎至两盏，加入余药，同煎至一盏，去渣，热服，临卧前服。

方用麻黄、桂枝发汗解表，又能散火；人参、黄芪、当归、炙甘草补气血，泻阴火，扶正而祛邪；加以麦冬、五味子、白芍敛肺敛阴，清降内热，又防诸药发散太过。

冬季居住于空旷的房间，衣单薄，表有大寒，当属太阳表证，方中用到了麻黄、桂枝、白芍、炙甘草，似有麻黄汤、桂枝汤方意，用麻黄、桂枝发汗解表，又能散火。但是李东垣的主要关注之处并不在此，而在于患者为贫士，脾胃虚弱，气促憔悴，组方用药全从内伤病入手，所用人参、黄芪、当归、炙甘草补气血，泻阴火，扶正而祛邪。其中人参具有"益三焦元气不足而实其表"的功效，黄芪可"益皮毛而闭腠理"，炙甘草更具有"补其脾"的作用，当归可"和血养血"。也就是说，本方实为补中益气汤加减而成，以麻黄、桂枝取代原方中的升清之药升麻、柴胡，同时去白术、陈皮，加麦冬、五味子、白芍以养阴补血。

"必先岁气，无伐天和"，李东垣如此加减用方正是遵《内经》之旨，特别注重"四时用药加减"。补中益气汤中用升麻、柴胡是因为"生长之令不行"，用升麻"行春升之令"，用柴胡"行少阳之气上升"。本案中的患者患病时正值冬季，无须升发，故去升清之药升麻、柴胡，而换成了麻黄和桂枝，以达"去其外寒""补表虚"的目的。

张仲景倡导"随证治之"，李东垣的观点与之相合，亦倡导"随

病制方"这一理论。患者里热壅遏而吐血数次，阴血自然不足，故去白术、陈皮等苦燥之药，而加用自润敛收之麦冬、五味子、白芍。加白芍的目的在于"土中泻木"，因土虚吐血最忌木乘。加麦冬、五味子，与人参合为生脉散，李东垣对生脉散的理解释义为"脉者，元气也；人参之甘，补元气、泻热火也；麦冬之苦寒，补水之源而清肃燥金也；五味子之酸以泻火，补庚大肠与肺金也。"三味药配伍合而用之，共同发挥"救肺受火邪也"的功用。

综观本案上下两方，李东垣既不拘泥于"先表后里"的治疗顺序肆意使用麻黄剂、桂枝类方药；也不固守于"伤内为不足"执着使用补中益气汤，而是随时、随病、随证选方用药，力使方药与病、证相应，两者丝丝相扣。方中共用九味药，其中补中益气，散寒固卫，宁金泻肝，诸法兼收并用，标本同治。

《医方论》中对于本方的解析中谈道："麻黄人参汤，非教人补中当用散药，正教人散中当用补药也。气血亏弱之人，易受外感，风寒深入，不得不为表散。若径用麻桂等汤，发汗后，虚阳欲绝矣。东垣立此方，以治虚人之表病，天下后世可知固本治标之法矣。"

【原文】

升阳散火汤

治男子妇人四肢发热，肌热，筋痹[1]热，骨髓中热，发困，热如燎[2]，扪之烙[3]手，此病多因血虚而得之。或胃虚过食冷物，抑遏阳气于脾土，火郁则发之[4]。

生甘草二钱 防风二钱五分 炙甘草三钱 升麻 葛根 独活 白芍药 羌活 人参以上各五钱 柴胡八钱

上件㕮咀，每服秤半两，水三大盏，煎至一盏，去柤，稍热服。忌寒凉之物及冷水月余。

【注释】

[1] 筋痹：证名。《素问·长刺节论》曰："病在筋，筋挛节痛，不可以行，名曰筋痹。"表现为肢体筋脉收缩抽急，不能舒转自如，或筋脉弛缓，不能随意运动等。

[2] 燎：火烧的意思。

[3] 烙：烧灼的意思。

[4] 火郁则发之：出自《素问·六元正纪大论》，指热邪伏于体内的病症，用发散火热的方法治疗。

【讲解】

升阳散火汤，治男子、妇人四肢发热、肌肤发热、筋痹热证、骨髓中热、人体困乏，热如火烧，扪之灼手。气并于血则血虚，此病多由血虚所致，血不能涵气，即脾胃虚弱、气机升浮沉降障碍致气郁于里，阳气相对旺盛。也有因胃虚过食生冷食物，郁遏脾胃阳气，阳气被郁遏于脾土之中。无论是气郁于内，还是阳气被抑遏于脾土，都会化生阴火，这种阴火的性质即为郁火。在临床即表现为四肢肌表的发热感，自觉热蒸感。诚然，脾胃气虚还会自觉有倦怠困乏感。治疗应当用宣发的方法以解郁火，从而达到发散升发阳气的目的。升阳散火汤方中各药，切碎混合，每服用半两，加水三大盏，煎至一盏，去渣，稍热服。服用此方，一个月内忌食寒凉之物及冷水。

方用"风升生"类的防风、升麻、葛根、独活、羌活、柴胡，此六味属于祛风药，功擅辛散解表，既能驱散风寒，又能助阳气升浮，发散升发阳气，解阳气郁滞而散热，此即《医方集解》中"此皆味薄气轻，上行之药，所以升举其阳，使三焦畅遂，而火邪皆散矣"之意。同时佐用人参、炙甘草，此类甘温益气之品可补脾胃元气，间接发挥祛除阴火的作用，并可助风药上升；生甘草性凉而清热，白芍性凉味酸，又可益阴和营，以防诸风药同用发散太过，两药配伍可泻郁滞阴火，与炙甘草同用以补益中焦。诸药同用，以发散为主，以散内热为目的，故名"升阳散火汤"。升阳散火汤所治的发热并不是由寒邪郁闭于表，阳气郁而发热所引起的，方中所用的辛散之品也并非是为了达到解表发汗的目的。

张璐在其所著的《伤寒绪论》中指出："夫火者，生物之本，扬之则光，遏之则灭，今为浊阴填塞，不得上行，故宜辛温风药以升散之。清阳既出上窍，浊阴自必下降矣。东垣圣于脾胃者，治之主以升阳，俗医知降，而不知升，是扑灭其生物之本也，安望其卫生哉。"《王修善临证笔记》中记载有一病案："一妇手足心时时发热，烦躁不寐，面目浮肿，频频汗出，日晡及夜间更甚，此清阳不得上行故也。予以升阳散火汤，两剂安。升阳散火汤：柴胡六克，白芍、葛根各五克，炙甘草、生甘草各一克半，防风、酒黄连、升麻各两克，羌活、独活、党参各三克，生姜三片，枣两枚引。"在本案中，患者虽发热并有"频频汗出"，但升阳散火汤所治之火热，并非郁于体表之邪，而是郁于脾土之阴火。由此可知，使用升阳散火汤时，虽一众辛温升散药，但汗出并不作为禁忌证。

【原文】

安胃汤

治因饮食汗出，日久心中虚[1]，风虚邪[2]令人半身不遂[3]，见偏风[4]痿痹[5]之证，当先除其汗，慓悍[6]之气，按而收之。

黄连拣净，去须 五味子去子 乌梅去核 生甘草以上各五分 熟甘草[7]三分 升麻梢二分

上㕮咀，分作二服，每服水二盏，煎至一盏，去柤，温服，食远[8]。忌湿面[9]、酒、五辛[10]、大料物[11]之类。

【注释】

[1] 心中虚：《素问·宣明五气论》曰："心为汗"，即汗为心液，故汗出过多则会耗津伤及心血，致心中空虚。《伤寒论·辨太阳病脉证并治》中"汗家，重发汗，必恍惚心乱"即指此意。

[2] 虚邪：指外邪，即风、寒、暑、湿、燥、火，因人体发病是在虚的基础上，外邪乘虚而入侵，故称六淫之邪为虚邪。

[3] 半身不遂：又称"偏瘫"或"偏枯"。指一侧肢体不能随意运动。

[4] 偏风：偏枯的别称。《诸病源候论·风病诸候》曰："偏风者，风邪偏客于身一边也。人体有偏虚者，风邪乘虚而伤之，故为偏风也。"

[5] 痿痹：病名，指痿证、痹证。

[6] 慓悍：慓是急，悍是猛，即急猛的意思。

[7] 熟甘草：蜜炙的甘草，又称炙甘草。

[8] 食远：距离饭后较远的时间（服药）。

[9] 湿面：指没有发酵过的面，食后不易消化，俗称死面制作的馍、饼之类。

[10] 五辛：蒜、葱、椒、薤、姜为五辛。

[11] 大料物：指香料，如大茴香、花椒、桂皮等佐料。

【讲解】

安胃汤，治疗饮食时出汗的症状，多因阳明胃热引起。胃热日久，耗伤胃之气阴，加之汗出伤及全身之气津，卫气不固，心气亦亏，可引起心中空虚及外感风邪之证。风邪乘虚而入，经络不通，临证则出现半身不遂的偏风痿痹类病症，症见一侧肢体痿软、麻痹不能随意运动等。治疗当清胃、敛卫、止汗以祛除出汗的因素，用酸药收敛卫气（慓悍之气）。安胃汤方中各药，切碎混合，分作两服，每服加水两盏，煎至一盏，去渣，温服，半空腹服。忌湿面、葱椒姜蒜薤五辛、大料等助湿生热之物。

方用黄连清胃中湿热之蒸腾，与升麻梢、生甘草合用可清胃热；以五味子、乌梅之酸收敛卫气止汗，生甘草性凉清胃热，炙甘草益中焦之气，续以升麻梢升浮阳气，以通经除痹。

【原文】

清胃散

治因服补胃热药，而致上下牙痛不可忍，牵引头脑满热，发大痛 [1]，此足阳明别络 [2] 入脑也。喜寒恶热，此阳明经中热盛而作也。

真生地黄 当归身以上各三分 牡丹皮半钱 黄连拣净，六分，如黄连不好，更加二分；如夏月倍之。大抵黄连临时增减无定 升麻一钱

上为细末，都作一服，水一盏半，煎至七分，去粗，放冷服之。

【注释】

[1] 发大痛：出现剧烈疼痛。

[2] 足阳明别络：别络，指十二经脉循行路径之外，别道而行的

部分，虽与本经循行路线不同，但仍属正经，并非支络。《灵枢·经别》曰："足阳明胃经别行的正经……入缺盆，上沿咽喉，出于口部，上行鼻梁和眼眶，还绕系于眼球，内连于脑的脉络，合于足阳明经脉。"

【讲解】

清胃散治疗的病症，是因误服补胃的热性药而导致胃火上炎，引起上下牙痛难忍，牵引头脑胀满发热、疼痛，这是足阳明胃经别行的正经入络于脑部，胃热亦循阳明经的别络而侵入头脑的缘故。病人喜寒怕热，这是因阳明经胃热过盛所致。清胃散方中各药研细末，都作一服，加水一盏半，煎至七分，去渣，放冷饮服。

方内黄连清泻胃热，牡丹皮、生地黄凉血活血消肿而止痛，当归性温活血，又防诸药寒凉太过，升麻辛凉清热，用量最大，又引诸药入阳明经。如果方中黄连质量不好，就再加量使用，如果夏天发病，用量就要加倍，整体上黄连的用量没有标准，根据情况而调整。此方要放凉后服用，无须热服。服补胃热药而致，说明原本就有胃阴不足，加之药伤。清胃散治疗内伤病变基础上的胃热牙痛。方中以黄连清泻胃热为主，因病在上焦、阳明经，故加用升麻升散阳明经火热。因胃热是由服补胃热药引起，补胃热药有燥伤阴血之嫌，故加用牡丹皮、生地黄、当归身凉血养血和血。清胃散方中核心药物是黄连、升麻。《张氏医通》在论及清胃散时说："犀角地黄汤，专以散瘀为主，故用犀、芍；此则开提胃热，故用升、连。"《口齿类要》云："郭职方善饮，齿痛腮颊焮肿，此胃经湿热，用清胃散加干葛、荆、防而愈。""王侍御齿摇龈露，喜冷饮食，此胃经湿热。先用承气汤以退火，又用清胃散以调理而齿固。继用六味丸以补肾水，羌活散以祛外邪而寻愈。"使用清胃散时，应该注意兼夹风邪、里实及正虚。

【原文】

清阳汤

治口喝[1]，颊腮急紧[2]，胃中火盛，必汗不止而小便数也。

　　红花 酒黄柏 桂枝以上各一分 生甘草 苏木以上各五分 炙甘草一钱 葛根一钱五分 当归身 升麻 黄芪以上各二钱

　　上件㕮咀，都作一服，酒三大盏，煎至一盏二分，去柤，稍热服，食前[3]。服讫[4]，以火熨[5]摩紧结处而愈。

　　夫口喝筋急者，是筋脉血络中大寒，此药以代燔针[6]劫刺破血以去其凝结，内则泄冲脉[7]之火炽。

【注释】

[1] 口喝：喝，同歪，此指口歪不正。

[2] 颊腮急紧：指面颊抽紧挛缩。

[3] 食前：指饭前（服药）。

[4] 服讫：讫，完结；指服完药后。

[5] 火熨：一种治病方法，一般以酒火熨患部。

[6] 燔针：即火针。将金属针的尖端烧红后，迅速刺至一定穴位的皮下组织，并迅速拔出。

[7] 冲脉：奇经八脉之一。《难经·二十八难》曰："冲脉者，起于气冲，并足阳明之经，夹脐上行，至胸中而散。"

【讲解】

　　清阳汤，治疗口眼喝斜、面颊和腮部有紧急感的病症。这是由于胃中火盛，且头面汗出，腠理开泄，寒邪随之入中脉络所致，此证必然兼有汗出不止而小便频数的症状。胃中火盛，小便应当短少，但此处言小便不短少反数。由此可推知，此证之胃中火盛是下焦冲脉之火上炎，燔灼中焦所致。而下焦冲脉之火上炎的原因，归根结底还是脾胃内伤，清阳不升，郁于下焦，内生阴火，故火热之邪起于下焦。清阳汤方中各药切碎混合，都作一服，加酒三大盏，煎至一盏二分，去渣，稍热服，饭前服。服药后，用火熨、按摩颊腮紧急处，就可痊愈。

　　方用葛根、升麻轻清升浮，黄芪、炙甘草补益中气，四药相伍以益气升清。红花、苏木、当归身和桂枝四药同用，可发挥温经祛寒、通利血脉、活血化瘀的功效。用黄柏以苦寒坚阴，清泻肾中燥热，与生甘草同用可泻阴火。此外，甘草又可调和全方诸药。此方补气升清，通经活血，兼清湿热，以治胃火过盛、清阳不升之口歪者。口眼㖞斜、筋脉拘急是由于寒邪侵袭筋脉、血络，筋脉、血络中有大寒，寒主收引，筋肉血脉拘挛所致。清阳汤方具有活血破血，清泻冲脉火热的功效，用以替代火针灸刺的疗法，可破血通经，消除血脉凝结，在内可清泻冲脉炽盛之火，又可避免火针伤阴。

【原文】

胃风汤

治虚风[1]证，能食，麻木，牙关急搐[1]，目内蠕瞤[3]，胃中有风[4]，独面肿。

蔓荆子一分 干生姜二分 草豆蔻 黄柏 羌活 柴胡 藁本以上各三分 麻黄五分，不去节 当归身 苍术 葛根以上各一钱 香白芷一钱二分 炙甘草一钱五分 升麻二钱 枣四枚

上件剉如麻豆大，分二服，每服水二盏，煎至一盏，去粗，热服，食后。

【注释】

[1] 虚风：虚邪贼风的简称。

[2] 急搐：急，喻又快又猛；搐，牵动。指牙龈部不停地牵动而痛。

[3] 蠕瞤：蠕，慢慢地动；瞤，指眼睛闪动。

[4] 胃中有风：指阳明经感受风邪的侵袭。

【讲解】

胃风汤，治疗虚风中人证，患者食量大，面部、手足麻木，牙关紧闭、抽搐，目睛内掣动不休。此病胃经有风，故面部可见浮肿。胃风汤方中各药切碎混合，做成麻豆大，分两服，每服加水两盏，煎至一盏，去渣，饭后热服。

阳明经上走于头面。症见面肿，面部、手足麻木，牙关紧闭、抽搐，目睛内掣动不休等，考虑风中阳明经，故方用蔓荆子、藁本、羌活、升麻、柴胡、葛根、麻黄、白芷等风药，以升浮清阳而祛风通经络。

干姜、草豆蔻、苍术气厚而热，以助阳气升浮，又理胃中痰气之郁滞。黄柏清火坚阴，又防诸药辛燥太过。因本证病人能食，故暂不加用人参、黄芪、白术等补中益气之品，只使用了炙甘草一味以益气调中；大枣益脾胃，养营血，共为佐药。使用当归身，佐风药和血通络。诸药相伍，以助清阳之气从胃而至经络四肢头面，阳气通达条畅，则可治疗风中经络之虚风证。由于此证为内伤基础上的外感，结合风药中使用麻黄、羌活等情况，可以推知，该病发生于秋、冬寒凉之时，故加用苍术、黄柏、草豆蔻、干生姜。用苍术、草豆蔻、干生姜以温中、和中，佐用黄柏助其冬沉。

在《张氏医通》中，胃风汤以升麻胃风汤命名，用以治疗"中风门"中的麻瞀不仁。"治胃风能食，手足麻瞀，目𥆧面肿。"并谓："风入胃府，大便清血四射，用人参胃风汤之桂、芍祛之内散；风入胃经，面目𥆧动，面肿者，用升麻胃风汤之升、葛、麻黄辈祛之外散，不可不辨。"人参胃风汤治胃腑之风，而本方治胃经之风。人参胃风汤，即《太平惠民和剂局方》中的胃风汤，也是本书中"脾胃损在调饮食适寒温"所载的胃风汤。

阳明病湿胜自汗论

【提要】

本论主要阐述阳明病湿胜自汗之症的病机、治则、方药。指出湿与汗的关系，湿为阴盛，汗为亡阳，二者病机皆可为寒中，治疗上以补卫气、实表虚为主，汗多不得重发汗，方药予以东垣先生自拟之调卫汤。

【原文】

或曰：湿之与汗，阴乎阳乎？曰：西南坤土[1]也，脾胃也。人之汗，犹天地之雨[2]也。阴滋其湿[3]，则为雾露为雨也。阴湿寒，下行之地气也。汗多则亡阳[4]，阳去则阴胜也，甚为寒中[5]。湿胜则音声如从瓮中出[6]，湿若中水也。相家[7]有说，土音如居深瓮中，言其壅[8]也，远也，不出也，其为湿审[9]矣。又知此二者，一为阴寒也。

【注释】

[1] 坤土：即指土地，此指脾胃。

[2] 人之汗，犹天地之雨：《素问·阴阳应象大论》曰："阳之汗以天地之雨名之。"

[3] 阴滋其湿：意思为阴气重可产生阴湿。

[4] 亡阳：证候名，指阳气衰竭的表现。

[5] 寒中：中，指脾胃；寒中，即脾胃虚寒。

[6] 瓮中出：指声音变沉。

[7] 相家：观相的人。

[8] 壅：滞塞。

[9] 审：明白、清楚之意。

【讲解】

有人问：湿盛出汗，与阴阳有何关系？我回答：人体阴阳与天地阴阳相通相应。"脏气法时升降浮沉补泻之图"中记载，肺、秋位于西，心、夏位于南，西南之位为脾土，为长夏。因此说"西南坤土地，脾胃也"。八卦方位中，自然界中的西南方属坤为土，对应人体的脾胃与湿气。《素问·阴阳应象大论》："以天地为之阴阳，人之汗，以天地之雨名之……"因此，人身出汗，可以类比为天地下雨的现象，没有阳气蒸腾形不成雨、形不成汗，脾胃和湿气位西南，正处阴阳交际之处，湿气一旦遭遇阴寒，则下降为雾露雨水。这可以类比为人体出汗的现象，阳明湿胜也会引起自汗，其原因在于时在长夏，夏暑热蒸，耗气伤阴，淫雨阴寒，损伤阳气，湿热内蒸，表虚不敛，以致自汗，这与夏暑的特定时节相关，在此阳蒸阶段则为热中。然而，雨多可致天地间阴寒，汗多也可伤损阳气引起体内阴寒。阴寒湿气，其实就属于下行的地气。发汗过多阳气就会随之亡失，阳气脱竭，体内阴寒就会过盛，严重情况下可以出现脾胃虚寒，演化为中焦寒化证，故在此阴寒阶段则为寒中。湿气盛的人，说话的声音如同从瓮中发声一样沉闷，这是因为声音为水湿所阻不能远扬。相术家在对五音的辨识中也认为土音就像居于深瓮中，其声深沉不扬，听起来声音隔得很深很远，这是伤湿的明证。应知湿与汗二者病机多属阴寒。

【原文】

《内经》曰：气虚则外寒，虽见热中 [1]，蒸蒸 [2] 为汗，终传大寒。知始为热中，表虚亡阳，不任外寒，终传寒中，多成痹寒 [3] 矣。色以候天 [4]，脉以候地 [5]。形者，乃候地之阴阳也，故以脉气候之，皆有形无形可见者也。

【注释】

[1] 热中：中，指脾胃；热中，即脾胃炽热。

[2] 蒸蒸：热气上腾的样子。

[3] 痹寒：痹证之一，又称痛痹。《素问·痹论》曰："寒气胜者为痛痹。"

[4] 色以候天：色，指青、黄、赤、白、黑五色分属五脏；候，望；天，指面部。

[5] 脉以候地：脉，指脉象；候，诊察；地，指形体。

【讲解】

《内经》说：气虚则生外寒，虽出现脾胃中热，蒸蒸汗出，汗多阳衰，最终传变为阴寒。此病开始为脾胃中热，表虚汗多亡阳，不任外寒侵袭最终寒从中生，形成寒气痹阴。望面部的五色，诊察脉象，以测人体之阴阳变化。从色脉诊察，都可以在有形无形中得出正确的诊断来。

【原文】

调卫汤

治湿胜自汗，补卫气虚弱，表虚不任外寒。

苏木 红花以上各一分 猪苓二分 麦门冬三分 生地黄三分 半夏汤洗七次 生黄芩 生甘草 当归梢以上各五分 羌活七分 麻黄根 黄芪以上各一钱

五味子七枚

上㕮咀，如麻豆大，作一服，水二盏，煎至一盏，去柤，稍热服。

中风证必自汗，汗多不得重发汗，故禁麻黄而用根节[1]也。

【注释】

[1] 禁麻黄而用根节：麻黄，药用其草质茎，功效主发汗；麻黄根，药用其根节，功效主止汗。

【讲解】

调卫汤，就是用于治疗湿偏盛所致的自汗，可补卫气虚弱，治疗卫阳不足、不能耐受外寒的情况，主要针对表虚不胜外寒之证。调卫汤方中各药切碎混合，做成如麻豆大小，作一服，加水两盏，煎至一盏，去渣，稍热时饮服。中风证必自汗，汗出多的不可再发汗，所以禁用麻黄，改用麻黄根节。

调卫汤组方用黄芪配伍麻黄根、五味子以益气固表止汗，用羌活以解表通经散寒，加苏木、红花、当归梢以通经络中瘀血，以助羌活发表散寒，从而治疗寒湿痹阻。黄芪益气固表，使阳气从脾肺源源不断地涌出。黄芩、生甘草性寒凉，可清降湿热，配伍麦冬、生地黄以清解暑热。猪苓淡渗利湿，半夏燥湿降胃，此二药配伍黄芩、生甘草、羌活以清解湿热。麦冬、五味子敛降肺金，既能清降湿热，又能开水源而益肾；生地黄补肾阴而清润肾燥，此三味药配伍益气之黄芪可补益暑伤之气阴。本方乃李东垣列举复合病机下组方用药之法的例子。本方升降同用，温清并施，敛散相宜，可使清阳升浮而卫气健旺，湿热清降而金水相生，共奏补卫气、养津液之功。

湿热成痿肺金受邪论

【提要】

本论主要阐述夏秋之交、湿冷之季，湿郁化热，湿热壅肺，母病及子，上源竭而肾亏导致的痿软瘫痪之症，列举东垣先生自拟之清燥汤主治。（下列其余十方与本论内容不符，对比原文应当并入"饮食伤脾论"中，且恰与其论中所言"今立数方，区分类析，以列于后"相吻合。）

【原文】

六七月之间，湿令[1]大行，子能令母实[2]而热旺，湿热相合，而刑庚[3]大肠，故寒凉以救之[4]。燥金受湿热之邪，绝寒水[5]生化之源，源绝则肾亏，痿厥之病大作，腰以下痿软瘫，不能动，行走不正，两足敲侧[6]。以清燥汤主之。

【注释】

[1] 湿令：为长夏的主气，《素问·天元纪大论》曰："太阴之上，湿气主之。"太阴属土主湿，故太阴司天则湿化。

[2] 子能令母实：此为五行生克制化之理，如心火生脾土，是子母关系，子能令母实，即湿郁可生热等。

[3] 刑庚：刑，克伐的意思；庚，十天干第八位，大肠的代名词。

[4] 寒凉以救之：用寒凉之性的药物来治疗。

[5] 寒水：此指膀胱，肾与膀胱相表里，肾五行属水。

[6] 敲侧：敲，不正；侧，斜着。

【讲解】

农历六七月时，长夏，湿土主令，气候以湿气为主。湿为土，火克金，火能生土，同时"子能令母实"，即脾土令心火实，则湿郁化热而热旺，湿气盛的同时火热亦盛，湿热相合就会刑克人体金气，金在五行为庚（庚金），在六气为燥（燥金），在脏腑为肺与大肠，因而克制大肠与肺。故在治疗时应当用寒凉药清热以救人体的金气，清肠中热结。脾湿与心火相合，燥金为湿热所困，大肠有病，肺亦受湿热之邪，则肺金不能生肾水，使肾水资生之源断绝，进而导致肾水亏虚。肾水亏则痿软厥逆之病作，表现为腰以下肢体瘫痪，不能运动，行走不正常，步行倾斜不正，可以用清燥汤来治疗。

【原文】

清燥汤

黄连去须 酒黄柏 柴胡以上各一分 麦门冬 当归身 生地黄 炙甘草 猪苓 曲[1]以上各二分 人参 白茯苓 升麻以上各三分 橘皮 白术 泽泻以上各五分 苍术一钱 黄芪一钱五分 五味子九枚

上㕮咀，如麻豆大，每服半两，水二盏半，煎至一盏，去粗，稍热，空心服。

【注释】

[1] 曲：指神曲，又名六曲、药曲，具消食和胃的作用。

【讲解】

清燥汤方中各药切碎混合，制成如麻豆大，每服半两，加水两盏半，煎至一盏，去渣，稍热空腹饮服。

清燥汤用黄连、酒黄柏清热燥湿，祛逐湿热。茯苓、猪苓、泽泻淡渗利湿，使湿邪从小便而解。人参、麦冬、五味子是为生脉散，清润肺气，专治暑热伤肺，气阴两伤，并能补金生水。黄芪、人参、白术、炙甘草、当归甘温，益养气血；加柴胡、升麻可升发脾胃清阳；陈皮、苍术、神曲可以理肺胃之滞气，使阳升而阴降。根据药物组成分析可知，清燥汤方用补中益气汤治土祛湿，生脉散救金，黄连、生地黄清泻心之火热，苍术汤（含二妙散）合四苓散祛下焦湿热，切中湿热致痿的病机。此外，本方还隐含治疗汗证的当归六黄汤。

《兰室秘藏》中也载有名为清燥汤一方，药物组成虽与本方相同，但药物排序有别。需要注意的是，两方中苍术的用量不同，但以《兰室秘藏》中所言，苍术用一分更为妥当。另外，在《兰室秘藏》中清燥汤归属于"自汗门"篇，与其相邻的下一方是当归六黄汤，又被称为"治盗汗之圣药"。由此可推知，清燥汤应是用于治疗以汗出为特征性症状的一种病症。清燥汤还可看作由清暑益气汤去青皮、葛根，加黄连、生地黄、柴胡、猪苓、泽泻组成。在功效方面，清燥汤较清暑益气汤更侧重于清泻湿热。

《名医类案》中载有汪石山治疗痿证案："一人形肥色黑，素畏热而好饮，年三十余，忽病自汗如雨，四肢俱痿，且恶寒，小便短赤，大便或溏或结，饮食亦减。医作风治，用独活寄生汤、小续命汤，罔效。仲夏，汪观之，脉沉细而数，约有七至，曰：此痿症也。丹溪云：断不可作风治。经云：痿有五，皆起于肺热。只此一句，便知其治之法矣。经又云：治痿独取阳明。盖阳明，胃与大肠也，胃属土，肺属金，大肠亦属阳金，金赖土生，土亏金失所养，而不能下生肾水，水涸火盛，肺金被伤。况胃主四肢，肺主皮毛，今病四肢不举者，胃土亏也；自汗如雨者，肺金伤也。故治痿之法，独取阳明而兼清肺金之热，正合东垣清燥汤。服百贴，果愈。"读过本案可从中得知，应用清澡汤的主要脉证：四肢不举，自汗如雨，脉沉细而数，以及饮食大便异常等征象。

从上述病案中令病人服百贴可知，治疗痿证宜徐徐图之。章来峰在《河间医话》中提出："王道无近功。凡病在肢体躯壳及痼疾者，以之缓治为宜。若妄投劫剂，希取近效，贻害良多。如东垣清燥汤治痿，余屡用之得效，非百剂不为功。此等方，苟非医者有定力，病者能信任，决难久守。"

另外，在《脉诀汇辨》中亦载有应用清燥汤一案："鞠上舍，有所抑郁，蒸热如焚，引饮不休。奄奄床褥，喃喃讫语。每言户外事，历历如见。始则指为伤寒，继则疑为鬼祟。药饵日投，病且日进，方来乞治于余。诊得肝脉浮濡，肺脉沉数。余曰：木性虽浮，肝则藏血藏魂，而隶于下焦，脉当沉长而弦；金性虽沉，肺则主气藏魄，而居乎至高，脉当浮短而涩。肺燥而失其相傅之权，则肝为将军之官，无所畏制，遂飞扬而上越，不能自藏其魂耳。尝闻魄强者魂安，今魄弱而魂不肯退藏，乃逐虚阳而放荡，此名离魂。魂既离矣，则出入无时，故户外事皆能闻且见也。当急救肺金之燥，使金气足而肝木有制，则归魂不难耳。因以清燥汤加减，人参、黄芪、天冬、麦冬、五味子、当归以润肺养气，芍药、枣仁、栀子、甘草以摄肝归魂，橘红、沉香使九天之阳下降，升麻、柴胡使九地之阴上升。两剂而讫语顿止，十剂而烦渴皆除。摄治一月，而病魔永遁。"清燥汤原治湿热痿证，本案用其加减治疗"离魂症"。参照本案的治法以及用药，可以这样解析清燥汤：清燥，即治疗肺金之燥。方中用人参、黄芪、当归身、麦冬、生地黄、五味子、炙甘草补土生金，益气养阴以润肺养气；用苍术、白术、茯苓、泽泻、猪苓、黄连、黄柏清利湿热；用陈皮、神曲和中降浊；用升麻、柴胡升浮清阳。

　　以上两则病案的病机前者为金不生水，后者为金不制木，虽病机有所不同，但同为金病。临证中抓住"肺金不足"这一关键点，从而同用清燥汤（法）来治疗，这种异病同治的观念值得后世学习效法。

　　【原文】

　　助阳和血补气汤

　　治眼发[1]后，上热壅[2]，白睛红，多眵泪[3]，无疼痛而瘾涩[4]难开。此服苦寒药太过，而真气不能通九窍也，故眼昏花不明，宜助阳和血补气。

　　香白芷二分 蔓荆子三分 炙甘草 当归身酒洗 柴胡以上各五分 升麻 防风以上各七分 黄芪一钱

　　上㕮咀，都作一服，水一盏半，煎至一盏，去柤，热服，临卧。避风处睡，忌风寒及食冷物。

　　【注释】

　　[1] 眼发：眼病发作。

　　[2] 热壅：壅，滞塞；指热邪滞塞于眼部。

　　[3] 眵泪：眵，黏稠的眼泪，也叫"眵目糊"。

　　[4] 瘾涩：指眼结膜如有砂粒磨擦刺激。

　　【讲解】

　　助阳和血补气汤，主治眼病发作后，上焦热邪壅滞，白睛发红，羞明隐涩，流出较多黏稠眼泪、眼屎，虽无疼痛而目痒涩难以睁开。这是因为服用过多苦寒清热的药物，损伤脾胃升发之气，从而使人体元真之气（清阳）被遏，真气不能上通、滋养头面九窍所致。所以眼昏花，视物不明，治疗宜补气和血、升阳通窍，故可以用助阳和血补气汤。助阳和血补气汤方中各药切碎混合，都作一服，加水一盏半，煎至一盏，去渣，临卧前热服。避风处睡卧，忌风寒及食冷物。

助阳和血补气汤方以白芷、蔓荆子、柴胡、升麻、防风等风药以升阳气、通九窍、祛风邪为主，合用黄芪、炙甘草补气，当归身养血和血，诸药配伍则脾胃阳气得复，清阳得以上升头面而养九窍，则目疾得除。从药物组成来看，本方可视作由补中益气汤去人参、白术、陈皮，加防风、蔓荆子、白芷而组成。两方主治不同，药量比例亦不相同，本方以助阳升清为主，补中益气汤以补中益气为主。

本方在《兰室秘藏》中名为"助阳和血汤"。《兰室秘藏·眼耳鼻门》在谈到治疗眼病用当归一药时提出："此辛甘一味，以其和血之圣药，况有甘味，又欲以为向导，为诸药之使耳。"此外，在《张氏医通·目痛》中也有应用本方的记载："眼不赤不疼，乍痛如神崇者，阴阳升降不和，气血偏胜相攻使然。或有血虚者，下午痛，大黄当归散。或有气虚火旺者，上昼痛甚，助阳和血汤。"

【原文】

升阳汤

治大便一日三四次，溏而不多 [1]，有时泄泻，腹中鸣 [2]，小便黄。

柴胡 益智仁 当归身 橘皮以上各三分 升麻六分 甘草二钱 黄芪三钱红花少许

上㕮咀，分作二服，每服二大盏，煎至一盏，去粗，稍热服。

【注释】

[1] 溏而不多：溏，鹜溏、稀粪；指大便稀而不成形且量不多。

[2] 腹中鸣：指腹内肠鸣音亢进。

【讲解】

升阳汤治疗大便每日三四次，溏薄不成形，有时泄泻，腹中鸣响，小便颜色黄。"清气在下，则生飧泄"，这是因为脾胃水谷所化的清阳不能升浮，水谷清气下陷，故为溏泄。治疗脾虚溏泄或泄泻，用补中益气升清法，以升举发散清阳之气。升阳汤方中各药切碎混合，分作两服，每服加水两盏，煎至一盏，去渣，稍热服。

升阳汤方为补中益气汤方加减，去人参、白术加益智仁、红花。去人参、白术，可能是因本证气虚不甚。因小便黄，故由炙甘草改用生甘草。黄芪、甘草甘温益气，健脾而升清，加当归、红花通利血脉，养血和血。升麻、柴胡通经发表而升清，诸药合用，"清阳出上窍""清阳实四肢""清阳发腠理"，阳气得以升浮通达。佐以益智仁暖脾助阳。《汤液本草》对益智仁的解读"本是脾经药""《象》云：治脾胃中受寒邪，和中益气，治多唾，当于补中药内兼用之，勿多服"。本方中加益智仁，可能因时值秋季、冬季，属"随时用药"。陈皮理脾肺滞气，以除胃中水湿气滞，与前药合用，则清阳得升，湿浊得除，泄泻可止。

【原文】

升阳除湿汤

治脾胃虚弱，不思饮食，肠鸣腹痛，泄泻无度，小便黄，四肢困弱。

甘草 大麦蘖[1] 面如胃寒腹鸣者加 陈皮 猪苓以上各三分 泽泻 益智仁 半夏 防风 神曲 升麻 柴胡 羌活以上各五分 苍术一钱

上㕮咀，作一服，水三大盏，生姜三片，枣二枚，同煎至一盏，去粗，空心服。

【注释】

[1] 大麦蘖：幼芽；指中药的麦芽，具消食和中的功效。

【讲解】

升阳除湿汤治疗平素脾胃虚弱，不思饮食，遇寒湿之邪侵袭致突发肠鸣腹痛，泄泻次数多、小便色黄短少、四肢困软无力，治疗以寒湿泄泻为急。升阳除湿汤方中各药切碎混合，作一服，加水三大盏，生姜三片，枣两枚，同煎至一盏，去渣，饭前稍热服。

《脾胃论》白话讲解

方用羌活、防风、升麻、柴胡、苍术诸风药温中燥湿胜湿为主，柴胡、升麻可佐羌活、防风升清，上药合用以升发阳气，燥湿止泻；大麦芽面、神曲、陈皮、半夏、生姜、益智仁以和中开胃、益胃化湿、理气行滞；猪苓、泽泻淡渗利水渗湿，使湿邪从小便而解。甘草、大枣为使，以顾护胃气，调和诸药。整体以升阳为主，理气、渗湿为次，共奏祛湿止泻之效。寒湿之邪祛除，泄泻止，后续可以用补中益气治疗素体脾胃虚弱之证。

【原文】

益胃汤

治头闷，劳动 [1] 则微痛，不喜饮食，四肢怠惰，躁热短气，口不知味，肠鸣，大便微溏黄色，身体昏闷 [2]，口干不喜食冷。

黄芪 甘草 半夏以上各二分 黄芩 柴胡 人参 益智仁 白术以上各三分 当归梢 陈皮 升麻以上各五分 苍术一钱五分

上咬咀，作一服，水二大盏，煎至一盏，去柤，稍热服，食前。忌饮食失节、生冷、硬物、酒、湿面。

【注释】

[1] 劳动：劳作活动的意思。

[2] 身体昏闷：意思为全身乏困嗜睡。

【讲解】

益胃汤，治疗头部昏闷不适，劳累运动则觉头微微作痛，身体昏沉不爽，四肢怠惰无力，燥热，短气，不喜饮食，口中没有味道，口干，不喜食凉食，肠鸣，大便微溏薄，色黄。上症中不喜饮食、四肢怠惰、短气、口中没有味道为脾胃虚弱，头部昏闷、劳动则微痛、肠鸣、大便微溏为气虚清阳不升，燥热为阴火内生，身体昏沉不爽为清阳不得升浮外达于周身，口干为津不上承，不喜食冷为脾胃素有寒湿。本病因平素脾胃亏虚，痰湿蕴胃，清阳不升，郁而化热所致。治疗当补中升清，益气健脾，升阳导滞，兼以清热，使寒湿祛，阴火泻。益胃汤方中各药切碎混合，作一服，加水两大盏，煎至一盏，去渣，饭前稍热服。忌饮食生冷、硬物、酒、湿面。

益胃汤方用补中益气汤加苍术、益智仁、半夏、黄芩。黄芪、人参、白术、甘草甘温益气健脾，柴胡、升麻升举阳气，当归梢通利血脉，苍术、陈皮、半夏、益智仁行气和胃、化湿消滞，黄芩清利胸膈积热，又能清湿热而止泻。在剂量使用上，苍术量最大，黄芪、甘草量最小，由此可推知，本方以祛邪（祛寒湿）为主，佐以补中。

【原文】

生姜和中汤

治食不下，口干虚渴[1]，四肢困倦。

生甘草 炙甘草以上各一分 酒黄芩 柴胡 橘皮以上各二分 升麻三分 人参 葛根 藁本 白术以上各五分 羌活七分 苍术一钱 生黄芩二钱

上㕮咀，作一服，水二盏，生姜五片，枣二枚，擘开，同煎至一盏，去粗，稍热服之，食前。

【注释】

[1] 口干虚渴：虚，意为不是真实的。指口干并非真得渴。

【讲解】

生姜和中汤治疗饮食不下，口干虚渴，欲饮不多，四肢无力。本病是由脾（胃）虚湿困，清阳不得升浮所致，食不下、四肢困倦皆为脾虚之象。清阳陷于下焦则阴火内生，阴火上炎于口，故口干虚渴。生姜和中汤方中各药切碎混合，作一服，加水两盏，生姜五片，枣两枚（掰开），同煎至一盏，去渣，饭前稍热服。

方用人参、白术、炙甘草、陈皮以益气健脾祛湿，和中开胃；柴胡、升麻、葛根、藁本、羌活、苍术以升浮阳气；生黄芩、酒黄芩、生甘草苦寒以清热降气，清泻阴火。黄芩酒用先升而后降，能清上热。佐以生姜、大枣以和脾胃，调和药性。从药物组成上来看，本方也可以看作是在调中益气汤基础上加减而成。

【原文】

强胃汤

治因饮食劳役所伤，腹胁满闷短气，遇春[1]口淡无味，遇夏虽热而恶寒，常如饱[2]，不喜食冷物。

黄柏 甘草以上各五分 升麻 柴胡 当归身 陈皮以上各一钱 生姜 曲以上各一钱五分 草豆蔻二钱 半夏 人参以上各三钱 黄芪一两

上㕮咀，每服三钱，水二大盏，煎至一盏，去粗，温服，食前。

【注释】

[1] 遇春：指到了春季。

[2] 常如饱：经常有饱胀感觉。

【讲解】

强胃汤治疗因饮食劳役所伤，脾胃虚弱，寒湿中阻，致使腹部胁部满闷、短气，到了春季口淡无味，遇夏虽天气热，但却时常恶寒，提示阳气升浮不足。腹中经常有饱胀感，不喜食冷物，此为降浊不及。治疗以补中健脾和胃，升阳降浊，祛寒湿为主。强胃汤方中各药切碎混合，每服三钱，加水两大盏，煎至一盏，去渣，饭前温服。

方用补中益气汤去白术加生姜、神曲、草豆蔻、半夏。黄芪、人参、甘草以补气健脾，加升麻、柴胡升举阳气，当归身养血活血，以利血脉。生姜、陈皮、半夏、草豆蔻、神曲以行气和胃消滞。方中用少量黄柏，可能是佐用以泻阴火，也可能是"因时用药"，以清夏季时热而救肾水，以防水亏。此外，在《内外伤辨惑论》中亦载有本方，名为升阳顺气汤。

【原文】

温胃汤

专治服寒药多，致脾胃虚弱，胃脘痛。

人参 甘草 益智仁 缩砂仁 厚朴以上各二分 白豆蔻 干生姜 泽泻 姜黄以上各三分 黄芪 陈皮以上各七分

上件为极细末，每服三钱，水一盏，煎至半盏，温服，食前。

【讲解】

温胃汤专门治疗因长期过服寒凉药物，伤损脾胃，导致脾胃虚弱，寒湿中阻，以胃脘疼痛为主要症状的病症。当治以温中散寒，益气升阳。温胃汤方中各药研为极细末，每服三钱，加水一盏，煎至半盏，饭前温服。

方用人参、黄芪、陈皮、甘草补中益气健脾，益智仁、姜黄、干生姜、缩砂仁、白豆蔻、厚朴行气温中和中、祛湿散寒，泽泻利水渗湿以助祛除寒湿之邪。佐用姜黄行气活血，可能是针对痛症加用，用以止胃脘痛。由于本证症见胃脘痛，位于中焦，故不用升清药。若因过服寒药而症状表现于上焦者，往往需要加用升清药，如助阳和血补气汤。

【原文】

和中丸

人参 干生姜 橘红以上各一钱 干木瓜二钱 炙甘草三钱

上为细末，汤浸蒸饼[1]为丸，如梧桐子大，每服三五十丸，温水送下，食前服。

【注释】

[1] 蒸饼：小麦面加醪糟蒸成的食品。

【讲解】

和中丸用以补胃气，促进饮食。方中各药研为细末，汤浸蒸饼为丸，如梧桐子大，每服三五十丸，饭前温水送服。

方用人参益气健脾，木瓜酸温化湿而益胃，干姜暖脾胃，橘红行气燥湿，炙甘草温中益气，并调和诸药。本方整体以益气温中行滞为主，适用于脾胃虚寒而生湿滞者。用方与理中丸接近，但比理中丸方更为灵动。

【原文】

藿香安胃散

治脾胃虚弱，不进饮食，呕吐不待腐熟[1]。

藿香 丁香 人参以上各二钱五分 橘红五钱

上件四味为细末，每服二钱，水一大盏，生姜一片，同煎至七分，和渣冷服，食前。

【注释】

[1] 呕吐不待腐熟：意为呕吐出刚进食的未消化之物。

【讲解】

藿香安胃散治疗脾胃虚弱，侧重于胃寒、胃气上逆。症见不欲进食，食物尚未消化腐熟就呕吐。藿香安胃散方中四味药研细末，每服二钱，加水一大盏，生姜一片，同煎至七分，饭前和渣冷服。

方用人参益元气，健脾胃；藿香、丁香、橘红、生姜温中行气化湿而止呕。《汤液本草》中曰藿香："《象》云：治风水，去恶气，治脾胃吐逆，霍乱心痛。"《医宗金鉴·杂病心法要诀》中载有："食物之后，冷涩不已，随即反出，或心腹觉疼，藿香安胃散，或六君子加丁香、藿香。"《太平惠民和剂局方》中有一方名为藿香半夏散，由丁香皮、藿香叶、半夏、生姜四味药组成。藿香半夏散性味辛温，主治"胃虚中寒，停痰留饮，哕逆呕吐，胸满噎痞，短气倦怠，不欲饮食"。本方或可看作由藿香半夏散去半夏，加橘红、人参，丁香易丁香皮而成。全方性味为辛温合甘温，主要用于治疗胃虚、胃寒。

【原文】

异功散

治脾胃虚冷，腹鸣，腹痛，自利[1]，不思饮食。

人参 茯苓 白术 甘草 橘皮以上各五分

上为粗散，每服五钱，水二大盏，生姜三片，枣二枚，同煎至一盏，去粗，温服，食前。先用数服，以正其气。

【注释】

[1] 自利：利，指腹泻。自利，意为腹泻严重，自己不能控制。

【讲解】

异功散治疗脾胃虚冷，临床症见肠鸣、腹痛、腹泻下利，不思饮食。方中各药制成粗散，每服五钱，加水两大盏，生姜三片，枣两枚，同煎至一盏，去渣，饭前温服。先用数服，扶助正气。

方用人参、白术、甘草健脾益气，白术与茯苓相伍又能健脾祛湿，即四君子汤。加用陈皮以行气燥湿，生姜、大枣以和胃气。整体以益气为主，兼以行气祛湿。异功散载于《小儿药证直诀》一书："温中和气，治吐泻不思乳食。凡小儿虚冷病，先与数服，以助其气。"李东垣在此引用该方以治疗脾胃虚冷病症。

饮食伤脾论

【提要】

本论主要阐述饮食不节损伤脾胃的证候表现、治疗法则、方药，指出饮食所伤脾胃分为胃伤则饮食不化而厌食欲吐和脾伤则大便泄泻而四肢困倦，治疗上饮伤宜采用发汗利尿以消导利湿，食伤可用攻下导滞以助其消化。

【原文】

《四十九难》曰：饮食劳倦则伤脾。又云：饮食自倍，肠胃乃伤[1]。肠澼为痔[2]。夫脾者，行胃津液，磨[3]胃中之谷，主五味也。胃既伤，则饮食不化，口不知味，四肢倦困，心腹[4]痞满，兀兀[5]欲吐而恶食，或为飧泄[6]，或为肠澼，此胃伤脾亦伤明矣。大抵伤饮伤食，其治不同。伤饮者，无形之气也，宜发汗，利小便，以导其湿。伤食者，有形之物也，轻则消化，或损其谷[7]，此最为妙也；重则方可吐下。今立数方，区分类析，以列于后。

【注释】

[1] 饮食自倍，肠胃乃伤：此文不在《难经》，出自《素问·痹论》。

意为暴饮暴食，肠胃就会受到损伤。

　　[2] 肠澼为痔：此文亦不在《难经》，出自《素问·生气通天论》。指肠间有积滞，排便时，澼澼有声而下痢不畅。

　　[3] 磨：粉碎的意思。

　　[4] 心腹：此指胃脘部。

　　[5] 兀兀：兀，高而上平。此指昏昏沉沉的样子。

　　[6] 飧泄：病名，自出《素问·脏气法时论》。又名飧泻、水谷利，指泄泻完谷不化。

　　[7] 损其谷：减少膳食的意思。

【讲解】

　　《难经·四十九难》说：饮食失节劳倦过度就会损伤脾胃。《素问·痹论》也说：饮食过量肠胃就会受伤。《素问·生气通天论》中说：如果长期过度的饱食，就可以导致食物在胃肠内充满郁积，长期泻痢，大便夹杂脓血，进而会导致痔疮。这三句经文都在论述饮食伤。以上症状的出现是因为脾能为胃运行津液，消磨胃中谷物水饮，生化布散五味精华。胃受伤则饮食不能消化，表现为口不知味，四肢困倦，心腹部痞满、胸闷不舒，恶心欲吐而厌食，或表现为泄泻、完谷不化，或表现为痢下夹有脓血，这是胃伤脾也受到损伤的明证。饮食伤应该将饮伤和食伤区分开来。一般来说，伤于饮和伤于食在治法上是有区别的。伤于饮属于无形之邪，宜治水、治湿，如发汗、利小便以分消湿浊；伤于食则属于有形之物，当治积、治滞。轻症只需使用助消化的药物以消导，或少进食物，这是最合适的治法，只有在必要时，如病情严重时方能用吐法、下法。现列举几种治法并制定组方，分别罗列于后，以作区别。然原文对食伤脾胃的治疗未列出方剂，至于原文中提到"数方"，根据原文内容推测应该是指五苓散和上文"湿热成痿肺金受邪论"中除清燥汤外的其余十方，以及下文"论饮酒过伤"中所列之葛花解醒汤等方。

　　东垣先生认为脾与胃往往同时发病，胃病脾从或脾病胃从而为病，只是有胃、脾主次之分。以饮食伤胃为主的一组症状：饮食不化，口不知味，兀兀欲吐而恶食，心下痞满；以饮食伤脾为主的一组症状：四肢困倦，腹满，飧泄，肠澼。饮食伤胃，时医多知，李东垣在此篇论述饮食伤主要是为了强调饮食伤脾的重要性，这是容易被忽视的。

【原文】

五苓散

治烦渴饮水过多，或水入即吐，心中淡淡[1]，停湿在内，小便不利。

桂一两 茯苓 猪苓 白术以上各一两五钱 泽泻二两五钱

上为细末，每服二钱，热汤调服，不拘时候，服讫[2]，多饮热汤，有汗出即愈。

如瘀热[3]在里，身发黄瘅[4]，浓煎茵陈汤调下，食前服之。如瘅发渴，及中暑引饮，亦可用水调服。

【注释】

[1] 心中淡淡：指胃脘部有水气荡漾的感觉。

[2] 服讫：讫，结束。此指服药后。

[3] 瘀热：瘀，郁积停滞之意，指郁积在内的热。

[4] 黄瘅：即黄疸，病症名。主要表现为目黄、身黄、小便黄。《素问·平人气象论》曰："溺黄赤安卧者，黄疸。"

【讲解】

此处为举例说明，治疗饮伤可用发汗、利小便的五苓散方。五苓散主治心烦、口渴而饮水过多，或水入即吐，胃中水振，即自觉胃中如有水振荡一样。这是水湿滞留于体内所致，还伴有小便不利的症状。五苓散方中各药研细末，每服二钱，用热汤调服，不拘服药时间，服药后多饮热汤，有汗出即愈。饮伤日久如有瘀热在里，可引起黄疸，加用茵陈利湿退黄，用茵陈汤浓煎，于饭前调五苓散服下。如黄疸伴口渴，或中暑口渴引饮，也可用水调服。

方用茯苓、猪苓甘淡渗湿而通阳气，泽泻味咸而利水湿，白术健脾使水有所制，肉桂温阳化气以助利水。此方又可治瘀热在里的黄疸证，要加用清热利湿退黄的茵陈。或见黄疸病口渴、中暑大饮，也可用此方调服。五苓散方有化气利水的功效，热服或服后饮热汤，可有助于药后汗出。如此，饮伤所导致的水、湿通过发汗、利小便而排出。

论饮酒过伤

【提要】

本论主要阐述饮酒过度、过食生冷或硬物损伤脾胃，或脾胃虚弱，因饮食不节而食滞，或寒凝冷积，或心腹诸卒暴百病的辨证治疗。并指出酒的毒害之处，以及伤酒者的治疗禁忌：不可用大热之药导泻，亦不可用苦寒之药攻下；正确的治疗是以发汗、利小便、上下分消其湿为原则。

【原文】

夫酒者，大热有毒，气味俱阳[1]，乃无形之物也。若伤之，止当发散，汗出则愈矣；其次莫如利小便，二者乃上下分消其湿。今之酒病者，往往服酒癥丸[2]，大热之药下之，又有用牵牛、大黄下之者，是无形元气受病，反下有形阴血，乖误[3]甚矣！酒性大热，以伤元气，而复重泻之，况亦损肾水，真阴[4]及有形阴血俱为不足，如此则阴血愈虚，真水愈弱，阳毒之热大旺，反增其阴火，是以元气消耗，折人长命；不然，则虚损之病成矣。酒癥[5]下之，久久为黑癥[6]。慎不可犯。以葛花解酲[7]汤主之。

【注释】

[1] 气味俱阳：气，指酒的寒、热、温、凉之性；味，指酒的辛、甘、酸、苦、咸之味；俱阳，指酒为热性，味辛辣，均属阳。

[2] 酒癥丸：方见《太平惠民和剂局方》，药物组成：雄黄、巴豆、蝎梢。

[3] 乖误：乖，不顺；错误的意思。

[4] 真阴：即肾阴，亦名肾水、真水、元阴。

[5] 酒瘅：饮酒过多所致"黄疸"证之一。《金匮要略》曰："心中懊侬而热，不能食，时欲吐，名曰酒瘅。""夫病酒黄疸，必小便不利，其候心中热，足下热，是其证也。"

[6] 黑瘅：酒瘅用泻下法治疗后，时间久了见目青面黑，称为黑瘅。《金匮要略》曰："酒瘅下之，久久为黑瘅，目青面黑，心中如啖蒜状，大便正黑，皮肤爪之不仁，其脉浮弱，虽黑微黄，故知之。"

[7] 解醒：醒，酒醉昏迷；解，散的意思。

【讲解】

酒性热有毒，气味均属阳，相对食物而言为无形之物。如被酒伤，只有用发散药治疗，汗出即愈；其次莫如利小便法，发汗、利小便这两种方法是从上下分消湿浊。现在患者治酒病往往服酒癥丸，《太平惠民和剂局方》载有："酒癥丸：治饮酒过度，头旋恶心，呕吐不止，及酒积停于胃间，遇饮即吐，久而成癖。雄黄拣六个，如皂荚子大，巴豆不去皮，不出油，蝎梢各十五个。"酒癥丸含有性大热的巴豆，有泻下作用。此外，也有用牵牛、大黄这类泻下药治疗的。这些药物会使无形的元气受伤，同时耗损有形阴血，是错误的治法。酒性大热，已伤元气，复用泻下药再次受到损耗，甚至肾水也受损伤，如此则真阴及有形的阴血都亏虚不足，这样阴血愈亏虚，肾阴愈衰弱，加之阳热更旺盛变生阳毒，产生大热而加重体内阴火，使元气更消耗，折人寿命，或者变为虚损病。得了酒疸病长期用下法治疗，日久就会传变为黑疸病，慎不可用攻法。这种病可以用葛花解醒汤来治疗。

在《名医别录》一书中，酒被列为"中品"："味苦、甘、辛，大热，有毒。主行药势，杀邪恶气。"《内经》中即有"以酒为浆"的记录。酒本湿热之物，饮酒过伤会导致"年半百而衰"。张仲景在《金匮要略》中说："心中懊侬而热，不能食，时欲吐，名曰酒瘅。""夫病酒黄疸，必小便不利，其候心中热，足下热，是其证也。""酒瘅下之，久久为黑疸，目青面黑，心中如啖蒜状，大便正黑，皮肤爪之不仁，其脉浮弱，虽黑微黄，故知之。"尽管《金匮要略》中治疗酒疸也有吐、下之法，但这种治法仅仅适用于酒食有形积滞的情况。若无形酒伤，阳热伤及元气，切忌按有形积滞治疗，应按照李东垣指出的发汗、利小便等治法，上下分消其湿。

【原文】

葛花解酲汤

治饮酒太过，呕吐痰逆，心神烦乱，胸膈痞塞，手足战摇[1]，饮食减少，小便不利。

莲花青皮[2]去穰，三分 木香五分 橘皮去白 人参去芦 猪苓去黑皮 白茯苓以上各一钱五分 神曲炒黄色 泽泻 干生姜 白术以上各二钱 白豆蔻仁 葛花 砂仁以上各五钱

上为极细末，秤，和匀，每服三钱匕[3]，白汤调下。

但得微汗，酒病去矣。此盖不得已而用之，岂可恃赖[4]日日饮酒，此方气味辛辣，偶因酒病服之，则不损元气，何者？敌酒病也。

【注释】

[1] 战摇：战，战抖；摇，摇动。

[2] 莲花青皮：把青皮分瓣切开，形似莲花。

[3] 钱匕：匕，古代量取药末的用具。一钱匕约相当今之五分六厘。

[4] 恃赖：依赖的意思。

【讲解】

酲，酒醉状。葛花解酲汤治疗饮酒过量，湿浊中阻，胃纳脾运功能失常，清升浊降失序，出现呕吐痰涎，痰壅气逆（顿呛），心中烦乱，胸膈满堵塞，手足颤抖摇动，饮食减少，小便不畅等病症。葛花解酲汤方中各药研极细末，和匀，每服三钱匕，白开水调下，药后微汗出，酒病即愈。用葛花解酲汤解酒是不得已而用的办

法，怎么能依赖此药而天天饮酒呢？此方气味辛散，偶尔因伤酒服之尚可不使元气损伤，但如果误认为本方可治疗酒病，那才是错误的想法。

方中以葛花、白豆蔻和砂仁的用量最大。方用葛花解酒毒，解酒醒脾，《名医别录》云葛根："花，主消酒"，在此应用有专病专药之意。神曲消酒积，与干生姜合用消食理气畅中。青皮、陈皮、白豆蔻、砂仁、木香、干姜辛散酒湿，理气化湿，又可醒脾畅中。猪苓、茯苓、泽泻淡渗利湿、利小便，使酒湿从小便而解。在此基础上，佐以人参、白术健脾补中，扶助元气而除阴火。《医方考》："酒食内伤者，此方主之。葛花之寒，能解中酒之毒。茯苓、泽泻之淡，能利中酒之湿。砂仁、豆蔻、木香、青皮、陈皮之辛，能行酒食之滞。生姜所以开胃止呕，神曲所以消磨炙腻。而人参、白术之甘，所以益被伤之胃尔。"整体以辛散、淡渗为主，以益气扶正为次，诸药合用起到发汗、利小便而祛酒毒之妙用。本方除了用葛花解酒毒以外，全方重点还用于治疗酒伤脾胃，胃纳脾运功能失常，清浊升降失序，湿浊阻于中焦之证。

《医宗金鉴》中说："伤酒宜用葛花解醒汤汗之，汗出立愈。其证头痛懒食，呕吐身热，倦怠而烦，似乎外感而实非外感，皆因酒所致也。"可见，热服取微汗是本方使用的重点之一。本方性味偏温燥，故用量应较小，以白开水调服见微汗即愈，如果用量大则温燥助长火热。如不见微汗，药力不能行散于外，则易助长体内湿热。由此推知，如果饮酒过伤而见湿热内蕴、热象明显者，不宜应用葛花解醒汤，如用之则需加苦寒之药。《目经大成》中指出："是汤徒能解醒，不闻起死。至若好气之人，酒以偾事；好色之人，酒以助欲；机谋纵密，酒中常吐真言；谨慎自操，酒后每遭奇辱。身家之祸，又岂葛花辈之所能解载？毋谓吾有此方，可以终老醉乡矣。"

临证中需要通过辨证方可应用此方。《张氏医通》载一案："癸卯元夕，周徐二子，过石顽斋头纵饮，次日皆病酒不能起，欲得葛花汤解醒。余曰：东垣葛花解醒汤，虽为伤酒专剂，然人禀气各有不同。周子纵饮，则面热多渴，此酒气皆行阳明肌肉之分。多渴知热伤胃气，岂可重令开泄以耗津液？与四君子汤去甘草加藿香、木香、煨葛根、泽泻，下咽即苏。徐子久患精滑，饮则面色愈青。此素常肝胆用事，肾气并伤，酒气皆行筋骨，所以不上潮于面。葛花胃药，用之何益？与五苓散加人参倍肉桂，服后食顷，溲便如皂角汁而安。"

【原文】

枳术丸

治痞[1]，消食，强胃。

枳实麸炒黄色，去穰，一两　白术二两

上同为极细末，荷叶[2]裹烧饭[3]为丸，如梧桐子大，每服五十丸，多用白汤下，无时。

白术者，本意不取其食速化，但令人胃气强，不复伤也。

【注释】

[1] 痞：病症名，指腹腔内的积块。

[2] 荷叶：为多年水生草本植物莲的叶片，性味甘、微苦平，具有升发脾胃清阳的功能。

[3] 裹烧饭：裹，包的意思。此指用荷叶包陈米饭煨干和药为丸。

【讲解】

枳术丸治疗痞证，症见心胸、胃脘痞满，有消食强胃之功。枳术丸方中各药研为极细末，用荷叶包裹，烧饭制成丸药，如梧桐子大。每服五十丸，用白开水送下，不拘服药时间。用白术的目的不是在于消食，而是增强胃气，不使胃因为服药而再次受伤。

方用白术健脾，重在健胃运脾，而不重在补益脾胃。枳实炒香，有健脾之功，又能下气和胃，导滞消痞。枳实在本方中应用重在下气降胃，而不重在消食化积，这也是本方中没有加用消食专药神曲、山楂等的原因。白术与枳实，前者健胃，后者降胃，胃降则食积去，胃健则不复伤。若要消食化积，完全可以使用后世的保和丸。《丹溪心法》中载有健脾消食的大安丸，即可以看作由枳术丸中去枳实加保和丸而组成。

荷叶裹烧饭，应该是作荷叶烧饭。"裹"应当是衍生。李时珍在《本草纲目》中说，荷叶烧饭"厚脾胃，通三焦，资助生发之气"，"凡粳米造饭，用荷叶汤者宽中，芥叶汤者豁痰，紫英汤者行气解肌，薄荷汤者去热，淡竹叶汤者辟暑，皆可类推也"。以荷叶烧饭，取荷叶升脾胃清气之用，一方面可以健脾，另一方面可以和丸赋形。本方枳、术共用，既能健脾强胃，又能消导食积，补泻兼施。从用量来看，白术的用量倍于枳实，由此可知本方重点在于强胃、在于不使胃复伤，而不仅仅是为了发挥消食的功用。

【原文】

橘皮枳术丸

治老幼元气虚弱，饮食不消，脏腑不调，心下痞闷。

枳实麸炒，去瓤 橘皮以上各一两 白术二两

上件为细末，荷叶烧饭为丸，如梧桐子大，每服五十丸，温水送下，食远。

夫内伤用药之大法，所贵服之强人胃气，令胃气益厚，虽猛食[1]、多食[2]、重食[3]而不伤，此能用食药者也。此药久久益胃气，令不复致伤也。

【注释】

[1] 猛食：猛，突然。指短时间内大量进食，有狼吞虎咽之状。

[2] 多食：超过平常进食量的限度。

[3] 重食：多次重复进食。

【讲解】

橘皮枳术丸，即枳术丸加陈皮，久久益胃气，具有醒脾、理气、化痰、燥湿的作用。治疗老年人、幼儿平素体弱，元气虚弱，饮食不能消化，脏腑之间的关系失调以及心口胃脘部位痞闷等病症。橘皮枳术丸方中各药研为细末，用荷叶包裹，烧饭制成丸药如梧桐子大。每服五十丸，用温开水送下，空腹服。大凡内伤病，尤其是内

伤脾胃时用药治疗的关键及最可贵之处在于增强患者的胃气，使胃气功能强健，这样即使暴食、多食、反复进食也不致胃气受伤，这是擅长使用药物的医生的高明之处。此药久服能增强胃气，使胃气不致反复被损伤。

在《汤液本草》中曰陈皮："《心》云：导胸中滞气，除客气。有白术则补脾胃，无白术则泻脾胃。然勿多用也。"人体的元气由脾胃所化生的水谷之气所滋养。脾胃健，饮食进，元气自然得以补益。本方没有使用人参、黄芪，是有虚不受补之意，适用于老年或幼儿脾胃功能差者。"内伤用药之大法，所贵服之强人胃气"应该作为中医临床中的一句座右铭。"久久益胃气"言下之意为在临证中不要急于求成，徐徐图之才是王道。

在《名医杂著》中载有一则医案："吾妻尝胎漏，忽日血大崩，遂晕去，服童便而醒，少顷复晕，急煎服荆芥，随醒随晕，服止血止晕之药不效，忽然呕吐。予以童便药汁，满于胸膈也，即以手探吐之，少间吐出米饭及蕡菜碗许，询问其由，适方午饭，后着恼，故即崩而不止。予悟曰：因方饱食，胃气不行，故崩甚。血既大崩，胃气益虚而不能运化，宜乎服药而无效也。急宜调理脾胃，遂用白术五钱，陈皮、麦芽各二钱，煎服之。服未半而晕止，再服而崩止，遂专理脾胃，服十数剂胃气始还，然后加血药服之而安。若不审知食滞，而专用血崩血晕之药，岂不误哉！"本案中使用的药方可视作橘皮枳术丸的加减方，其可贵之处在于面对血崩时能想到先以治疗"食滞"为主，并且能想到用枳术丸的加减方来治疗食滞。

【原文】

半夏枳术丸

治因冷食内伤。

半夏汤洗七次，焙干 枳实麸炒黄色 白术以上各二两

上同为极细末，荷叶裹烧饭为丸，如梧桐子大，每服五十丸，添服不妨，无定法。如热汤浸蒸饼为丸亦可。

如食伤，寒热不调，每服加上二黄丸[1]十丸，白汤下。更

作一方，加泽泻一两为丸，有小便淋者用。

【注释】

[1] 二黄丸：《济生拔萃》作"三黄丸"。二黄丸，严用和《济生方》中，由雌黄、雄黄组成，主治停痰在胸。三黄丸，孙思邈《千金翼方》中，由黄芩、黄连、大黄组成，主治男子五劳七伤，消渴不生肌肉，妇女带下，手足寒热。此处疑指"三黄丸"。

【讲解】

半夏枳术丸治疗因进冷食受伤。方中各药研为极细末，用荷叶包裹，烧饭制成丸药，如梧桐子大。每服五十丸，根据病情增添剂量也可以，无固定成法，如用热汤浸蒸饼，制成丸药也行。如果是饮食伤伴有寒热不调或寒热中阻，症见发热、恶寒者，每服加用三黄丸十丸，用白开水送服，以清热泻下。对于小便淋沥不畅者可用上方加泽泻一两制成丸药，以利水通淋。

半夏枳术丸是以枳术丸方为基础加用半夏，以增强全方和胃化痰、燥湿散结的功效。《医学启源》云半夏："治寒痰""和胃气，除胃寒，进饮食"，《汤液本草》又曰半夏："《象》云：治寒痰，及形寒饮冷伤肺而咳"，故半夏可治疗因进食冷凉食物而致脾胃内伤者。

【原文】

木香干姜枳术丸

破除寒滞气，消寒饮食。

木香三钱 干姜五钱，炮 枳实一两，炒 白术一两五钱

上为极细末，荷叶烧饭为丸，如梧桐子大，每服三五十丸，温水送下，食前。

【讲解】

木香干姜枳术丸能破除寒凝气滞，具消寒气、化饮食之功，用于治疗寒饮食积伤及脾胃之证。木香干姜枳术丸方中各药研极细末，

用荷叶包裹，烧饭制成丸药，如梧桐子大，每服三五十丸，饭前温开水送服。

木香干姜枳术丸是在枳术丸的基础上加用干姜以温胃气、散寒邪，加木香行气滞、消痞满以理气醒脾。诸药配伍用于治疗饮食积寒于胃肠者，有散寒破积、消食导滞之效。制法如枳术丸，白术与枳实的剂量比可以随证调整。

【原文】

木香人参生姜枳术丸

开胃进食。

干生姜二钱五分 木香三钱 人参三钱五分 陈皮四钱 枳实一两，炒黄 白术一两五钱

上为细末，荷叶烧饭为丸，如梧桐子大，每服三五十丸，温水送下，食前。忌饱食。

【讲解】

木香人参生姜枳术丸有开胃苏食之功，治疗脾胃虚寒证。制法与枳术丸相同，方中各药研细末，用荷叶包裹，烧饭制成丸药，如梧桐子大，每服三五十丸，饭前温开水送服。服此方时切忌再暴饮暴食而损伤脾胃。

木香人参生姜枳术丸是在枳术丸基础上加用人参以补益脾胃元气，干姜温中散寒，木香、陈皮以理气燥湿而消痰行滞，诸药同用以发挥健脾胃、消积滞的功效，故能开胃健脾，增进饮食，促进消化。

本篇列出了以枳术丸为基础方加味组成的四个方剂：橘皮枳术丸、半夏枳术丸、木香干姜枳术丸、木香人参生姜枳术丸，是李东垣为"饮食伤脾论"篇而设立的治疗方药。其理论基础仍然是在于《内经》的"饮食自倍，肠胃乃伤"，故在老师张元素的经验方"枳术丸"的基础上，以健脾开胃为根本思路创立了"枳术五方"，并且每方的侧重点各有不同。橘皮枳术丸用于老年或幼儿脾胃功能较弱者，方中用药消补各半；半夏枳术丸专治过食生冷而损伤脾胃者，

以温补消并用为特征；木香干姜枳术丸主要是针对脾胃寒滞饮食不消者，故以温胃行滞、散寒消痞为主；而木香人参生姜枳术丸则可用于平素脾胃功能差者，方中补药多于消散药，消痞同时具有健脾开胃、增进饮食的保健作用，因此，不分男女老幼皆可应用。但"饮食伤脾"不管属于哪种情况，李东垣皆告诫"忌饱食"是消除病因的最佳做法。

【原文】

和中丸[1]

治病久虚弱，厌厌[2]不能食，而脏腑或秘或溏，此胃气虚弱也。常服则和中理气，消痰去湿，厚肠胃[3]，进饮食。

木香二钱五分 枳实麸炒 炙甘草以上各三钱五分 槟榔四钱五分 陈皮去白，八钱 半夏汤洗七次 厚朴姜制，以上各一两 白术一两二钱

上为细末，生姜自然汁浸蒸饼为丸，如梧桐子大，每服三五十丸，温水送下，食前或食远。

【注释】

[1] 和中丸：本方组成与前文"湿热成痿肺金受邪论"中"和中丸"不同。原著解：《内外伤辨惑论》卷中名"白术和胃丸"，主治相同，药多"人参七钱"一味。

[2] 厌厌：厌同餍。厌厌即精神不振貌。此处为吃饱、吃腻、满闷的意思。

[3] 厚肠胃：厚，补益，增进的意思。

【讲解】

和中丸能治疗患病日久，脾胃虚弱，厌食，不欲进食，大便或秘结或溏泄无规律，这是胃气虚弱的表现。经常服用本方，可以和中理气，消痰祛湿，强健胃肠，增进食欲而饮食增多。和中丸方中各药研细末，生姜自然汁浸蒸，并制成丸药，如梧桐子大，每服三五十丸，饭前或半空腹，温开水送服。

和中丸依然以枳实、白术为核心，一补一消，增强了消导的功

效。不同之处在于，本方重用健脾益中之白术，以突出健脾补益之功，使诸药消导而不伤正气。加用陈皮、半夏、厚朴、生姜、木香、枳实、槟榔以行气消滞，消积除满，化痰除湿，宽中开胃，清理胃肠，共奏温化中焦寒湿痰积之功，使胃肠以和降为顺，以消为补。炙甘草补脾和胃、调和药味，加生姜汁浸蒸饼制成丸药以达温胃醒脾，化湿消痰，增强消化的功用。胃虚则痰生，脾虚则湿聚。胃气虚弱则饮食不进，脾气不足则大便不调。和中丸中重用白术以健脾强胃，可随证加用理气和中、消痰除湿之品。此即叶天士所提出的"枳术之法"，无须拘泥于白术与枳实的配伍。本方所治之证与《内外伤辨惑论》中的白术和胃丸似是同一方证，但白术和胃丸多用了人参这一味药，更加突出了其补益的功效。

【原文】

交泰丸

升阳气，泻阴火，调荣气，进饮食，助精神，宽腹中，除怠惰嗜卧，四肢不收，沉困懒倦。

干姜炮制，三分 巴豆霜五分 人参去芦 肉桂去皮，以上各一钱 柴胡去苗 小椒 [1] 炒去汗，并闭目 [2]，去子 白术以上各一钱五分 厚朴去皮，剉，炒，秋冬加七钱 酒煮苦楝 白茯苓 砂仁以上各三钱 川乌头炮，去皮脐 [3]，四钱五分 知母四钱，一半炒，一半酒炒。此一味，春夏所宜，秋冬去之 吴茱萸汤洗七次，五钱 黄连去须，秋冬减一钱五分 皂角水洗，煨，去皮弦 [4] 紫菀去苗，以上各六钱

上除巴豆霜另入外，同为极细末，炼蜜为丸，如梧桐子大，每服十丸，温水送下，量虚实加减。

【注释】

[1] 小椒：即川椒，又名花椒、蜀椒。

[2] 闭目：指川椒炮制中去掉椒子，并炒至不分瓣，合拢者为好。

[3] 去皮脐：指乌头炮制中去掉皮及根茎连接之处。

[4] 去皮弦：弦，半圆的边。此指药用皂角时去掉皂角皮及两边的皂荚筋丝。

【讲解】

交泰丸，取天地交泰，阳升阴降之意。本方有升清降浊之功，故称之为"交泰"。交泰丸有升阳气，泻阴火，调营气，增进饮食，助精养神，理气宽中的作用，可治脾胃壅滞不通，消除因脾胃滞塞而产生的倦怠嗜卧，四肢弛缓无力，沉重困倦等一系列证候。交泰丸方中各药除巴豆霜另入外，共研极细末，炼蜜为丸，如梧桐子大。每服十丸，温水送服，据虚实变化而加减用之。

本方用肉桂、炮姜、川乌、吴茱萸、川椒温中散寒，暖脾止痛，取法自然界夏季助长阳气外浮的特征而长养人体之阳气；厚朴、砂仁、川椒同用能燥湿理气，宽肠行滞；巴豆霜荡除冷积，苦楝、皂角助巴豆通滞泄积以通大便而利胃肠；紫菀肃降肺气，川乌又能温经活血，使营卫协调；柴胡法春季发陈而助少阳升发，引清气上升；黄连、知母苦寒而助肺肾之收藏以导阴火下降；人参、白术、茯苓扶正祛邪，助脾胃功能强壮，法长夏湿土之长养，恢复六腑的上下通畅。诸药合用，以法象天地六气之升降浮沉，故称"交泰丸"。各药同研极细末，炼蜜为丸，每服十丸，一则取其量少不伤正，二则缓消积滞利祛邪，并随人的虚实强弱可加减用量，不必拘泥。

【原文】

三棱消积丸

治伤生冷硬物，不能消化，心腹满闷。

丁皮 [1] 益智以上各三钱 巴豆炒，和粳米炒焦黑，去米 茴香炒 陈皮 青橘皮以上各五钱 京三棱炮 广茂 [2] 炮 炒曲以上各七钱

上件为细末，醋打面糊为丸，如梧桐子大，每服十丸至二十丸，温生姜汤送下，食前。量虚实加减。得更衣 [3]，止后服。

【注释】

[1] 丁皮：即丁香树皮，此指代丁香。
[2] 广茂：即蓬莪术。
[3] 更衣：古时指上厕所。

《脾胃论》白话讲解

【讲解】

三棱消积丸治疗因食用生冷、较硬的食物，脾胃不能很好消化食物，饮食停滞胃肠而出现心腹痞满、胀闷的证候。三棱消积丸方中各药研细末，加醋和面糊为丸，如梧桐子大，每服十至二十丸，饭前用温生姜汤送服，随虚实而加减，得大便后，不必再服。

丁皮即丁香树的树皮。《本草纲目》中云其主治："心腹冷气诸病"，又云"方家用代丁香"。青陈皮即青皮。本方用丁皮、茴香之辛香性温，以化腹中冷气，青皮、陈皮疏肝健脾，行气消胀，四药合用以理气温中消积。广茂，即莪术，《汤液本草》中云蓬莪术："《象》云：治心膈痛，饮食不消，破癖气最良。"《汤液本草》云三棱："《象》云：治老癖癥瘕结块，妇人血脉不调，心腹刺痛。"三棱、莪术均入血分，破结之力强，两药常配伍应用，用以破逐积滞。再用巴豆炒黑，取其性静而缓下冷积，《神农本草经》云巴豆："味辛温。主伤寒温疟寒热，破癥瘕、结聚、坚积、留饮、痰癖，大腹水肿，荡涤五脏六腑，开通闭塞，利水谷道……"后世医家认为其气味大辛大热，为历代医家通腑救急常用之药；益智性温而涩，以制巴豆泻下太过；后用炒曲以助脾胃消化。各药均制为细末，醋打面糊为丸，既可收敛巴豆泻下之峻猛，又能固护脾胃的消化功能。每服十至二十丸，依据病人体质之虚实酌量加减。用温生姜汤于饭前送服，以起到温胃止呕的作用，防止药入吐出。如服用此药后大便泻下，心腹满闷消减，可待泻下停止后再减量服用。诸药同用共奏通腑破积，温中消食之功，适用于酒食生冷久伤成冷积者。

【原文】

备急丸

治心腹百病，卒痛如锥刺，及胀满不快，气急并治之。

锦纹川大黄为末　干姜炮，为末　巴豆先去皮膜心 [1]，研如泥霜，出油用霜

上件三味等分，同一处研匀，炼蜜成剂，白内杵 [2] 千百下，丸如大豌豆大。夜卧温水下一丸；如气实者加一丸。如卒病不计

时候服。妇人有孕不可服。

如所伤饮食在胸膈间，兀兀欲吐，反复闷乱，以物探吐去之。

【注释】

[1] 去皮膜心：《本草求真》曰："巴豆不去膜则伤胃，不去心则伤呕。"巴豆入药多去皮、去心、去油，制成巴豆霜用，以减低毒性。

[2] 杵：一头粗一头细的圆木棒，古时用来在臼里捣碎药物或粮食等。

【讲解】

备急丸，可用于治疗由实寒冷积结于心腹所致的各种疾病，症见突然如锥刺样疼痛，及胀满不快、大便不通，胸闷气急喘息。备急丸方中三药等分，放在同一处捣千杵研磨均匀，炼蜜成丸剂，作丸如豌豆大，夜里睡前用温开水送服一丸；如身体强壮者加服一丸；如卒然暴急发病，可不拘时立即服用。妇人怀孕不可服，以免峻下伤胎。如果所伤饮食停滞在胸膈间，烦闷欲吐，病人反复闷乱难受不安，此时宜用物探其喉间催吐，或用烧盐、瓜蒂散等探吐法以去胸膈间滞气。

方中以苦寒之大黄、辛热之巴豆霜攻逐涤荡心腹间邪气，开结通闭，推陈致新，且大黄苦寒，能兼制巴豆辛热之毒；加以大辛大热之干姜以温中散寒，助巴豆祛寒开结，并顾脾阳，以治寒邪积滞凝聚不行而疼痛。三药配伍同用，力猛效捷，为急下寒积之峻剂。

本篇的备急丸同《金匮要略》中的三物备急丸，也可以说是录自《金匮要略》。本方重点在于攻逐冷积，服药后或吐或泻，务必给邪气以出路，使邪去正安。因此《金匮要略》在方后云："当腹中鸣，吐下便瘥。"本方为治疗寒积腑实救急之成药，故在应用前要着重辨证属寒结还是属热结，如为属热结者则用大承气汤之类的方药治之，而禁用本方。柯琴云："大便不通，当分阳结阴结，阳结有承气、更衣之剂，阴结有备急、白散之方，《金匮》用此治中恶，当知寒邪卒中者宜之，若用于温暑热邪，速其死矣。"李东垣创立备急丸、神保丸、感应丸、神应丸诸方皆用治寒积，但本方所治之证必势急证实，神保丸用于治疗沉寒痼冷，感应丸、神应丸则用治虚中积冷，临证时应当仔细辨证。

【原文】

神保丸

治心膈痛，腹痛，血痛，肾气痛，胁下痛，大便不通，气噎，宿食不消。

木香 胡椒以上各二钱五分 巴豆十枚，去皮油心膜，研 干蝎七枚

上件四味为末，汤浸蒸饼为丸，麻子大，朱砂三钱为衣，每服五丸。

如心膈痛，柿蒂、灯心汤下；如腹痛，柿蒂、煨姜煎汤下；如血痛，炒姜醋汤下；如肾气痛、胁下痛，茴香酒下；如大便不通，蜜调槟榔末一钱下；如气噎，木香汤下；如宿食不消，茶酒浆饮任下。

【讲解】

神保丸治疗沉寒痼冷，寒凝食积阻滞气机所导致的心膈间痛、腹痛、血瘀痛、肾气不舒致痛、胁下痛、大便不通、气逆噎膈、宿食不消。神保丸方中四味药研为末，用开水浸蒸饼制成丸药，如麻子大小，用朱砂三钱做丸药的外皮，每服五丸。如心膈间疼痛，用柿蒂、灯心草煎汤送服；如腹痛，用柿蒂、煨姜煎汤送服；如血瘀疼痛，炒姜加醋汤送服；如肾虚气滞疼痛、胁下痛，用茴香和酒送服；如大便不通，用蜜调槟榔末一钱送服；如气逆噎膈，用木香煎汤送服；如宿食不消，用茶、酒调服。

方用巴豆以攻逐邪气，开通闭塞，去脏腑沉寒，《本草求真》云其为斩关夺命之将。《本草纲目》中云干蝎："蝎产于东方，色青属木，足厥阴经药也，故治厥阴诸病。诸风掉眩搐掣，疟疾寒热，耳聋无闻，皆属厥阴风木。故李东垣云：凡疝气、带下，皆属于风。蝎乃治风要药，俱宜加而用之。"故用全蝎以通络止痉，胡椒温中散寒止痛。胡椒与干蝎同入足厥阴经，或有治疗厥阴诸痛之意。木香行气理胃肠，朱砂辟邪气而定神。诸药合用有散寒、逐积、通滞

之功，但以温通逐邪为主。综上分析可知，本方用巴豆泻下通腑，木香、全蝎、胡椒温通以止痛。用于治疗痛证属食积腑实者。

四药共研细末，汤浸蒸饼为丸，如麻子大，朱砂为衣，每服五丸。《神农本草经》记载用朱砂为衣有"安魂魄"之功。如心膈间痛，则以柿蒂、灯心汤服下此药，以达胸膈，可通降上焦心膈之滞气。如腹痛，则用柿蒂、煨姜煎汤送下，以温上理气，温通中焦之寒积。如气滞血瘀作痛，则以炒姜、醋汤送服，有温通散瘀之功以助活血。醋宜用米造陈久者良。在《本草求真》中云："米醋，散瘀解毒消食。"如有肾气虚寒腰痛，肝气郁滞胁下作痛者，均以茴香酒送下，以引入肝经，并取其茴香温肾祛寒、疏肝理气之用，用酒送服以加强温通助阳之功。《本草纲目》载："茴香治肾虚腰痛、胁下刺痛。"如食积气滞而见大便不通者，用蜜调槟榔末一钱送下，以消积导滞，行气通便。如气逆噎膈，吞咽不顺，饮食难入者，用木香汤送服，以宽胸理气，宣通滞气。《本草纲目》曰："木香乃三焦气分之药，能升降诸气。"《本草求真》亦称其为三焦宣滞之要剂。如有宿食不消者，茶、酒、浆水、汤饮任选一种送下。用茶可下气消食，酒能消宿食，浆水有调中开胃之功。

【原文】

雄黄圣饼子

治一切酒食所伤，心腹满不快。

雄黄五钱 巴豆一百个，去油心膜 白面十两，重罗过[1]

上件三味，内除白面八九两，余药同为细末，共面和[2]匀，用新水[3]和作饼子，如手大[4]，以浆水[5]煮，煮至浮于水上，漉出[6]，控[7]，旋[8]看硬软，捣作剂，丸如梧桐子大，捻作饼子。每服五七饼子，加至十饼、十五饼，嚼破一饼利一行，二饼利二行，茶酒任下，食前。

【注释】

[1] 重罗过：重，两次；罗，罗筛；指经过两次细罗筛过，使面

粉更细腻。

[2] 和：指在面粉或其他粉状物中加水或液体搅拌或揉弄使有黏性。这里指和面。

[3] 新水：古指新汲的泉水，现指新鲜洁净的饮用水。

[4] 手大：如手掌大小。

[5] 浆水：煮小米将熟，放冷水中浸五六日，表面生白沫，颜色似米浆，故称浆水。有调中、开胃、止渴之功。

[6] 漉出：捞出、滤出。

[7] 控：沥去其中的液体。

[8] 旋：转动、翻转。

【讲解】

雄黄圣饼子，用于治疗一切酒食过量所伤，酒食积于胃肠，症见心腹胀满，痞闷不舒，大便不通。雄黄圣饼子方中三味药，除白面八九两，将余下的雄黄、巴豆霜同研极细，再加入白面和匀，用新汲泉水调和，制成如手掌大饼子，用浆水煮至浮在水上，捞出并沥去水液，根据翻转观其软硬适度捣成剂，制成如梧桐子大丸，再加压捻作饼子，每服五至七个饼子，视病情也可加大量至十至十五个饼，以腹胀减，无痞闷不舒为度，一般服时嚼食一饼腹泻一次，食二饼大便两次，于饭前以茶或酒送服。

方中雄黄辛散苦降，有温通之性，能除酒毒，消积聚，去恶血。在《本草纲目》中李时珍曰雄黄"治酒饮成癖""化腹中瘀血"。《名医别录》云其能主"积聚，癖气，中恶腹痛"。巴豆霜辛开宣滞，荡涤肠胃。《本经》："巴豆，荡涤五脏六腑，开通闭塞，利水谷道。"巴豆与雄黄同用，可发挥泻下酒食积滞的功效，如《太平惠民和剂局方》中的酒癥丸即用到雄黄、巴豆。用白面一者作为赋形剂，二者可和中益气。雄黄、巴豆大热而逐积，以白面为丸作饼。空腹服用，服后以下利为度。

"饼子"作为一种剂型，与现代的片剂相似。李东垣在本篇中讲述了雄黄圣饼子及圣饼子的应用，所用药物如雄黄、巴豆、黄丹、硫黄、轻粉等均为药性峻猛及有毒之品，取白面作为赋形剂，将上述药物与白面混合制成饼子，能够降低毒性，从而使其缓缓发挥药效，遂药力持久。这种剂型是片剂工艺的原型，若改为现代的肠溶片或微囊片剂则更为适宜，如此可以更加延长药物的崩解时间，使之在肠内发挥药效，减少药物对胃的刺激以及副作用的产生。

【原文】

蠲饮枳实丸

逐饮消痰，导滞清膈。

枳实麦炒，去穰 半夏汤洗 陈皮去白，以上各二两 黑牵牛八两，内取头末[1]三两

上为细末，水煮面糊为丸，如梧桐子大，每服五十丸，食后，生姜汤下。

【注释】

[1] 头末：碾取过筛，只用筛下的药粉，筛上的粗麸不用。

【讲解】

蠲饮枳实丸，有消痰逐饮、通便导滞，清利胸膈之功。蠲饮枳实丸方中各药研细末，水煮面糊为丸，如梧桐子大，每服五十丸，饭后生姜汤送下。

方中黑牵牛以攻逐水饮为主，《汤液本草》中记载牵牛："《心》云：泻元气，去气中湿热。""罗谦甫云……若病湿胜，湿气不得施化，致大小便不通，则宜用之耳。"此处用牵牛以通利大小便，去除水湿饮邪。但此药泻元气，不可久服。佐以半夏燥湿化痰，降逆止呕；陈皮理气散结；枳实破气消积，化痰除痞；生姜益胃和中；诸药同用共奏攻逐水饮、和胃导滞、消痰清膈之功。全方既除痰饮、消积滞，又理气通便，给邪气以出路，使水饮积滞之邪从大便而去，腑气得通，利气积消，胸脘胀满之症随之缓解。本方适用于痰饮积滞内停，气机阻滞而导致胸膈痞闷、咳嗽咯痰、脘腹胀满、呕恶纳差、大便不通者。在煎服法中提到，上药共研细末，水煮面粉打糊为丸，

《脾胃论》白话讲解

如梧桐子大，每服五十丸于饭后，生姜汤送服。方中半夏、牵牛为有毒的药物，面粉为丸可减轻药物对胃的刺激，用生姜汤饭后送服可以保护胃气且兼有解毒的作用。

【原文】

感应丸

治虚中[1]积冷，气弱有伤，停积胃脘，不能传化；或因气伤冷，因饥饱食，饮酒过多，心下坚满，两胁胀痛，心腹大疼，霍乱[2]吐泻，大便频，后重迟涩，久痢赤白，脓血相杂，米谷不消，愈而复发。又治中酒，呕吐痰逆，恶心喜唾，头旋，胸膈痞闷，四肢倦怠，不欲饮食。又治妊娠伤冷，新产有伤。若久有积寒，吃热药不效者，并悉治之。又治久病形羸[3]，荏苒[4]岁月，渐致虚弱，面黄肌瘦，饮食或进或退，大便或秘或泄，不拘久新积冷，并皆治之。

【注释】

[1] 虚中：虚即虚弱；中即中焦脾胃。此指脾胃虚弱。

[2] 霍乱：古医籍中的霍乱与现在的霍乱病不完全相同，它包括霍乱病以外的因胃肠功能障碍而出现上吐下泻的急性胃肠病，即包括烈性传染病"霍乱"和急性胃肠炎两种情况。此证以突然起病，大吐大泻，烦闷不舒为临床特征。

[3] 形羸：羸为羸的别字，瘦弱。指形体衰弱不堪。

[4] 荏苒：逐渐，渐渐，迁延。

【讲解】

感应丸治疗脾胃虚弱，中焦虚寒，胃肠中有积冷停滞，脾胃被饮食所伤，停积于胃脘，气机阻滞，不能传导消化。或者因气虚而伤食冷物，或因饥而暴食过饱，或饮酒太过致使心下坚硬痞满而痛，连及两胁，胀满疼痛，或心胸腹部剧烈疼痛，突然发病，挥霍缭乱而上吐下泻，大便频繁，次数增多，里急后重，大便迟涩不畅，日久出现痢下赤白脓血相杂，或痢下脓血并在粪便中夹杂有不消化食物即水谷痢，时而好转，时而复发。本方又可治疗饮酒过度伤及脾胃，出现呕吐痰逆，恶心、唾液多、头眩，有天旋地转感，胸膈痞闷，四肢倦怠，不欲饮食。又能治疗妊娠及产褥期间伤于冷食，或产妇因生产而有伤在身。如果体内长期有积寒，曾服热药治而无效的，都可用本方治疗。还能治疗久病形体瘦弱，辗转岁月，迁延不愈，渐致脾胃虚弱，面黄肌瘦，饮食有时增加有时减少，大便或秘结或泄泻。总体上不局限病程长短，不拘新久积寒，只要有积冷，均可治疗。

【原文】

干姜炮制，一两 南木香去芦 丁香以上各一两五钱 百草霜二两 肉豆蔻去皮，三十个 巴豆去皮心膜油，研，七十个 杏仁一百四十个，汤浸去皮尖，研膏

上七味，除巴豆粉、百草霜、杏仁三味，余四味捣为细末，却与三味同拌，研令细，用好蜡匮和[1]，先将蜡六两溶化作汁，以重绵[2]滤去粗，更以好酒一升，于银、石器内煮蜡溶，滚数沸，倾出，候酒冷，其蜡自浮于上，取蜡秤[3]用丸。春夏修合，用清油一两，于铫[4]内熬令沫散香熟，次下酒煮蜡四两，同化作汁，就锅内乘热拌和前项药末。秋冬修合，用清油一两五钱，同煎煮熟，作汁，和匮药末成剂，分作小铤[5]子，以油单纸裹之，旋丸[6]服耳。

【注释】

[1] 匮和：匮，包裹，贮藏。和，掺和，搅拌。在粉状物中加液体搅拌或揉弄。此指以蜡制壳裹药末为丸，有延长药效，减弱刺激性和毒性作用，并能防潮、防腐。

[2] 重绵：两层丝绵。

[3] 秤：称量，量定。指按一定大小分开。

[4] 铫：煎药或烧水用的器具，口大有盖，旁边有柄，由砂土或金属制成。

[5] 铤：铤同锭，量词，常用以计块状物。此指把用蜡匮和的药物分成小条块状。

[6] 旋丸：指用手指将做好的小锭子转着圈地分开成小块，再制成丸剂。

【讲解】

感应丸方中除巴豆粉、百草霜、杏仁三味药外，将其余四味药捣成细末，再与前三味同拌，共研细末，用蜡壳拌和。制作时先将蜡六两溶化成汁，以两层丝棉过滤去渣，再用好酒一升放在银器或石器内煮蜡熔化，煮沸后倒出，待酒冷却后蜡自浮于上，取浮蜡称量好备用作蜡丸。春夏制丸时，用清油一两，于一有柄煮锅内，煎熬待油上泡沫散。闻有油香时，再下用酒煮好的蜡四两，共熔化成液体，在锅内趁热拌和上七味药末，做成蜡丸，如绿豆大。秋冬制丸时，用清油一两五钱，与用酒煮好的蜡同煎成液体，拌和药末成剂，把药分开搓成小条子，以单薄的油纸包裹药，再旋切下小块捻作丸状如绿豆大待服。

在《太平惠民和剂局方》中谓本方"此高殿前家方也"。本方以备急丸（巴豆、干姜、大黄）为基础，去苦寒之大黄，加用木香、丁香以温中散寒，肉豆蔻以温中暖胃、行气导滞以化冷积，兼涩肠止泻。杏仁以利肺气而润肠通便，古方中常有用本品于食积者，如《本草纲目》中云杏仁："元素曰：杏仁气薄味厚，浊而沉坠，降也，阴也。入手太阴经。其用有三：润肺也，消食积也，散滞气也。"治疗冷积，需热药治冷，泻药治积。如只用热药，不用泻药，积不去则冷不除，巴豆有逐肠胃冷积，开通闭塞的功效，本方用巴豆与杏仁配伍可泻下消积。杏仁及肉豆蔻润肠通便，以减轻巴豆对肠道的刺激。百草霜能消积化滞，《太平惠民和剂局方》中谓百草霜："用村庄家锅底上刮得者，细研，称二两。"百草霜即杂草燃烧后附于锅底或烟筒中的烟墨，古方中用其治疗食积，《本草图经》中记载其："主消化积滞，今人下食药中多用之。"百草霜又能温中止泻兼止血，有防止泻下太过及出血的作用。故本方可温补脾胃，消积化滞，通便止泻，治中虚脾胃素有虚寒，积冷停滞；因有虚而伤于饮食；久痢不愈；体弱久病，脾胃运化无力等。诸药配伍，制成蜡丸，共同发挥温中祛寒消积之功。

本丸及后方神应丸均适宜因体虚而有沉寒冷癖者，或因久食冷物致虚有冷积，即中虚冷积。冷积不去，中虚不复。治疗当先治冷积。既要泻下积冷，又要兼顾脾胃，故选酒煮熔蜡拌和而做成蜡丸。用酒煮取其通阳之功较速，制成蜡丸则取泻下之力较缓，以取温化沉寒，义取缓攻之意。李东垣除重视辨证选药外，在药物的制作服用方面也颇具特色。前述对药性峻猛且有毒性之药，取面和作饼以使药物吸收缓慢并能减轻毒性。在《本草纲目》中记载蜡，由蜂蜜炼制而成，有白蜡和黄蜡之分，有润养脾胃之用。此处取蜡和作丸，使其泻下力较缓，并能防潮、防腐。饼子剂型适宜急症重症，制作量少，大便通利，滞去症消即可。蜡丸剂型适宜久病虚中有积，制作量大，可较长时间服用，而且蜡制可以防腐，免去药物变质之虑。

【原文】

神应丸

治因一切冷物、冷水及潼乳[1]酪水[2]所伤，腹痛肠鸣，米谷不化。

丁香 木香以上各二钱 巴豆 杏仁 百草霜 干姜以上各五钱 黄蜡二钱

上先将黄蜡用好醋煮去粗秽，将巴豆、杏仁同炒黑烟尽，研如泥；将黄蜡再上火，春夏入小油[3]五钱，秋冬入小油八钱，溶开，入在杏仁、巴豆泥子内同搅，旋[4]下丁香、木香等药末，研匀，搓作铤子，油纸裹了旋丸用，每服三五十丸，温米饮[5]送下，食前，日三服，大有神效。

【注释】

[1] 潼乳：羊乳。

[2] 酪水：一者指用牛、马、羊的乳汁做成半凝固的食品，如奶酪；再者指用果子或果仁做的糊状食品，如杏仁酪、核桃酪。

[3] 小油：小磨坊制作的植物油如芝麻香油。

[4] 旋：立即。

[5] 米饮：即米汤，米粥。一者指煮米饭时取出的汤；一者指用少量大米或小米等熬成的稀饭。

【讲解】

神应丸治疗冷积，即一切因进食冷水、冷物及过食羊乳、牛乳、酪水食品所致腹痛肠鸣，消化不佳，大便中夹杂不消化食物等症。神应丸的制作，先将黄蜡用好醋煮后去其渣备用，将巴豆、杏仁炒至黑烟尽，研细如泥，其余四味药研为细末。再将以醋煮黄蜡置火上加热，春夏制作时加入香油五钱，秋冬制作时则需加入八钱，溶化沸腾后，倒入杏仁、巴豆泥内一同搅拌，随即放入其余四味药末研匀，搓成条块状，用薄油纸包裹，再切成小块，捻作丸如芥子大，每服三五十丸，饭前以温米汤送服，日三服，大有神效。

本方与上方感应丸组成相似，功效相近，即由感应丸去温中止泻之肉豆蔻组成，药量亦用较小。虽用巴豆而不用巴豆霜，经过炒黑、醋煮制为蜡丸，保存峻下之性，取醋之收敛，取蜡以缓攻。故本方仍有温下冷积的作用。感应丸的制作量比较大，适用于久病体虚而有冷积者，治疗时需应用较长时间的温补缓攻才会起效。而本方制作量小，适合于新积不久，服后可速效病愈，效果明显。

李东垣在本论中创立的方药如交泰丸、三棱消积丸、备急丸、神保丸、雄黄圣饼子、感应丸、神应丸，均可治疗因饮食不当致脾胃停积的病症，治以攻下通积消滞，便通积去则愈。但停积有久有暂，症亦有缓有急，病机也有虚实不同。

1. 各方的适应证不同：①交泰丸治疗之积滞证属脾阳不升，中焦痞塞，阴火内生，症见精神疲倦，四肢乏重，怠惰嗜卧，饮食不佳，腹胀不消，时有寒热，大便不通畅。②三棱消积丸治疗之积滞证属寒积实证，由脾胃被生冷硬物所伤导致，症见胃脘发凉，心腹胀闷痞满，食后不消，纳食不佳，便少，便干。③备急丸所治之积滞证属最急、最重者。④神保丸所治之积滞病程最长久，为散寒、温通、逐积之剂。适用于病情属沉寒痼冷，久积于中导致心腹胁肋一齐作痛，另有腰痛、噎膈、大便不通等症者。⑤雄黄圣饼子所治之证病情较缓，但适应证相对来说比较广，能够治疗一切酒食所伤，症见腹胀痞满，大便不通。⑥感应丸所治之积滞证属脾胃虚弱，虚中积冷，食积于胃脘。症见四肢倦怠、头晕、面黄肌瘦、身体虚弱、胃脘痞满、饮食不佳、食量或多或少、大便或秘或溏。⑦神应丸亦为急下寒积之峻剂，适用于实寒冷积，症见心腹卒痛，痛如锥刺，胸闷，呼吸急促，大便不通。神应丸与感应丸组成相似，所治积滞之证亦相似，但病程有久新之别，神应丸适应于新积较暂而有虚者，感应丸则适宜久虚而有冷积者。

2. 各方虽均用巴豆，取其通下逐积之效，但配伍及制作工艺有差异：①交泰丸中用巴豆配伍健脾益气之人参、白术、茯苓，炼蜜制为丸剂，以达扶正攻邪的目的。②三棱消积丸则用巴豆配伍三棱，莪术以攻积导滞消食为主。③备急丸中用辛热峻下之巴豆配伍苦寒峻下之大黄，炼蜜为丸，以求峻下速攻之效。④神保丸配以木香、胡椒蒸饼为丸剂，以取温下缓攻之效。⑤雄黄圣饼子用巴豆配伍雄黄，本方虽属缓攻之剂但毒性最大，故用白面和成饼子以解毒并能保护胃气。⑥感应丸中用巴豆配以丁香、干姜、肉豆蔻以温补脾胃，缓下其积。用酒煮溶蜡制为蜡丸，取其温通缓下之效。⑦神应丸中亦用巴豆配以丁香、干姜，但无肉豆蔻，以醋煮溶蜡为丸以取其收敛之效，故温通攻积之力较缓。

经过以上对比可见，李东垣的学术思想具有原则性和灵活性，充分体现了中医学的核心理念之辨证论治，并且在临证中时刻不忘顾护脾胃，病去而不伤正。

【原文】

白术安胃散

治一切泻痢，无问脓血相杂，里急 [1] 窘痛 [2]，日夜无度。又治男子小肠气痛，及妇人脐下虚冷，并产后儿枕块痛 [3]；亦治产后虚弱，寒热不止者。

五味子 乌梅取肉炒干，以上各五钱 车前子 茯苓 白术以上各一两 米谷 [4] 三两，去顶蒂穰，醋煮一宿，炒干

上为末，每服五钱，水一盏半，煎至一盏，去相，空心 [5] 温服。

《脾胃论》白话讲解

【注释】

[1] 里急：便前腹痛，急欲大便叫里急。大便时急迫欲便，便后有便不尽之感叫里急后重。

[2] 窘痛：窘，窘迫、急迫。指腹痛而急迫欲便，但便少有不尽之感。里急窘痛，腹痛、里急后重。

[3] 儿枕块痛：产后因瘀血引起的小腹疼痛。《女科经纶》曰："若产妇脏腑风冷，使血凝滞在小腹，不能流通，令结聚疼痛，名曰儿枕痛。"这里应指产后虚寒引起的小腹疼痛。

[4] 米谷：谷为壳的误字。米壳即御米壳，又名罂粟壳。

[5] 空心：空腹、饭前。

【讲解】

白术安胃散治疗各种泻痢，包括大便滑脱不禁或下利赤白，里急后重，腹痛，日夜之间不能节制。又可治疗男子疝气痛；及妇人脐下虚寒腹痛喜温喜按者；产后瘀阻腹痛有块（儿枕痛）；还能治疗产后体虚，发热恶寒不休者。白术安胃散方中各药研成末，每服五钱，加水一盏半，煎至一盏，去渣，空腹温服。

方用白术、茯苓健脾燥湿；乌梅、五味子、罂粟壳以酸敛涩肠止泻，五味子又可补肾，罂粟壳有止痛之功；车前子配伍茯苓以利水渗湿，使湿从小便而去。另外，罂粟壳用醋煮还可以加强收敛之功。本方整体功效以收敛止泻为主，兼以祛湿止泻，适用于各种泻痢不能自止的患者。

【原文】

圣饼子

治泻痢赤白，脐腹撮痛[1]，久不愈者。

黄丹二钱 定粉[2] 舶上硫黄[3] 陀僧以上各三钱 轻粉少许

上细剉[4]为末，入白面四钱匕[5]，滴水和如指尖大，捻作饼子，阴干[6]。食前，温浆水磨服[7]之，大便黑色为效。

【注释】

[1] 撮痛：如手指掐捏样痛。

[2] 定粉：铅粉。

[3] 舶上硫黄：古时指产自海外的进口硫黄。

[4] 剉：同锉，手工切削工具，也叫剉刀。用锉刀在固体物质或药块表面磋磨，使成细末。

[5] 钱匕：古方中的用药分量，大多用于散药。是以汉五铢钱抄取药末，以不落为度。一钱匕药散约合三分。

[6] 阴干：在不见太阳不见火的地方慢慢地变干燥。

[7] 磨服：用牙齿咀嚼破碎后服用。

【讲解】

圣饼子治寒积冷痢。症见痢下赤白相杂，脐腹如手指掐捏样痛，久久不愈者。圣饼子方中各药剉磨成细末，加入白面四钱匕，加少量水调和搅拌，搓捏成指尖大小，捻转制成饼子，在避火避光的地方晾干。饭前用温浆水嚼破碎后送服，至泻下黑色大便为有效。

方中黄丹、铅粉可消积杀虫；轻粉利水通便，陀僧燥湿除热，豁痰除积；硫黄用以温阳通便。以面粉赋形为饼，以减轻毒性。全方共用泻下消积，攻逐毒邪而止泻痢，用于久痢赤白脓血，肠道积滞，故用后见便下黑色则起效，积滞去而肠道通。由于本方中多药有毒，现已少用。

【原文】

当归和血散

治肠澼[1]下血，湿毒下血。

川芎四分 青皮 槐花 荆芥穗 熟地黄 白术以上各六分 当归身 升麻以上各一钱

上件为细末，每服二三钱，清米饮汤调下，食前。

【注释】

[1] 肠澼：病名，出自《素问·通评虚实论》。澼意漂，形容解

而不舒，即肠道之筋脉郁胀不畅。吴昆曰："肠澼，滞下也，利而不利之谓。"马莳曰："此言肠澼之属，有便血，有下白沫者，有下脓血者……肠澼总为名，而下三者为诸证也。"

【讲解】

当归和血散，治疗湿毒蕴肠所致的痢疾下血、便血、里急后重等症。当归和血散方中各药研成细末，每服二三钱，用清米汤饭前调服。

《兰室秘藏》中本方名为槐花散。方用当归、熟地黄养血活血，川芎活血行气，三药合用以养血和血兼祛血中之风；白术健脾燥湿；青皮理气导滞。《汤液本草》中记载槐花："《珍》云：凉大肠热。"记载荆芥穗："《本草》云：辟邪毒，利血脉，通宣五脏不足气，能发汗，除劳渴。"槐花、荆芥穗可止便血，配伍升麻以升清阳之气、清大肠之热而止泻，《汤液本草》中云升麻："《象》云：能解肌肉间热，此手足阳明经伤风之的药也。"《本草纲目》又云："升麻，治下痢后重。"在清胃散方中，黄连配伍升麻以治疗足阳明胃经之热走于头面，在本方中，用当归配伍升麻以治疗手阳明大肠经之风入血络。用清米汤调服取健脾和中之效。全方整体以理气和血为主，气血活、泻痢止，"行血则便脓自愈""调气则后重自除"。

【原文】

诃梨勒丸

治休息痢[1]，昼夜无度，腥臭不可近，脐腹撮痛，诸药不效。

诃子五钱，去核称 椿根白皮一两 母丁香[2]三十个

上为细末，醋面糊丸，如梧桐子大，每服五十丸，陈米饭汤入醋少许送下，五更[3]，三日三服效。

【注释】

[1] 休息痢：慢性痢疾，日久不愈，屡发屡止。

[2] 母丁香：丁香的成熟果实为母丁香，花蕾为公丁香，功效相似，母丁香较公丁香味淡力弱。

[3] 五更：黎明前。

【讲解】

诃梨勒丸治疗休息痢，昼夜不止，日久不愈、屡发屡止。症见痢疾下利无度，大便腥臭难闻，脐腹如手指掐痛，用诸药治而不效者，用此方治疗。诃梨勒丸方中各药共研细末，醋拌面粉成糊状做成丸剂，如梧桐子大，每服五十丸，于黎明前以陈米饭汤加醋少许送服，三日服三次即取效。

诃子，又名诃梨勒，《汤液本草》云："气温，味苦，苦而酸，性平。""《象》云：主腹胀满，不下饮食，消痰下气，通利津液，破胸膈结气，治久痢赤白肠风。"《金匮要略》中还有"气利，诃梨勒散主之"的说法，即用单味诃子，煨，为散，以粥饮和服。诃子适宜用治久痢滑脱。震亨曰："椿根白皮，性凉而能涩血。凡湿热为病，泻痢浊带，精滑梦遗诸证，无不用之，有燥下湿及去肺胃陈痰之功。治泄泻，有除湿实肠之力。但痢疾滞气未尽者，不可遽用。"椿根白皮有清热燥湿、涩肠止血的功效。方中诃子、椿根白皮同用可发挥涩肠止泻痢之功。休息痢日久多有虚寒，用母丁香以温中暖肾，散寒而止痛。在制作丸剂时加入醋和丸可加强敛肠止泻痢之功，陈米饭汤又可温中和中。

上述四个方剂即白术安胃散、圣饼子、当归和血散、诃梨勒丸均可治疗泻痢。当归和血散以行气和血，清热利湿为主，治疗泻痢湿毒内盛症见里急后重、泻痢脓血者。其余三个方剂以治疗久泻久痢为主。其中白术安胃散和诃黎勒丸均有涩肠止泻之功，治疗久痢兼有虚寒，故宜温服。诃梨勒丸既能清热利湿、涩肠止泻又能温胃暖肾、散寒止痛，加醋和丸能加强收敛之功，主治休息痢，湿热虚寒夹杂，日久不愈，反复发作者。圣饼子具有攻毒杀虫止泻之功，温下消积，治久痢而有冷积，用温浆水磨服，泻下黑便则愈。以上四方均治泻痢，但各方的适应证、用药、制作工艺以及服法均有差异，这体现了李东垣辨证论治的观点，强调临证细辨的重要性。

脾胃损在调饮食适寒温

【提要】

本论主要阐述脾胃受损的成因和调理方法。脾胃为人体重要器官，受纳水谷、运化气血、传化糟粕，若饮食寒热不当，或风、寒、暑、湿、燥、火任何一气偏盛，均可损伤脾胃。脾胃受损，当调节饮食，顺应时令，适宜寒温。临证当详细审辨，因证立法，以法定方，随症加减，充分体现了审因论证，辨证论治之观点。

【原文】

《十四难》曰：损其脾者，调其饮食，适其寒温。夫脾、胃、大肠、小肠、三焦、膀胱，仓廪[1]之本，营之所居，名曰器[2]，能化糟粕，转味[3]而出入者也。若饮食，热无灼灼[4]，寒无怆怆[5]，寒温中适，故气将持，乃不致邪僻[6]。或饮食失节，寒温不适，所生之病，或溏泄无度，或心下痞闷，腹胁䐜胀[7]，口失滋味，四肢困倦，皆伤于脾胃所致而然也。肠胃为市[8]，无物不受，无物不入，若风、寒、暑、湿、燥，一气偏胜，亦能伤脾损胃，观证用药者，宜详审焉。

【注释】

[1] 仓廪：储藏粮食的仓库。

[2] 器：脏腑器官。

[3] 味：五味，即酸、苦、甘、辛、咸。

[4] 灼灼：火烫、滚烫。

[5] 怆怆：怆同沧，寒冷、冰冷。

[6] 邪僻：有害的六淫邪气。

[7] 䐜胀：胀满。

[8] 肠胃为市：肠胃为食物杂聚之处。

【讲解】

《难经·十四难》说：损伤了脾的人，应注意调节饮食，顺应时令，适应食物的寒温。《素问·六节藏象论》说：人的脾、胃、大肠、小肠、三焦、膀胱为一组重要的脏腑器官，是受纳腐熟水谷、传化气血的根本，是营气所产生、贮藏的地方，其功能像是盛贮食物的器皿，故称为器，它们能吸收水谷精微，排泄水谷糟粕，主持人体对饮食五味的转化、吸收和排泄。《灵枢·师传》也说：饮食不要太烫热，也不要太冰凉，寒温适度，如此则能保持胃气不被损伤而功能正常，不会被邪气侵袭。若饮食失节，寒温不调，则会导致疾病发生，或出现溏泄不止，或出现胃脘痞闷不舒，腹、胁部胀满，口中乏味，四肢困倦乏力，都是由脾胃受伤所导致的病症。肠胃好比一个集市，乃食物杂聚之处，各种饮食物均可受纳。不论风、寒、暑、湿、燥中的哪一气偏胜，都会引起脾胃损伤，治疗时应根据证候来用药，当详细审察。

【原文】

脾胃右关所主，其脉缓如得：弦脉，风邪所伤，甘草芍药汤、黄芪建中汤之类，或甘酸之剂，皆可用之。洪脉，热邪所伤，三黄丸、泻黄散、调胃承气汤，或甘寒之剂，皆可用之。缓脉，本经太过，湿邪所伤，平胃散加白术、茯苓，五苓散，或除湿渗淡之剂，皆可用之。涩脉，燥热所伤，异功散加当归，四君子汤加熟地黄，或甘温、甘润之剂，皆可用之。沉细脉，寒邪所伤，益黄散、养胃丸、理中丸、理中汤，如寒甚加附子，甘热之剂，皆可用之。前项所定方药，乃常道也，如变则更之。

【讲解】

候脾胃之气，在寸口脉右关，脾胃功能正常时常见缓脉，脉象和柔相济。如诊得弦脉，脾胃为风邪所伤，症见腹中挛急而痛；治疗当用甘温补中、酸以泻肝、和里缓急之品，可选用甘草芍药汤、黄芪建中汤之类，或者其他甘、酸之剂。如诊得洪脉，则为脾胃被热邪所伤，症见口舌生疮、心膈烦热、大便秘结、小便赤涩等；治疗当用缓中泻热之品，可选用三黄丸以清三焦积热、泻黄散以泻脾胃伏火、调胃承气汤以缓下热结，或其他甘、寒之剂。如诊得缓脉而弱，见迟缓脉，为脾胃本经之病，被湿邪所伤，症见脘腹胀满、口淡无味、纳差、恶心呕吐、便溏泄泻、小便少等；治疗当用苦温燥湿或者淡渗利湿之品，可选用平胃散加白术、茯苓以健脾燥湿，五苓散以温阳利水化气，或其他除湿淡渗之剂。如诊得涩脉，脾胃为燥热所伤，症见四肢乏力、纳差、面色白等；治疗当用甘温补中加甘润之品，可选用异功散加当归以健脾益气、养血润肠，四君子汤加熟地黄以健脾益气、滋阴润燥，或甘温、甘润之剂。如诊得沉细脉，脾胃为寒邪所伤，症见食物不化、腹痛腹泻等；治疗当用甘温补中加辛热之品，可选用益黄散、养胃丸、理中丸、理中汤，如寒甚加附子，或其他甘温、辛热祛寒之剂。以上所定的方药为治疗脾胃病的常用法则，临证使用时当详细审辨，如脉证有所变化，则方药也应变化加减。

东垣先生根据脉象的变化推知病人被何种外邪所伤，继而根据外邪的性质创立不同治法。临证用药祛除风、热、湿、燥、寒等邪气的同时，又重视脾胃自身的功能。选方用药时除了具备酸、寒、热、淡、润等性味之外，又用甘温之剂以顾护脾胃，扶正以助祛邪，此乃调理脾胃之宗旨。随后又强调此虽为常道，如变则更之，提示临证时应当灵活掌握，不可教条套用。

【原文】

胃风汤

治大人小儿，风冷乘虚，入客肠胃，水谷不化，泄泻注下 [1]，腹胁虚满，肠鸣疠痛 [2]；及肠胃湿毒，下如豆汁，或下瘀血，日夜无度，并宜服之。

人参去芦 白茯苓去皮 芎䓖 [3] 桂去粗皮 当归去苗 白芍药 白术以上各等分

上为粗散，每服二钱，以水一大盏，入粟米 [4] 数百余粒，同煎至七分，去粗，稍热服，空心，食前。小儿量力减之。

【注释】

[1] 注下：形容大便泻下如水倾注一样急迫。

[2] 疠痛：腹中急痛。

[3] 芎䓖：现名川芎，具有活血祛瘀、行气开郁、祛风止痛之功效。

[4] 粟米：小米。

【讲解】

胃风汤治疗大人、小儿感受风冷，乘虚侵袭肠胃，导致水谷不消化，大便泻下如水倾注一样，里急后重，腹、胁胀满，按之柔软，肠鸣腹痛。如肠胃有湿毒内蕴，则症见泻下如赤豆汁样大便，或泻下瘀血，日夜不止，均宜服用本方。胃风汤方中各药等分研成粗散，每服二钱，加水一大盏及粟米数百余粒，同煎至七分，去渣，稍热于饭前空腹服用，小儿需酌情减量。

胃风汤为从《太平惠民和剂局方》中转录。治疗腹痛腹泻，完谷不化，甚至腹泻日夜无度，通常宜用补中或温中之法以恢复脾胃升清降浊的功能，选方用药宜用补中益气汤加减或理中汤加减之类，而此处却选用包含近乎一半血药的胃风汤。在方药组成方面，胃风汤可视作由四君子汤去甘草合四物汤去生地黄加肉桂而组成，也可看作是由十全大补汤去黄芪、地黄和甘草而成。

在《王修善临证笔记》中载有一案："一农人，年逾六旬，泻痢完谷不化，脉尺寸微，关稍弦。责之胃家受风，木邪乘土，为飧泄。治以胃风汤而愈。胃风汤：党参、白术、酒当归各六克，云茯苓九克，酒白芍、川芎、诃子肉（煨）各四克，防风三克，肉桂一克半，水煎服。"由本案可推知，胃风汤所治之泻痢，是由脾胃受风，木邪乘土所致，症见脾胃虚弱病症，而脉象可候及脉弦。胃风汤中的血药为治肝而用，可柔肝平木。本病由脾胃受风所致，故在必要时也可加小剂量的风药。

【原文】

三黄丸

治丈夫、妇人，三焦积热。上焦有热，攻冲眼目赤肿，头项肿痛，口舌生疮；中焦有热，心膈烦躁，不美饮食；下焦有热，小便赤涩，大便秘结。五脏俱热，即生痈、疽、瘘[1]。及治五般痔疾[2]，粪门肿痛，或下鲜血。

　　黄连去芦 黄芩去芦 大黄以上各一两

　　上为细末，炼蜜为丸，如梧桐子大，每服三十丸，用熟水[3]吞下；如脏腑壅实，加服丸数。小儿积热，亦宜服之。

【注释】

[1] 瘘：创伤。

[2] 五般痔疾：即五痔，出自《备急千金要方》，包括牡痔、牝痔、肠痔、脉痔、血痔。

[3] 熟水：百沸以上的开水。

【讲解】

　　三黄丸治男子、妇人三焦积热。上焦有热上冲，症见眼目红肿，头项肿痛，口舌生疮；中焦有热，症见心膈烦躁，食欲减退；下焦有热，则症见小便赤涩，大便秘结。亦可治五脏俱热，出现生疮疖、痈肿及其他各种皮肤疾病，痔疮，肛门肿痛，或大便下鲜血。三黄丸方中各药研成细末，炼蜜成丸，如梧桐子大，每服三十丸，用开水冲服。如果实热导致脏腑之气不畅，宜增加服用丸数，小儿积热也可酌量服用。

　　本方亦转自《太平惠民和剂局方》。方中黄芩善泻肺火，以清上、中焦热为主，黄连长于泻心火，大黄可泻脾胃火热，泻热通便，导热下行以釜底抽薪。《汤液本草》记载黄芩："《象》云：治肺中湿热，疗上热，目中赤肿，瘀肉壅盛必用之药，泄肺受火邪，上逆于膈。"黄连："《象》云：泻心火，除脾胃中湿热，治烦躁恶心，郁热在中焦，兀兀欲吐，心下痞满，必用药也。"大黄："《象》云：性走而不守，泻诸实热不通，下大便，涤荡肠胃间热，专治不大便。"此三药均有清热解毒泻火之功，合用可泻三焦实热以治三焦积热。

【原文】

白术散

治虚热而渴。

人参去芦 白术 木香 白茯苓去皮 藿香叶去土 甘草炒，以上各一两
干葛二两

上件为粗末，每服三钱至五钱，水一盏，煎至五分，温服。
如饮水者，多煎与之，无时服。

如不能食而渴，洁古先师倍加葛根；如能食而渴，白虎汤加
人参服之。

【讲解】

白术散治疗因脾胃亏虚、水湿不化导致的呕吐泄泻，纳差，气
虚发热而烦渴。白术散方中各药研为粗末，每服三至五钱，加水一
盏，煎至五分，温服。如果口渴喜饮水者，饮水较多，可将本药多
煎与之，不定时服用。如果不能食而口渴，为脾胃虚弱，津液不生
的缘故，遵张元素先师之法于本方中加倍葛根用量，以生津而止渴；
如果能食口渴，则由胃热所致，服用白虎汤加人参以清热益气，生
津止渴。

白术散出自《小儿药证直诀》。白术散即七味白术散，由四君
子汤加味而成。方用人参、白术、甘草健脾补中益气，茯苓、木香、
藿香理气化湿止呕，木香行气调中，使全方补而不滞，葛根以升清
气而清热、生津止渴。

【原文】

加减平胃散

治脾胃不和，不思饮食，心腹胁肋胀满刺痛，口苦无味，
胸满气短，呕哕恶心，噫气[1] 吞酸[2]，面色萎黄，肌体瘦弱，
怠惰嗜卧，体重节痛，常多自利，或发霍乱，及五噎[3]、八痞[4]、
膈气、反胃[5]。

甘草剉，炒，二两 厚朴去粗皮，姜制炒香 陈皮去白，以上各三两二钱
苍术去粗皮，米泔[6]浸，五两

上为细末，每服二钱，水一盏，入生姜三片，干枣二枚，同煎至七分，去粗，温服；或去姜、枣，带热服，空心，食前。入盐一捻[7]，沸汤点服亦得。常服调气暖胃，化宿食，消痰饮，辟[8]风寒冷湿，四时非节之气。

【注释】

[1] 噫气：又称嗳气，即打饱嗝。是胃内气体突然回流于口腔的一种现象，多见于饱食之后。

[2] 吞酸：又称咽酸、吐酸、反酸，即泛吐酸水。

[3] 五噎：气噎、忧噎、食噎、劳噎、思噎。噎：噎塞不通也，指吞咽时梗噎不顺的感觉。

[4] 八痞：巢元方《诸病源候论·八痞候》曰："营卫不和，阴阳隔绝……血气壅塞不通而成痞。"痞，中上腹部满闷感，按之多柔软而无痛。

[5] 膈气、反胃：膈气，胸膈气机阻塞，饮食不下，也称噎膈。反胃，即胃反，朝食暮吐，暮食朝吐，指进食后经久不下，胃部胀满，被迫吐出，吐后感觉舒适的现象。

[6] 米泔：即淘米水。

[7] 捻：一捻，一撮，少量的意思。

[8] 辟：同"避"，排除、防止的意思。

【讲解】

加减平胃散治疗湿滞脾胃，脾胃不和，运化失司，症见不思饮食，脘腹及胁肋胀满疼痛，口苦，食少乏味，胸闷气短，呕吐恶心，呃逆，嗳气吞酸，面色萎黄，形体消瘦，倦怠嗜卧，身体困重，关节酸痛，经常泄泻，或发上吐下泻，烦闷不舒，及五噎，八痞，膈气，反胃。加减平胃散方中各药研成细末，每服两钱，加水一盏入生姜三片，干枣两枚，同煎至七分，去渣，温服；或去生姜、枣，趁热饭前空腹服用。或加入盐少许，沸汤点服。经常服用能调气暖胃，化宿食，消痰饮，使胃气强健，即可避免风寒冷湿及四时不正之气侵袭。

方中苍术苦温性燥，重用为君药，以健脾除湿；用厚朴行气除胀以为臣药；佐用陈皮理气导滞；以甘草为使，甘缓和中，兼调和诸药；加入生姜、大枣用以调和脾胃。诸药配伍以奏化湿祛浊、调畅气血、健运脾胃、和降胃气之功，遂诸症自除。

【原文】

如小便赤涩，加白茯苓、泽泻。如米谷不化，食饮多伤，加枳实。如胸中气不快，心下痞气，加枳壳、木香。如脾胃困弱，不思饮食，加黄芪、人参。如心下痞闷，腹胀者，加厚朴，甘草减半。如遇夏，则加炒黄芩。如遇雨水湿润时，加茯苓、泽泻。如遇有痰涎，加半夏、陈皮。凡加时，除苍术、厚朴外，依例加之，如一服五钱，有痰加半夏五分。如嗽，饮食减少，脉弦细，加当归、黄芪。如脉洪大缓，加黄芩、黄连。如大便硬，加大黄三钱，芒硝二钱，先嚼麸炒桃仁烂，以药送下。

【讲解】

根据辨证以及时节变化灵活加减用药。如果小便赤涩，此乃湿停日久，郁而化热，湿热下注所致，加白茯苓、泽泻以利水渗湿，利小便。如果米谷不化，食饮伤胃，多有食积停滞，加枳实以下气消导。如果胸中气郁不舒，脘腹痞闷，加枳壳、木香以行气宣滞。如果脾胃困弱，不思饮食，加黄芪、人参以补中益气。如果心下痞闷腹胀，厚朴用量加重以下气消胀，甘草用量减半以防味甘助湿热加重气壅。如果正值夏季，气候炎热，加用炒黄芩以清暑热。如果遇雨水湿润时节，空气潮湿，加茯苓、泽泻以利水渗湿。如果有痰涎壅滞，加半夏、陈皮（加重用量）以化痰和胃。凡加用其他药物时，除苍术、厚朴用量不变外，余药依例加之，如一服五钱，有痰者用半夏五分。如果咳嗽、饮食减少、脉弦细者，为气血虚弱所致，加当归、黄芪以补益气血。如果脉缓兼洪大，为湿已化热，加黄芩、黄连清热泻火。如果大便硬结，乃肠道热结，加大黄三钱、芒硝二钱以泻热通便，服时先嚼烂麸炒的桃仁，再用药汤送下，以取其润肠通便之功。

《脾胃论》白话讲解

【原文】

散滞气汤

治因忧气结，中脘腹皮底微痛，心下痞满，不思饮食，虽食不散，常常有痞气。

当归身二分 陈皮三分 柴胡四分 炙甘草一钱 半夏一钱五分 生姜五片 红花少许

上件锉如麻豆大，都作一服，水二盏，煎至一盏，去粗，稍热服，食前。忌湿面、酒。

【讲解】

散滞气汤治疗因忧思太过，肝郁气滞，气机郁结于中脘，症见腹皮内微微隐痛，心下痞满，不思饮食，或者即使能勉强进食，但食物呆滞不化，经常结聚于腹内而感脘腹满闷不舒者。散滞气汤方中各药切碎如麻豆大，都作一服，加水两盏煎至一盏，去渣，稍热于饭前服完。忌食湿面、酒之类。

方用柴胡疏肝理气，兼推陈致新。气郁波及血分则致血瘀，加当归、红花养血活血柔肝以养肝体。半夏、生姜、陈皮以理胃气而消痞散结，生姜温胃和中又能解半夏之毒。甘草益气缓中而调和诸药。诸药同用以治疗因忧思而肝气郁结、肝气犯胃而气结中焦者。

【原文】

通幽汤

治幽门[1]不通，上冲，吸门[2]不开，噎塞[3]，气不得上下，治在幽门闭，大便难，此脾胃初受热中，多有此证，名之曰下脘不通。

桃仁泥[4] 红花以上各一分 生地黄 熟地黄以上各五分 当归身 炙甘草 升麻以上各一钱

上㕮咀[5]，都作一服，水二大盏，煎至一盏，去粗，稍热服之，食前。

【注释】

[1] 幽门：出自《难经·四十四难》，指胃的下口。

[2] 吸门：出自《难经·四十四难》，指会厌。

[3] 噎塞：即噎膈。噎，吞咽时梗噎不顺的感觉；膈，胸膈阻塞，饮食不下。噎可以单独出现，但多为膈的前驱症状，故常噎膈并称。

[4] 桃仁泥：即桃仁去皮尖捣如泥。

[5] 㕮咀：咀嚼之意，古人粉碎药物的一种方法。

【讲解】

通幽汤治疗幽门不通，胃气上逆会厌不开，吞咽梗阻堵塞，气不得上下，而症见呃逆、呕吐等。此证大便难下是由于脾胃初受邪热，清阳不升，阴火独盛，阴津失于濡润而导致，称作下脘不通。通幽汤方中各药切碎，都作一服，加水两大盏，煎至一盏，去渣，趁温热于饭前服完。

方中用生地黄、熟地黄以养阴清虚热；红花、桃仁泥用以活血通络；"欲降者必先升之"，用升麻可升清阳以平阴火，桃仁泥、当归身以润肠通便。三药合用，升降结合，用以调理脾胃气机，促进胃肠功能恢复正常。甘草甘缓以和中，并能发挥健脾益气的作用。诸药合用，共奏清热、养血、导滞之功。

【原文】

润肠丸

治饮食劳倦，大便秘涩，或干燥，闭塞不通，全不思食，及风结 [1]、血结 [2]，皆能闭塞也。润燥和血疏风，自然通利也。

大黄去皮 当归梢 羌活以上各五钱 桃仁汤浸，去皮尖，一两 麻子仁去皮取仁，一两二钱五分

上除桃仁、麻仁另研如泥外，捣罗为细末，炼蜜为丸，如梧桐子大，每服五十丸，空心用白汤 [3] 送下。

【注释】

[1] 风结：风邪犯肺传入大肠，使其津液干枯而产生大便秘结，

多见于老人和体弱之人。

[2] 血结：血虚血燥，肠道失润而致大便秘结。

[3] 白汤：一者指煮白肉的汤或不加酱油的菜汤。一者指白开水，即不加茶叶或其他东西的开水。

【讲解】

润肠丸治疗由饮食劳倦损伤脾胃，脾虚津亏，肠道失润，导致大便秘结，或干燥闭结不通；脾虚清阳不升，腑气失于和降，浊气上蒸于胃，故不思饮食。由于脾虚津亏、风邪入中于大肠而引起肠燥便秘，此属风燥致结、血燥致结。治疗以润肠燥的药物为主，配以和血、疏风法，则大便自然通利。润肠丸方中各药除桃仁、麻仁需研如泥外，其余的药捣烂过罗筛取细末，炼蜜和丸，如梧桐子大，每服五十丸，空腹用白开水送服。

方中桃仁、麻子仁、当归可润肠通便，大黄泻下通便；羌活性辛散用以祛风邪；当归、桃仁和血活血；诸药同用共起润肠燥、和血活血、祛风、启闭通便之功。

【原文】

导气除燥汤

治饮食劳倦，而小便闭塞不通，乃血涩致气不通而窍涩也。

滑石炒黄 茯苓去皮，以上各二钱 知母细锉，酒洗 泽泻以上各三钱 黄柏去皮，四钱，酒洗

上吹咀，每服半两，水二盏，煎至一盏，去相，稍热服，空心。如急，不拘时候。

【讲解】

导气除燥汤治疗饮食劳倦过度，阴血耗伤，虚热内生，扰于下焦而使水热互结，气化不利，从而导致前阴闭塞不通，小便不利。这是由于血涩导致气机不通进而引起尿窍涩滞不利。导气除燥汤方中各药切碎，每服半两，加水两盏煎至一盏，去渣，趁稍热时空腹服。如有尿闭急症者，可随时服用，不拘时候。

方中知母、黄柏养阴清热；茯苓、泽泻淡渗利湿可渗利小便；滑石性寒而滑，寒可清热，滑可利尿窍，与茯苓、泽泻合用以清热滋阴利水。诸药合用可用于治疗阴虚内热，水热互结之小便不利。

【原文】

丁香茱萸汤

治胃虚呕哕吐逆，膈咽不通。

干生姜 黄柏以上各二分 丁香 炙甘草 柴胡 橘皮 半夏以上各五分 升麻七分 吴茱萸 草豆蔻 黄芪 人参以上各一钱 当归身一钱五分 苍术二钱

上件剉如麻豆大，每服半两，水二盏，煎至一盏，去柤，稍热服，食前。忌冷物。

【讲解】

丁香茱萸汤治疗胃气虚寒，胃失和降而导致呕吐呃逆，咽膈闭塞不利，吞咽时梗噎不顺，咽喉有异物感，饮食难下或食入即吐。丁香茱萸汤方中各药切碎如麻豆大，每服半两，加水两盏煎至一盏，去渣，趁温热饭前服，忌食冷物。

方中丁香温中降逆止呕；干姜、吴茱萸温胃散寒；草豆蔻、苍术可温中燥湿；陈皮可理气和胃；半夏配伍生姜可降逆止呕；升麻、柴胡用以升清提中气，与上药合用升降结合，从而使气机复常；人参、黄芪、炙甘草补中益气以治本；当归、黄柏养血活血，益阴清热，以防前药温燥之性耗伤胃阴，诸药同用共奏温中散寒，降逆止呕之功。

【原文】

草豆蔻丸

治脾胃虚而心火乘之，不能滋荣上焦元气，遇冬肾与膀胱之寒水旺时，子能令母实，致肺金大肠相辅而来克心乘脾胃，此大复其仇也。经云：大胜必大复[1]。故皮毛血脉分肉之间，元气已绝于外，又大寒大燥二气并乘之，则苦恶风寒，耳鸣，及腰背相引胸中而痛，鼻息不通，不闻香臭，额寒脑痛，目时眩，目不欲开。腹中为寒水反乘，痰唾沃沫[2]，食入反出，常痛，及心胃痛，胁下急缩，有时而痛，腹不能努[3]，大便多泻而少秘，下气不绝，或肠鸣，此脾胃虚之极也。胸中气乱，心烦不安，而为霍乱之渐。膈咽不通，噎塞，极则有声，喘喝[4]闭塞。或日阳[5]中，或暖房内稍缓，口吸风寒则复作。四肢厥逆，身体沉重，不能转侧，头不可以回顾，小便溲[6]而时躁[7]。此药主秋冬寒凉大复气之药也。

【注释】

[1] 大胜必大复：胜即"胜气"，复即"复气"。大胜即强胜，大复即报复。

[2] 沃沫：口中唾沫。

[3] 腹不能努：努，用力。脾虚之极，稍一用力即泻下大便。

[4] 喘喝：指喘而有声，即喘鸣、痰鸣，呼吸时气体冲击痰液作响。

[5] 日阳：太阳。

[6] 溲：排尿、小便之意。

[7] 躁：不安而动、战抖、发抖、战栗。

【讲解】

草豆蔻丸治疗脾胃虚弱而心火乘犯，脾不能上布精微以滋养上焦肺之元气。适逢冬季肾与膀胱寒水之气旺盛的时令，子能令母实，故肾水（子）能使肺金（母）盛，肺金与大肠盛实，导致肺与大肠之气合力侮心乘脾胃，这是运气学说中所说的复气报复现象。《内经》曰："大胜必大复。"胜气强盛则复气亦峻烈。上焦肺金之元气不足，故皮毛、血脉、分肉之间的卫气失于卫外，卫气不得卫外而固表，再加上大寒、大燥二气相合乘虚侵袭，邪气束肌表，卫阳被郁，故可出现恶风寒；寒主收引，主凝滞，故致清阳不展，气血滞涩，脉络失养，清窍失于濡润，故见头额寒冷、头痛、头晕、时有目眩、耳鸣、目不欲睁及腰背牵引至胸中作痛；寒邪袭肺，肺气不宣，鼻窍不通，故不闻香臭。脾土被寒水反乘，脾为湿困，水液运化失常，痰涎内停，故见咳唾痰涎；中虚有寒，脾胃升降失职，故症见食入即吐；脾虚气机下陷，水湿不运下渗于肠道，故见大便多溏泄、稍一用力则泻下大便、腹中肠鸣矢气不停，这是脾胃之气极虚的表现；寒邪侵袭导致腹中气机收引凝滞，故见心胃疼痛，胁下拘急挛缩牵引作痛。中虚至极，胸中气机紊乱、升降失常，心烦不安，是逐渐成为霍乱的先兆。膈咽不通利，噎塞不畅，吞咽不顺，饮食不下，严重者见呕哕有声，气急喘促。如遇日晒或温室取暖，则症状稍缓解，伤于风寒则又发作，更见四肢厥冷，身体沉重，不能转侧，项背强直，头难以回顾，排尿时寒噤。此方药适宜于秋冬寒凉之季，用于治疗脾胃虚弱，复受燥寒反侮所致的病症。

【原文】

泽泻一分，小便数减半 柴胡二分或四分，须详胁痛多少用 神曲 姜黄以上各四分 当归身 生甘草 熟甘草 青皮以上各六分 桃仁汤洗，去皮尖，七分 白僵蚕 吴茱萸汤洗去苦烈味，焙干 益智仁 黄芪 陈皮 人参以上各八分 半夏一钱，汤洗七次 草豆蔻仁一钱四分，面裹烧，面熟为度，去皮用仁 麦蘖面炒黄，一钱五分

上件一十八味，同为细末，桃仁另研如泥，再同细末一处研匀，汤浸蒸饼为丸，如梧桐子大。每服三五十丸，熟白汤送下，旋斟酌多少。

【讲解】

草豆蔻丸方中十八味药物，除桃仁外同研细末，桃仁另研成泥，再与其他药末一同研匀，用开水浸蒸饼为丸，如梧桐子大，每服三五十丸，白开水（熟白肉汤或菜汤）送服。临证根据病情斟酌加减及调整药物用量。

方中草豆蔻味辛性温，用以温中行气；吴茱萸功擅温中散寒止痛；姜黄辛散温通，在外可散风寒，在内可行气血；益智仁有温脾摄唾止泻的作用，还可暖肾温阳缩尿；以上四药皆性温，用以温中散寒。黄芪、人参、甘草补中健脾益气以治本；半夏、陈皮配伍可和中理气，燥湿化痰，降逆止呕；青皮行气，桃仁、当归活血，三

药同用以通调气血；僵蚕可祛风止痛；柴胡用以升清；泽泻可降浊；再加用麦芽、神曲以消食和胃，顾护胃气。全方的功效以健脾益气，温中散寒为主，再辅以升清除湿降浊、消食和胃、降逆止呕，行气活血、祛风止痛的药物以缓解诸症，标本兼治，则诸症自除。

【原文】

神圣复气汤

治复气[1]乘冬，足太阳寒气，足少阴肾水之旺。子能令母实，手太阴肺实，反来侮土，火木受邪。腰背胸膈闭塞，疼痛，善嚏[2]，口中涎，目中泣，鼻中流浊涕不止，或如息肉[3]，不闻香臭，咳嗽痰沫，上热如火，下寒如冰。头作阵痛，目中流火，视物䀮䀮[4]，耳鸣耳聋，头并口鼻，或恶风寒，喜日阳，夜卧不安，常觉痰塞，膈咽不通，口失味，两胁缩急而痛，牙齿动摇，不能嚼物，阴汗[5]出，前阴冷，行步敧[6]侧，起居艰难，掌中寒，风痹[7]麻木，小便数而昼多，夜频而欠，气短喘喝，少气不足以息，卒遗矢[8]无度。

【注释】

[1] 复气：指报复之气。如上半年发生某种胜气，下半年即有与之相反的气候发生；或五运中某运偏胜，即有另一运以报复之，称为复气。

[2] 嚏：喷嚏。

[3] 息肉：即鼻息肉，鼻腔内的赘生物，表面光滑，触之柔软而不痛。

[4] 䀮䀮：指目视不清的样子。《玉篇·目部》曰："䀮，目不明。"《素问·脏气法时论》曰："虚则目䀮䀮无所见，耳无所闻。"

[5] 阴汗：一者指外生殖器、阴囊、大腿内侧出汗较多的症状，以及阴部因汗液过多而引起的湿疹。一者指冷汗，由阳衰阴盛所致。

[6] 敧：不正。

[7] 风痹：又名行痹。《素问·痹论》曰："风寒湿三气杂至，合而为痹也。其风气胜者为行痹。"《症因脉治·痹证论》曰："走注疼痛，

上下左右，行而不定，故名行痹。"

[8] 矢：指代屎，大便。

【讲解】

神圣复气汤治疗"复气"，即因夏过热而冬令阴寒报复之气侵袭，"水复火仇"引发脾胃内伤，气机升降浮沉失序，阴火内生，从而出现诸多病症。乘冬令足太阳寒气和足少阴肾水旺盛之时，子能使母实，以致肾水之母肺金之气实，金水旺反过来侵侮脾土，则心火和脾土俱受金水寒凉之邪。寒主收引凝滞，故出现腰背和胸膈闭塞疼痛；肺气壅实则见经常打喷嚏，鼻中流浊涕不止，或鼻内生息肉，不闻香臭，口中流涎，咳嗽吐痰沫，眼内出泪。上部灼热如火，下部寒冷如冰。病人可见头作阵痛，目冒火花，或觉眼中有灼热感，视物模糊，耳鸣、耳聋，头面部恶寒喜暖，喜晒太阳，夜卧不安，常觉咽部有痰阻而下咽不通，饮食难入，口中无味，两胁拘急、挛缩而疼痛，牙齿动摇不能嚼物。阴部出汗而前阴冰冷，行步倾斜不稳欲倒，起居艰难，手掌中寒凉，肢体游走疼痛、麻木不仁，小便不论昼夜均次数增加且每次量少，短气喘促，少气不足以息，难以接续，时有大便突然失禁。

【原文】

妇人白带，阴户中大痛，牵心而痛，黧黑失色；男子控睾牵心腹，阴阴而痛，面如赭 [1] 色，食少，大小便不调，烦心霍乱，逆气里急而腹皮色白，后出余气，腹不能努 [2]，或肠鸣，膝下筋急，肩胛大痛，此皆寒水来复，火土之仇也。

【注释】

[1] 赭：红褐色。

[2] 努：用力。

【讲解】

妇人见白带量多，阴户中疼痛难忍，牵引及心腹，面色黧黑无华。

男子则见睾丸收缩拘急，牵引及心腹隐隐作痛，面如赭石色。脾土受侮，脾失健运则见食少，心烦气逆，呕吐泻泄，大小便不调，大便急迫，矢气频出，或肠鸣，腹部皮肤苍白，不能用力，用力则泻下不止，膝下筋脉挛急，肩胛难忍。上证皆是寒水之气来报复夏之过热，导致心火、脾土受侵袭所引发的综合复杂症状。

【原文】

黑附子炮裹，去皮脐 干姜炮，为末，以上各三分 防风剉如豆大 郁李仁汤浸去皮尖，另研如泥 人参以上各五分 当归身酒洗，六分 半夏汤泡七次 升麻剉，以上各七分 甘草剉 藁本以上各八分 柴胡剉如豆大 羌活剉如豆大，以上各一钱 白葵花五朵，去心细剪入

上件药都一服，水五盏，煎至二盏，入。

橘皮五分 草豆蔻仁面裹烧熟，去皮 黄芪以上各一钱

上件入在内，再煎至一盏，再入下项药。

生地黄二分酒浸 黄柏酒浸 黄连酒浸 枳壳以上各三分

以上四味，预一日另用新水浸，又以。

细辛二分 川芎细末 蔓荆子以上各三分

预一日用新水半大盏，分作二处浸。此三味并黄柏等煎正药作一大盏，不去柤，入此浸者药，再上火煎至一大盏，去柤，稍热服，空心。

又能治啮颊、啮唇、啮舌、舌根强硬等证，如神。忌肉汤，宜食肉，不助经络中火邪也。大抵肾并膀胱经中有寒，元气不足者，皆宜服之。

【讲解】

上述神圣复气汤方中各药都作一服，加水五盏，煎至两盏，加入陈皮五分，面里烧熟去皮的草豆蔻仁、黄芪各一钱，煎至一盏，再加入下列药物。取酒浸生地黄二分，酒浸黄柏、黄连、枳壳各三分，预先一日用新汲泉水半大盏浸泡，再取细辛二分，川芎细末、蔓荆子各三分，预先一日用新汲泉水半大盏另作一处浸泡，然后将此三味浸药与黄柏等四味浸药合并为一大盏，不去渣加入前各项所煎的

正药中，再置火上煎至一大盏，去渣，稍热空腹服用。本方能治因体虚风中，风痰入络所致的咬颊、咬唇、咬舌、舌根僵硬等病症，取效迅速。服药期间忌食油腻的肉汤以防止助生湿热使经络中火邪，可食用瘦肉以养血。一般肾及膀胱经中有寒，元气不足的，都可服用本方。

方中附子、干姜辛热用以补火助阳，蠲除下焦虚寒；防风、羌活、藁本辛温解表散寒止痛，以散报复之寒邪；郁李仁、白葵花、当归润肠通便以从大便缓泻上焦的火热之邪；用升麻、柴胡升举清阳之气以防虚阳下陷，上药合用，升降相合，既散上焦之热，又祛下焦之寒。人参、甘草、半夏可温中以化湿。再加入陈皮、草豆蔻仁、黄芪以温中理气、益气健脾，强调补中焦脾土的功效。再用生地黄、黄柏、黄连清热泻火以助清泻上热，用枳壳以理气宽中。又加入细辛、川芎、蔓荆子三味辛散药以祛风散寒止痛。

本论名"脾胃损在调饮食适寒温"，东垣先生创立了治疗脾胃被风、热、湿、燥、寒所伤的常用方剂，但临证变化多样，兼证颇多，故又另立方药以随证治之。

若被风冷邪气侵袭，症见便下急迫，肠鸣腹痛兼腹胁虚满。治疗用胃风汤，重在温中祛风散寒，益气健脾，和血缓急。本方祛邪兼扶正，邪去而不伤正，扶正而不碍邪，体现了标本兼顾的治则。

若三焦热盛，火热薰蒸于上，症见目赤红肿，口舌生疮，口渴烦躁，大便秘结。治疗用三黄丸以清泻三焦积热，热去诸症自然缓解。如因气虚发热而渴者，则不可用三黄丸，应当以补虚为主，健脾益气，甘温以除热，方用白术散，即由四君子汤加木香、藿香、葛根组成，此为李东垣甘温除热宗旨之体现。

若为湿邪所伤，症见纳呆、呕恶、反胃、口苦、胸闷腹胀、便溏泄泻、身体困重、怠惰嗜卧等。治疗用加减平胃散以健脾燥湿，理气和中。

若为燥邪所伤，症见二便不利，大便秘结，小便涩滞。不可误用承气、五苓之辈，当用润肠和血、利窍滋阴之法治之，方用润肠丸、导气除燥汤。

若为寒邪所伤，症见呕吐上气，咽膈噎塞。治疗用丁香茱萸汤温中散寒，和中降逆。

若属情志不调，症见脘腹痞满，纳差不舒。治疗用散滞气汤以疏肝理气。

若脾胃初受饮食劳倦而伤者，中气不足、清阳不升，阴火独盛，症见虚火内盛之热中证，阴津失于濡润，气不得上下而见幽门闭、大便难。治疗用通幽汤以益气滋阴、清热养血、养血导滞，则气机升降恢复正常。

至于本论中最后两个方剂，是根据五运六气学说来分析疾病的转归及病情变化。若上半年有气候异常的现象，下半年将发生与之相反的气候，即《内经》所谓之"大胜必大复"。联系到脏腑之疾病变化如脾虚心火乘之，脾不布津致肺金之气以及肾水旺时，来克乘脾胃，即所谓"大复其仇也"。治之宜制其复气，除其胜气，补其虚气。方以草豆蔻丸、神圣复气汤。观其论证错综，用药复杂，实根据《素问·至真要大论》中"治诸胜复，寒者热之，热者寒之，抑者散之，燥者润之，衰者补之，各安其气"之原理。

全论重点阐述因内伤饮食、外感风、寒、湿、热、燥气，致脾胃受损。立祛邪补正之大法及临证各种变化的加减原则，终使饮食之伤、外邪之袭得以去，脾胃之损得以补，最终强调"损其脾者，调其饮食，适其寒温"。

脾胃将理法

【提要】

本论主要阐述脾胃调理之法。调理脾胃要注意以下三个方面：一是饮食禁忌，渗利之品，不可多食；二是用药禁忌，通利之药，不可多服，大咸大辛之味，不可多用；三是用药治病之时要根据气候变化的自然规律因时制宜。

【原文】

白粥、粳米、绿豆、小豆、盐豉之类，皆淡渗利小便，且小便数不可更利，况大泻阳气，反行阴道[1]。切禁湿面，如食之觉快，勿禁。

药中不可服泽泻、猪苓、茯苓、灯心、琥珀、通草、木通、滑石之类，皆行阴道，而泻阳道[2]也；如渴，如小便不利，或闭塞不通则服，得利勿再服。忌大咸，助火邪而泻肾水真阴，及大辛味，蒜、韭、五辣[3]、醋、大料[4]物、官桂、干姜之类，皆伤元气。若服升沉之药，先一日将理，次日腹空服，服毕更宜将理十日；先三日尤甚，不然则反害也。

【注释】

[1] 行阴道：阴道，尿窍。行阴道即利小便。

[2] 泻阳道：阳道，男子之阴茎。泻阳道即泻阳气。

[3] 五辣：葱、姜、蒜、辣椒、胡椒。

[4] 大料：即茴香。也有八角、八角茴香、大茴香等名称。

【讲解】

调理脾胃应当注意饮食调理，如白粥、粳米、绿豆、小豆、盐豉之类的食物，都有淡渗利小便的作用。如小便频数，则不可再用利尿药，否则会损伤元阳之气，损伤阴液，使阳气随小便而排泻。也切忌湿面以免助湿碍脾，但对于脾胃之气健旺的人，如果吃面觉得舒适，可不必拘泥于此。如无水湿停留之症，处方中不宜妄用泽泻、猪苓、茯苓、灯心草、琥珀、通草、木通、滑石之类，这些药都能行阴道而利水、通利小便，易伤津并损耗阳气。如症见口渴、小便不利或小便闭塞不通则可使用此类药，小便得到通利则止，勿过服。饮食应忌大咸，因为咸能助火邪而泻肾阴，也应忌食大辛辣味，如蒜、韭、葱、姜、辣椒、胡椒、醋、茴香、桂皮、干姜之类，过服这些食物易损伤元气。如果服用升散或沉降之类的药，应当预先一日调理脾胃，以防其耗伤津液。次日空腹服用，

303

服药后宜再调养脾胃十日，尤其是服药后前三日更要注意调养，否则将会损害脾胃。

【原文】

夫诸病四时用药之法，不问所病，或温或凉，或热或寒，如春时有疾，于所用药内加清凉风药；夏月有疾，加大寒之药；秋月有疾，加温气药；冬月有疾，加大热之药，是不绝生化之源也。钱仲阳医小儿，深得此理。《内经》必先岁气[1]，毋伐天和[2]，是为至治[3]。又曰：无违时，无伐化。又曰：无伐生生之气。皆此常道也。用药之法，若反其常道，而变生异证，则当从权施治。假令病人饮酒，或过食寒，或过食热，皆可以增病。如此，则以权衡应变治之。权变之药，岂可常用乎。

【注释】

[1] 岁气：一年之中的四时气候和二十四节气。

[2] 天和：运气术语。即正常的气候运行规律。毋伐天和指不违反运气学说的正常气象运行规律。

[3] 至治：至，最，极，精湛。至治，精湛的治疗技术。

【讲解】

凡治疗各种疾病都应注意四时之寒、热、温、凉，不论什么病都应根据时令适当加减，或用温药、凉药，或用热药、寒药。如春季所患的疾病多夹风热，于所用药内加辛、凉风药以散风热，如薄荷、桑叶、菊花等。夏季所患的疾病多夹热邪，于所用药内加大寒类药以清热凉血，如黄芩、黄连、黄柏等。秋季所患的疾病多夹燥邪，于所用药内加甘温滋补药以养阴生津，如熟地黄、首乌、沙参等。冬季所患的疾病多夹寒邪，于所用药内加大热之药以温中散寒，如附子、干姜、肉桂、细辛等。药物之寒热温凉用之得当，这样才能顺应四时，不违背四时的生化规律，治病兼防病，邪去正安，则能身体安康。宋代钱乙医治小儿疾病，深知这一道理。正如《内经》所云：凡治病必先明确患病之时处于何种节气，以及当年的气候变化，用药时顺应气候的运行规律，不要违反四时变化规律，这是最重要的治则。《内经》又说：不要克伐自然界及人体的生化之气，这都是常理，是临床治病最基本的治疗原则。用药的方法如违反这种原则，则会变生异证，如出现这种情况应当权衡变化而辨证施治。假使病人饮酒过量或过食寒，或过食热，都可以使阴阳平衡失调而加重病情，此时应采取权衡应变的方法选方用药，或用引吐，或用温中，或用清热等类的药物治之。这种权变之药不可常用。

摄 养

【提要】

本论主要阐述东垣先生在摄生保养方面未病先防的观点，提出生活中衣、食、言行、起居的调养细则，即慎起居、适寒温、调饮食、省言语、少劳役，如此则"正气存内，邪不可干"。

【原文】

忌浴当风，汗当风。须以手摩汗孔合，方许见风，必无中风中寒之疾。

遇卒风暴寒，衣服不能御者，则宜争努周身之气以当之，气弱不能御者病。

如衣薄而气短，则添衣，于无风处居止[1]；气尚短，则以沸汤一碗熏其口鼻，即不短也。如衣厚，于不通风处居止而气短，则宜减衣，摩汗孔令合，于漫风[2]处居止。如久居高屋，或天寒阴湿所遏，令气短者，亦如前法熏之。如居周密小室，或大热而处寒凉气短，则出就风日。凡气短，皆宜食滋味汤饮，令胃调和。

或大热能食而渴，喜寒饮，当从权以饮之，然不可耽嗜[3]。如冬寒喜热物，亦依时暂食。

夜不安寝[4]，衾[5]厚热壅故也，当急去之，仍拭汗[6]，或薄而不安，即加之，睡自稳也。饥而睡不安，则宜少食；饱而睡不安，则少行坐。

遇天气变更，风寒阴晦，宜预避之。大抵宜温暖，避风寒，省语，少劳役为上。

【注释】

[1] 居止：居住。

[2] 漫风：散漫柔和的微风。

[3] 耽嗜：耽，沉溺，入迷。耽嗜，过于喜好，深切爱好。

[4] 安寝：安睡。

[5] 衾：被子。

[6] 拭汗：拭，擦。拭汗，即擦汗。

【讲解】

未病先防是保养身体的首要方法。

沐浴和汗出后忌当风。若需当风，须用手掌摩擦全身皮肤使汗孔闭合，方可以见风，这样可使腠理致密，风寒无以入中，就不会得中风、中寒的疾病。

如遇天气突然变化，暴冷卒风，衣服单薄而不能抵御风寒时，宜努力使出全身的力气活动肢体、做肢体屈伸以抵挡风寒。如身体虚弱，正气不能抵御风寒者则易生病。

如衣服单薄而感到恶寒气短促，应及时加添衣服，移到避风寒处居住。如果在无风寒处仍觉气短促的，则可用热开水一碗熏口鼻，气血流通就不再气短了。如衣厚而居住于不通风处，也可以自觉气短促，此时应减衣，同时摩擦全身皮肤，使汗孔闭合，腠理致密，再移到空气流通的地方居住。如果久住高大的房屋，或天气阴冷潮湿，阻遏气机，造成气短促的，也可用热开水一碗熏口鼻。如果居住在密封不通风的小房间中，或者天气大热时而住在过于寒凉之地，都会出现气短促，应移居到临风见日之地，凡呼吸气短者皆可服用富含营养的汤饮，使胃气调和则愈。

　　或者夏季天大热时，食量大而口渴，喜冷饮，当权衡给予饮服，但不可饮用过量。如果冬天气候寒冷时，喜食热物，也宜暂时适当给予饮食，以助温暖身体，但不可久服，因为温热太过会耗伤津液助火。

　　夜眠不安，往往是衣被过厚，以致热气壅遏的缘故，当急减去衣被，擦干汗水。若因衣被过薄而夜眠不安，应立即加厚衣被，睡眠即安稳。若因饥饿而睡不安，则应再稍进食；若因过饱而睡不安，应稍活动行走以帮助消化，睡眠即安稳。

　　如遇到天气变化，出现风寒、阴晦的天气，应预先做好准备以规避邪气侵袭。一般而言，以温暖、避风寒、少言语、勿过劳役为好，这些是最好的养生调护方法。

远　欲

【提要】

　　本论东垣先生以自身衰弱的身体状况为例，告诫人们要注意身体健康，提出"远欲"的预防办法或减轻疾病的方法。

【原文】

　　名与身孰[1]亲，身与货孰多？以隋侯之珠[2]，弹千仞[3]之雀，世必笑之，何取之轻而弃之重耶！残躯[4]六十有五，耳目半失于视听，百脉沸腾而烦心，身如众派漂流，瞑目则魂如浪去，神气衰于前日，饮食减于曩[5]时，但应人事，病皆弥甚，以己之所有，岂止隋侯之珠哉！安于淡薄[6]，少思寡欲，省语以养气，不妄作劳以养形，虚心以维神，寿夭得失，安之于数[7]，得丧既轻，血气自然谐和，邪无所容，病安增剧？苟能持此，亦庶几[8]于道，可谓得其真趣矣。

【注释】

[1] 孰：疑问代词。用于比较，哪一个、哪一样。

[2] 隋侯之珠：古代隋侯所藏的夜明珠。此喻珍贵的物品。出自《庄子·让王》。"隋珠弹雀"比喻做事不知衡量轻重，得不偿失。

[3] 仞：长度单位，古代以七尺或八尺为一仞。

[4] 残躯：李东垣指自己年老体弱多病。

[5] 曩：先时，以往，从前，过去。

[6] 淡薄：薄同泊，不追求名利。

[7] 安之于数：安，安然，坦然。之，代词，指寿夭得失这类事情。数，规律、必然性。此指对长寿、死亡、所得、所失等困窘遭遇或异常事情不以为然，处之坦然，认为是必然发生的。

[8] 庶几：差不多。

【讲解】

要想保持身体健康则须远离欲望。名利与身体，身体与财货之中当属身体是最重要的。如果用隋侯的明珠这种珍贵物品去弹射数千尺远的鸟雀，得不偿失，必受世人讥笑，何必因小失大，为了获得身外之物而抛弃珍贵的健康呢。我这具残弱的身躯已经六十五岁了，耳目的视听功能已经失去一半，感觉全身百脉好像沸腾，令人心烦不安，躯体好像躺在水上漂流，闭目时好像魂会随波浪离去，精神比以往衰弱，饮食也比以前减少，稍作应酬，病情就加重。我所拥有的，未必能比得上隋侯之珠珍贵。但我安于淡泊，少思寡欲，少言语以保养正气，不过于劳累以修养形体，虚心宁静以维护精神。对寿命和得失等事情顺从天意，不去考虑，以减轻心理负担，全身气血自然就会和谐流畅，邪气无从侵犯，又怎么会产生疾病或者加剧呢。如能保持如此，也就是顺应于自然规律了，这可谓是摄生保健的真理。

省言箴

【提要】

本论主要阐述"省言"是固护人体之气的重要方法，东垣先生规谏人们要"省言"。

【原文】

气乃神之祖，精乃气之子，气者精神之根蒂[1]也。大矣哉[2]！积气以成精，积精以全神，必清必静，御[3]之以道，可以为天人[4]矣。有道者能之，予何人哉，切宜省言而已。

【注释】

[1] 根蒂：根本。

[2] 大矣哉：表示感叹。

[3] 御：驾驭和使用。

[4] 天人：古代道家所说的能顺应自然规律的人。

【讲解】

精、气、神为人身之三宝。对人体而言，气是神活动的基础，气足则神旺；精是气之精华，气是精神之根本。其道理如此博大。因此，积气以成精，积精才能保全神，故必须保持心境清静淡泊、精神内守，才能顺应自然规律，以实现人与自然的统一。因气是神活动的基础，多言则伤气，故告诫人们，应少言语以保养元气。

脾胃论后序

【提要】

脾胃论后序为东垣先生之学生罗天益所撰写，主要阐述东垣先生撰写《脾胃论》之缘由、著书目的、内容梗概、学术价值。

【原文】

黄帝著《内经》，其忧 [1] 天下后世，可谓厚且至 [2] 矣，秦越人述《难经》以证之。伤寒为病最大，仲景广而论之，为万世法。至于内伤脾胃之病，诸书虽有其说，略而未详，我东垣先生，作《内外伤辨》《脾胃论》以补之。先生尝 [3] 阅《内经》所论，四时皆以养胃气为本，宗气之道，内谷 [4] 为宝。盖饮食入胃，游溢精气，上输于脾，脾气散精，上归于肺，冲和百脉，颐养 [5] 神明，利关节，通九窍，滋志意者也。或因饮食失节，起居不时，妄作劳役，及喜怒悲愉，伤胃之元气，使营运之气减削，不能输精皮毛经络，故诸邪乘虚而入，则痰动于体而成痼疾，致真气弥然而内消也。病之所起，初受热中 [6]，心火乘脾，末传寒中 [7]，肾水反来侮土，乃立初中末三治，及君臣佐使之制，经禁、病禁、时禁 [8] 之则，使学者知此病，用此药，因心会通，溯流得源，远溯轩岐，吻合无间。善乎！鲁齐先生之言曰：东垣先生之学，医之王道也！观此书则可见矣。

至元 [9] 丙子 [10] 三月上巳日门生罗天益谨序

【注释】

[1] 忧：解忧，分忧。

[2] 至：真挚，诚挚。

[3] 尝：曾经。

[4] 内谷：内同纳，受纳。指胃受纳水谷。

[5] 颐养：颐，休养、保养，引申指万物萌发、修身养性。

[6] 热中：《灵枢·五邪》曰："阳气有余，阴气不足，则热中善

饥。"指饮食劳倦损伤脾胃所致气虚火旺之证,可见身热而烦、气喘、头痛、口渴、恶寒、脉洪大无力,李东垣立补中益气汤以补其不足,即甘温除热法。

[7] 寒中:寒邪犯于中焦脾胃引起腹痛、腹泻、下利清谷、形寒肢冷之证。末传寒中,指久病之后,元气既虚,寒邪乘虚损伤脾胃而致脾胃虚寒之证。

[8] 经禁、病禁、时禁:指根据六经传变、疾病性质、时令季节来选方用药的禁忌。

[9] 至元:元世祖忽必烈的年号,即公元 1264 — 1294 年。

[10] 丙子:中国干支历里 60 组干支纪年中的一个年份。此指至元年间的丙子年,即公元 1276 年。

【讲解】

春秋战国时代,古代医家依托黄帝著《内经》,为天下后世解除病痛,其内容丰富而崇高。春秋时秦越人所著述的《难经》对《内经》的理论做出了进一步的论证和阐发。在汉代,由伤寒所导致的疾病广为流行,危害百姓的健康,于是张仲景撰写《伤寒杂病论》以进行广泛地论辨,为后世治疗伤寒病提供了准则。至于脾胃内伤所引发的诸多疾病,古代医家所著的各种医书中虽然有述及,但大都简略而不详。我的先师李东垣遂著《内外伤辨惑论》和《脾胃论》两书以弥补这个缺憾。

先师李东垣深谙《内经》中的理论,其中载:四时都要以保养胃气为根本,胃是受纳腐熟水谷之腑,气血生化之源,对于元气的维持具有关键作用。当饮食入于胃中,胃经过受纳腐熟后将营养物质输送到脾脏,脾脏主运化气血,可进一步输布精微,向上焦朝会滋于肺脏。由于肺朝百脉,肺气充盛,在肺气的推动下,全身血脉得以通调温煦,精神亦得以保养,关节滑利,九窍通利,思维意志得以滋润。如果因为饮食失节,起居不时,妄作劳役以及七情过度等原因,耗伤了胃的元气,致使气血营卫的运行功能减退,不能将营养物质输布于周身,卫外功能亦减弱,邪气则会乘虚侵袭人体,扰乱人体的正常功能，于体内引动痰湿，从而成为痼疾，病久则致全身正气被逐渐消散。在此类疾病的初起阶段，以脾胃损伤，元气不足，心火乘脾，阴火热中为主；脾胃虚弱日久则寒化，又久病及肾，故待病情传变到终末阶段时，可见下焦虚寒，肾水反侮脾土之脾肾阳虚证。先师据此提出了初、中、末三个阶段的治法，即初期用甘温除热法；中期用补中益气随证加减；末期用辛热之品以温中散寒。在各阶段治法所设立的方剂中，又制定了君臣佐使的配伍法则，并且详述了勿违反六经传变规律用药的经禁，勿违反体质及疾病特征的病禁以及勿违反四时气候变化用药的时禁。使学者详细了解此类内伤脾胃的病症，掌握用药原则及方药，熟谙辨证论治的方法，融会贯通。这些理论根源于《内经》，与岐黄理论的观点非常一致。真可谓是本好书啊！正如鲁齐先生赞曰："东垣先生的学问，是医家最正统的指南法典。"读过此书后就可体会到确实如其所云。

公元 1276 年农历三月三日学生罗天益谨序